Callwey

Ich hab das älteste Mädgen besten andert halb Stunden im
Paradiesgärtlein [illegible] lassen, mir ist
ganz wohl und so gesegneten Mahlzeit. Adieu! —
Warum sag ich dir nicht alles — beste — Gute liebe
Gedulde habe mit mir!

Denn es war, wieder in der Stadt auf meinem Zimmer
außer dem [illegible] ich Ihnen. [illegible] der Brief hab
hinter dort, und nur sag ich Ihnen noch dass
mein Kopf ziemlich heiter und mein Herz endlich
ganz ist — was sag ich — o beste wie will
wir [illegible] für das was wir [illegible]
[illegible]! beste wir können wir [illegible]
von unserem Zustande melden, da der [illegible]
Bund zu Bund [illegible].
Ich hoffe auch meine [illegible] Ihnen, und
die Hoffnung [illegible] nicht zu schwinden werden.

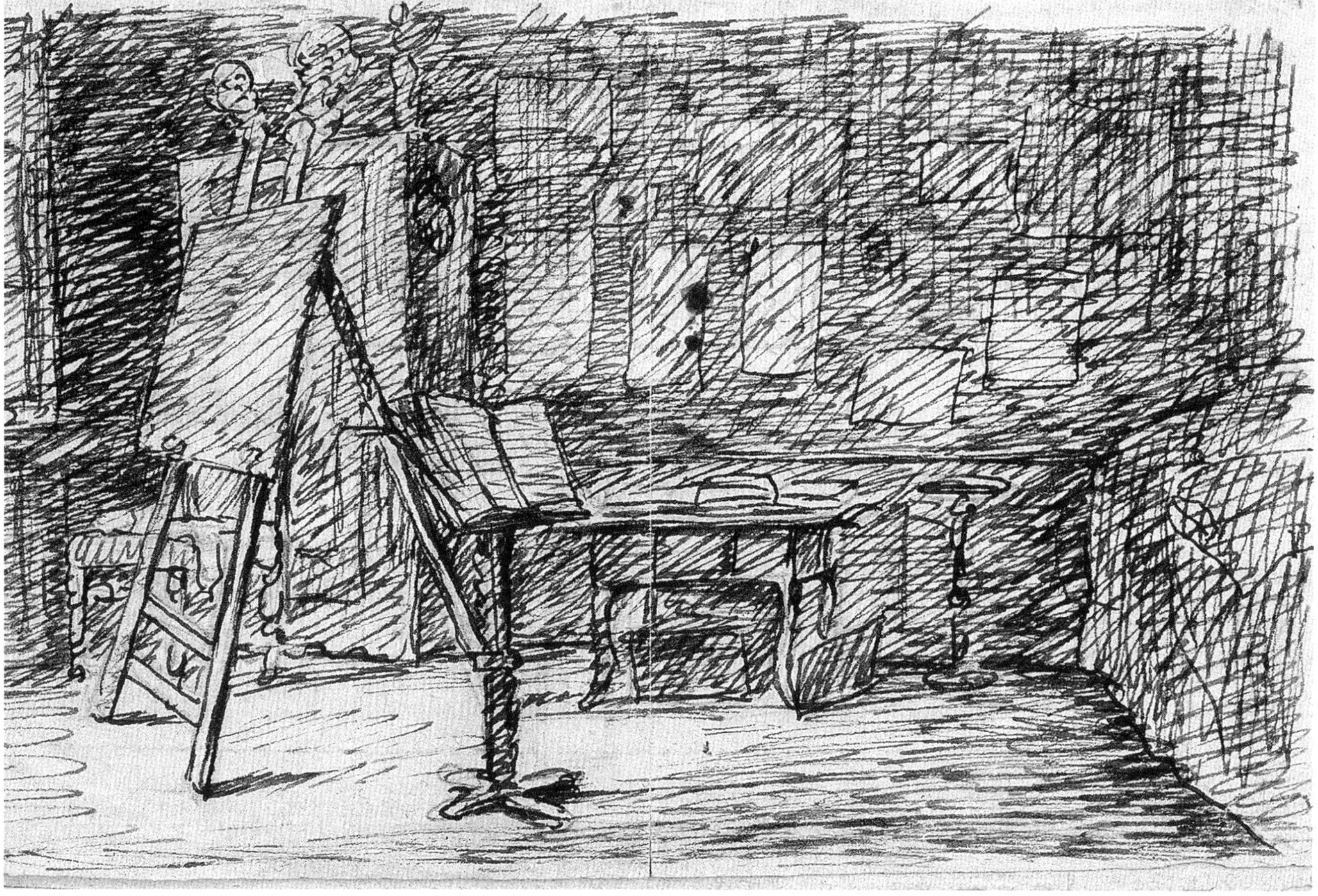

Günther Bergmann

Goethe – Der Zeichner und Maler

Ein Porträt

Mitarbeit Jessica Berndt

Callwey

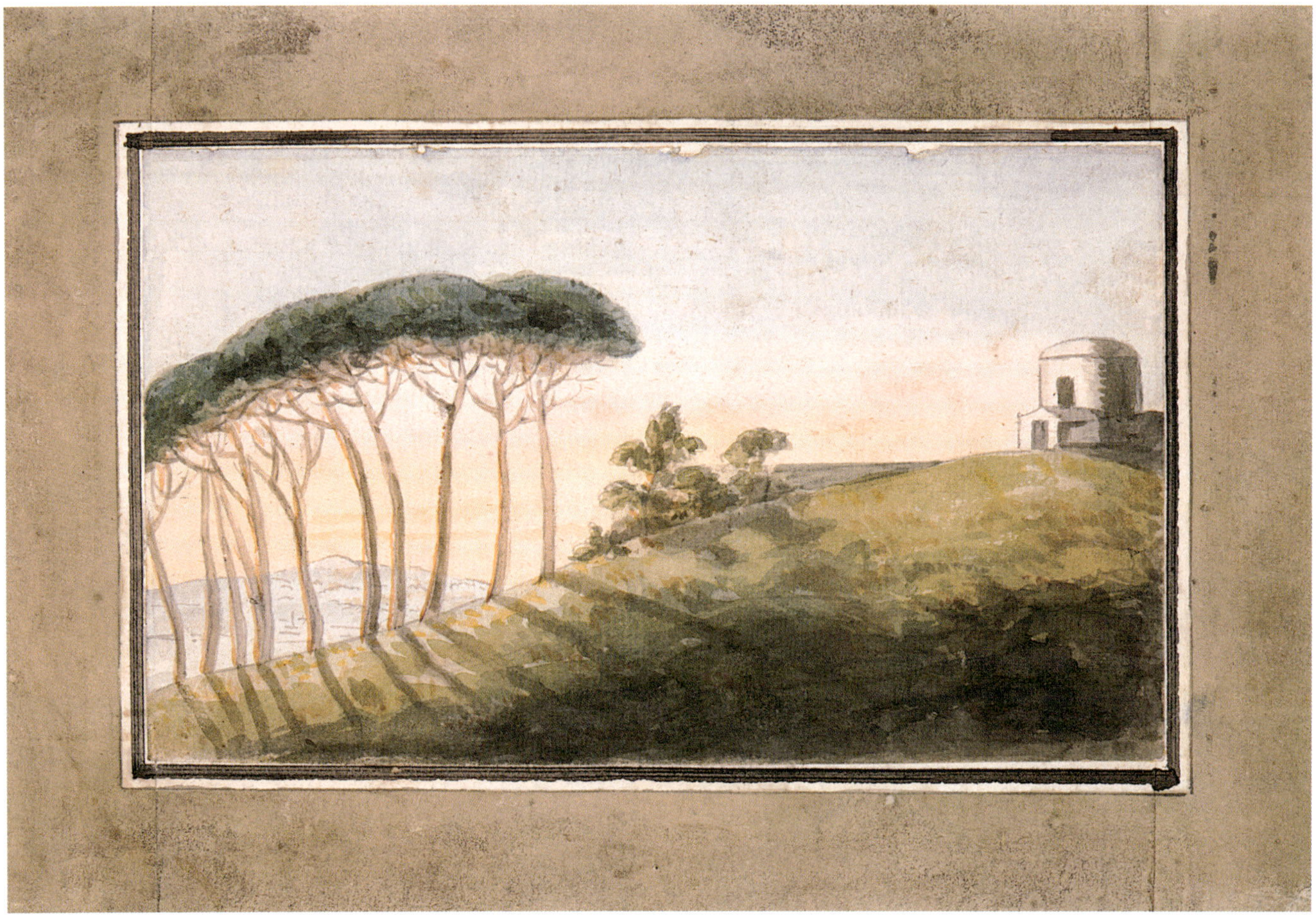

»… nun habe ich mir aber seit vierzehn Tagen einen Muth gefaßt und bin mit kleinen Blättern hinausgegangen, durch die Tiefen und Höhen der Villen, und habe mir, ohne viel Besinnens, kleine auffallende, wahrhaft südliche und römische Gegenstände entworfen und suche nun, mit Hülfe des guten Glücks, ihnen Licht und Schatten zu geben.«

Inhalt

Vorwort

Entstanden ist dieses Buch aus einer Fernseh-Dokumentation über Goethe als Landschaftszeichner, die ich unter dem Titel »Zeichenfieber« 1995 für den Bayerischen Rundfunk gedreht habe.

Während der Recherchen und Dreharbeiten habe ich mich nicht nur mit wachsender Neugier und Bewunderung in Goethes Landschaftszeichnungen vertieft, sondern bin auch auf die spannende Spurensuche nach Goethes realen Bild-Motiven gegangen: vom Gipfel des Kickelhahn im Thüringer Wald bis zum sizilianischen Monte Pellegrino.

Ich hoffe, etwas vom Erzählduktus meines Films auch im Buch bewahrt zu haben. Die Fernseh-Dokumentation beschränkte sich vor allem auf die Zeichnungen aus Thüringen und Italien; hier sind noch die Kapitel über Kindheit, Jugend und die nachitalienische Zeit des Landschaftszeichners Goethe hinzugekommen.

Bis auf wenige Ausnahmen sind die Goethe-Texte nach der Weimarer Ausgabe zitiert. Die unsystematische und heute, im Zeitalter der »orthographischen Korrektheit«, oft kurios wirkende Schreibweise und Zeichensetzung haben wir aus Gründen der Authentizität beibehalten. Das gilt auch für die Texte von Goethes Zeitgenossen.

Ein solches Buch braucht viele freundliche Helfer: Mein erster Dank geht an meine Frau Jessica Berndt, deren Anteil weit größer ist, als das Wort »Mitarbeit« ausdrückt. Für Rat und Hilfe danke ich ferner Professor Dr. Gerhard Schuster und Margarete Oppel (Stiftung Weimarer Klassik, Goethe-Nationalmuseum), Dr. Hermann Mildenberger (Kunstsammlungen zu Weimar), Ursula Bongaerts-Schomer (Casa di Goethe, Rom), Annette Vogel (E. A. Seemann Verlag, Leipzig), Claudia Keller (J. B. Metzler Verlag, Stuttgart), Professor Dr. Gerhard Banik (Staatliche Akademie der Bildenden Künste, Stuttgart), sowie allen Sammlungen, Museen und Institutionen, die uns bereitwillig ihr Bildmaterial zur Verfügung gestellt haben.

Ein produktives Vergnügen war die Zusammenarbeit mit Heide Hohendahl (Lektorat), Andrea Hölzl (Bildredaktion), Dorothea Montigel (Herstellung) und Meike Harms (Layout), die dem Buch seine »schöne Gestalt« gegeben hat.

Bei Roland Thomas (Verlagsleitung Buch) und dem Verleger-Ehepaar Baur-Callwey schließlich bedanke ich mich für die Anregung, aus dem Fernseh-Film ein Buch zu entwickeln, das für Freunde und Liebhaber des Landschaftszeichners Goethe gedacht und geschrieben ist.

München, im Juli 1998

Einleitung

»Ich war in einsamen Stunden früherer Zeit auf die Natur aufmerksam geworden, wie sie sich als Landschaft zeigt«

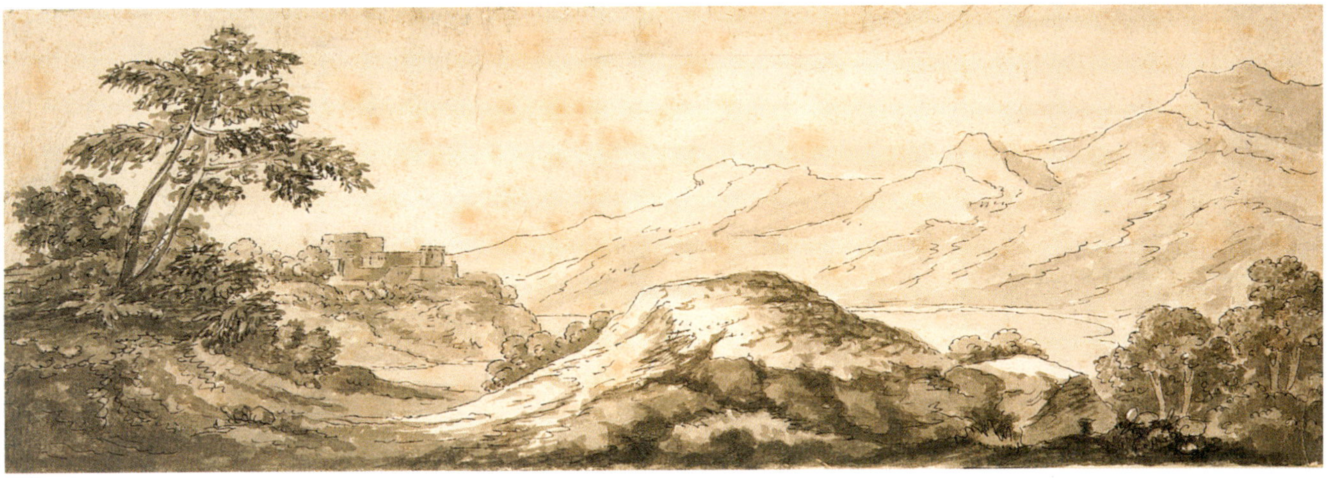

Goethe hat von Kindheit an gezeichnet, und noch der Zweiundachtzigjährige schreibt eine Woche vor seinem Tod: »Durch Worte läßt sich nicht alles machen, vielleicht gelingt eine Zeichnung in diesen Tagen.«[1] Alles, was er für sich oder andere anschaulich machen wollte, hat er skizziert oder gezeichnet: Bühnenbild-Entwürfe für den »Faust« oder die »Zauberflöte«, botanische, anatomische und metereologische Studien, Porträts, Tafeln zur »Farbenlehre«, ja selbst die geplante Treppe in seinem Weimarer Haus.

Seine eigentliche Leidenschaft aber galt dem Landschaftszeichnen: von den etwa 2700 erhaltenen Blättern – dem wahrscheinlich umfangreichsten bildkünstlerischen Nachlaß eines Schriftstellers – sind mehr als die Hälfte Landschaften. Seine Zeichnungen sind nicht, wie viele Goethe-Biographen bis heute meinen, die ambitionierten Versuche eines liebenswürdigen Dilettanten, sondern ein wichtiger Bestandteil seines Gesamtwerks, wie er selber im Alter betont hat, und darüber hinaus eigenständige Zeugnisse im Kontext der deutschen Landschaftskunst des 18. Jahrhunderts.

Was zog ihn als Zeichner zur Landschaft? Goethe war hineingeboren in eine Epoche, in der sich die Landschaftsmalerei zur führenden Kunstgattung der Moderne zu entwickeln begann, zum Spiegel menschlicher Gefühle und Sehnsüchte. Natur wurde nun als Landschaft wahrgenommen, als unzerstörter Freiraum, als bildgewordener Ausschnitt, Teil eines unendlich großen Ganzen, in dem der moderne Mensch noch die ursprüngliche, inzwischen aber verlorengegangene Einheit mit der Natur fühlen, ihre Schönheit und Göttlichkeit ästhetisch genießen konnte. Für diese Landschafts-Wahrnehmung war Goethe besonders begabt und ausgebildet: »Eine gewisse Zärtlichkeit gegen die landschaftlichen Umgebungen war mir eigen ...«[2], sagte er 1825 rückblickend zu Johann Peter Eckermann. Goethe hatte früh gelernt, die Landschaft durch das Medium der Malerei als Bild zu sehen, er versuchte von Anfang an, durch das Landschaftszeichnen dem Ursprung und Wesen der Natur unmittelbar nahe zu kommen. Diese Hinwendung erlebte er als beinahe körperliche, motorische Lust und Unruhe, nannte sie abwechselnd »Trieb«, »Verlangen«, »Zeicheneifer«, «Zeichenfieber«, ja sogar »Krankheit«. Und er machte die Erfahrung, daß zur künstlerischen Wahrnehmung der Landschaft das Hinausgehen in die Natur gehörte, das Abstreifen des Alltäglichen und Gewohnten. Fast immer, wenn er unterwegs war, kam auch sein »Zeichenfieber« wieder. So wurde Goethe zum Reisezeichner par excellence. Die meisten und gelungensten seiner Blätter entstanden in den beiden, für ihn so wichtigen Reise-Landschaften: in Thüringen und in Italien.

Auch später, auf seinen Ausflügen in die Umgebung von Jena und den Badereisen nach Karlsbad und Teplitz, probierte der über Sechzigjährige aus, wie es um seine »Zeichnungsfähigkeit der Landschaft«[3] stand. Gerade das Landschaftszeichnen war oft der Ausgangspunkt für seine häufige Auseinandersetzung mit seinem Talent als bildender Künstler, ja mit seiner Produktivität überhaupt. Die Offenheit dieser Selbstkritik nannte Friedrich Wilhelm Riemer einmal mit Recht »rührend und herzgewinnend«. Nirgends kommt man Goethes geheimen Wünschen, seinen Aufschwüngen und Niederlagen so nahe, nirgends erscheint er so anspruchsvoll und widersprüchlich wie in den Briefen, Tagebuchnotizen, autobiographischen Schriften und Gesprächen über seine Arbeit als Landschaftszeichner.

Goethes Landschaftszeichnungen haben eine ganz besondere Ausstrahlung, nicht etwa, weil der Glanz seines dichterischen Werks auf sie fällt, sondern weil sie seine Freude an der sichtbaren Welt so klar widerspiegeln. An Charlotte von Stein schreibt er aus Rom: »... ich will euch keine Schmerzen sondern Freuden ... mitbringen, euch nicht nur sagen: ich hab es gesehn, sondern es euch sehen machen.«[4] In der suggestiven Kraft, andere mit seinen Augen sehen zu lassen, liegt eines der Geheimnisse seiner Erzähl- und Zeichenkunst.

Goethe hat seine Werke einmal als »Bruchstücke einer großen Confession« bezeichnet, als Fragmente, aus denen man sich – wie bei einem Puzzle – die dahinterstehende ganze Person erst zusammensetzen müsse. Das gilt auch für seine Zeichnungen. Deshalb wurde hier versucht, seine Landschaften im Kontext seiner Lebensstationen zu sehen, seine Lehrer und Freunde vorzustellen, vor allem aber dem Zeichner Goethe selbst »vor der Natur« zuzuschauen, die für ihn zeitlebens die eigentliche Lehrmeisterin blieb.

I. Anfänge eines Zeichners

(Frankfurt 1758–1765)

»Eine gewisse Zärtlichkeit gegen die landschaftlichen Umgebungen war mir eigen«

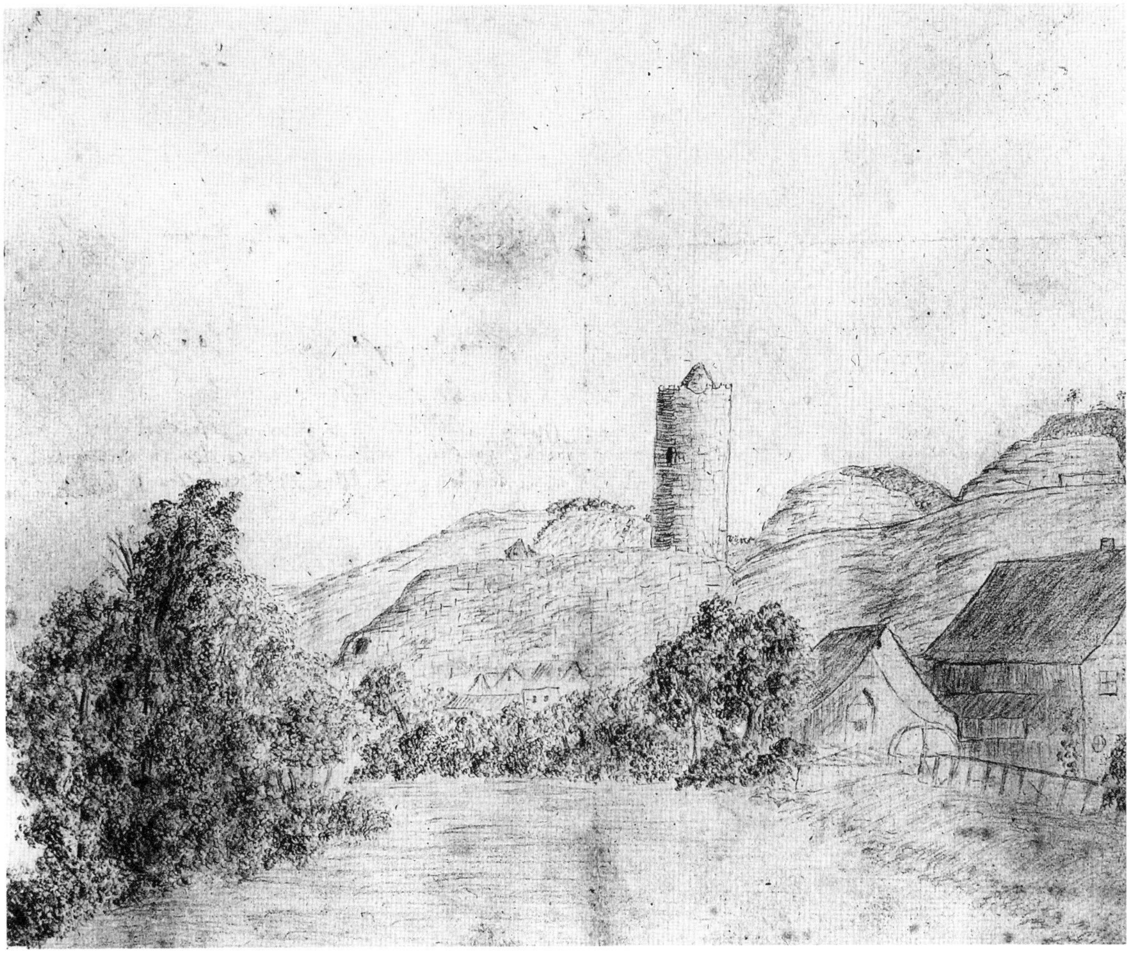

Goethe: Bergige Flußlandschaft mit Burgturm und Mühle, um 1765
Das Blatt ist wahrscheinlich in der Umgebung von Frankfurt entstanden und gilt als der erste erhaltene Versuch des Sechzehnjährigen, nach der Natur zu zeichnen.

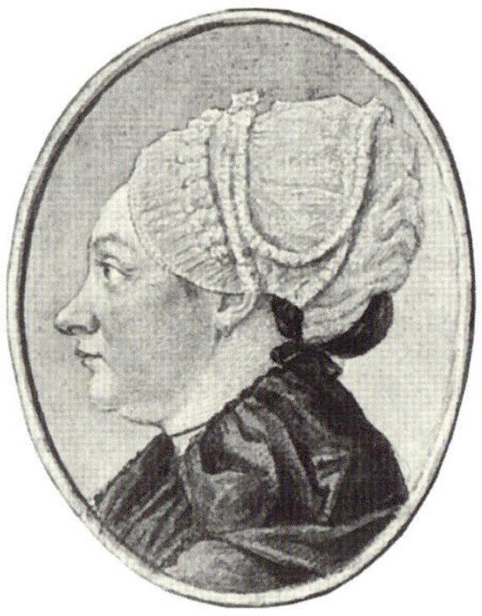

Catharina Elisabeth Goethe, Aquarell von Georg Friedrich Schmoll
Goethes Mutter war eine lebenspraktische, aufgeschlossene und sehr mütterliche Frau. Wolfgangs poetische Versuche hat sie von Anfang an mit Lob und Anerkennung begleitet. Ob sie vom Zeichentalent des Sohnes ebenso überzeugt war wie der Vater, wissen wir nicht.

Erste Zeichenstunden des Neunjährigen

Sechsundfünfzig Lehrer hat der wohlhabende Kaiserliche Rat Johann Caspar Goethe im Laufe der Jahre in sein Haus am Hirschgraben geholt, denn seine beiden Kinder sollten die bestmögliche Ausbildung bekommen. Und da er als Privatier viel Zeit hatte, mischte er sich – nicht immer zur Freude von Wolfgang und Cornelia – kräftig ein. Er hatte ein umfassendes Erziehungskonzept: kein Talent sollte unentdeckt bleiben, war seine Devise. Neben den üblichen Lernfächern – den Sprachen und Naturwissenschaften – hatten die Kinder auch Kla-

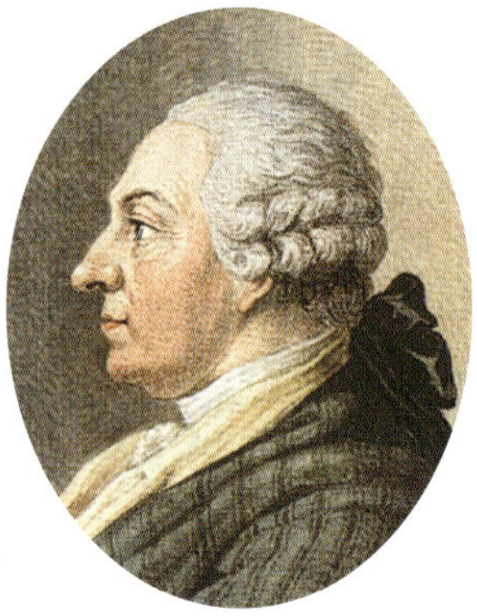

Johann Caspar Goethe, Aquarell von Georg Friedrich Schmoll
Der Vater war der erste Privatsammler, in dessen Kunstkabinett der kleine Goethe die zeitgenössischen Maler studieren konnte. »Mein Vater hatte den Grundsatz, den er öfters und sogar leidenschaftlich aussprach, daß man die lebenden Meister beschäftigen, und weniger auf die abgeschiedenen wenden solle, bei deren Schätzung sehr viel Vorurteil mit unterlaufe.«

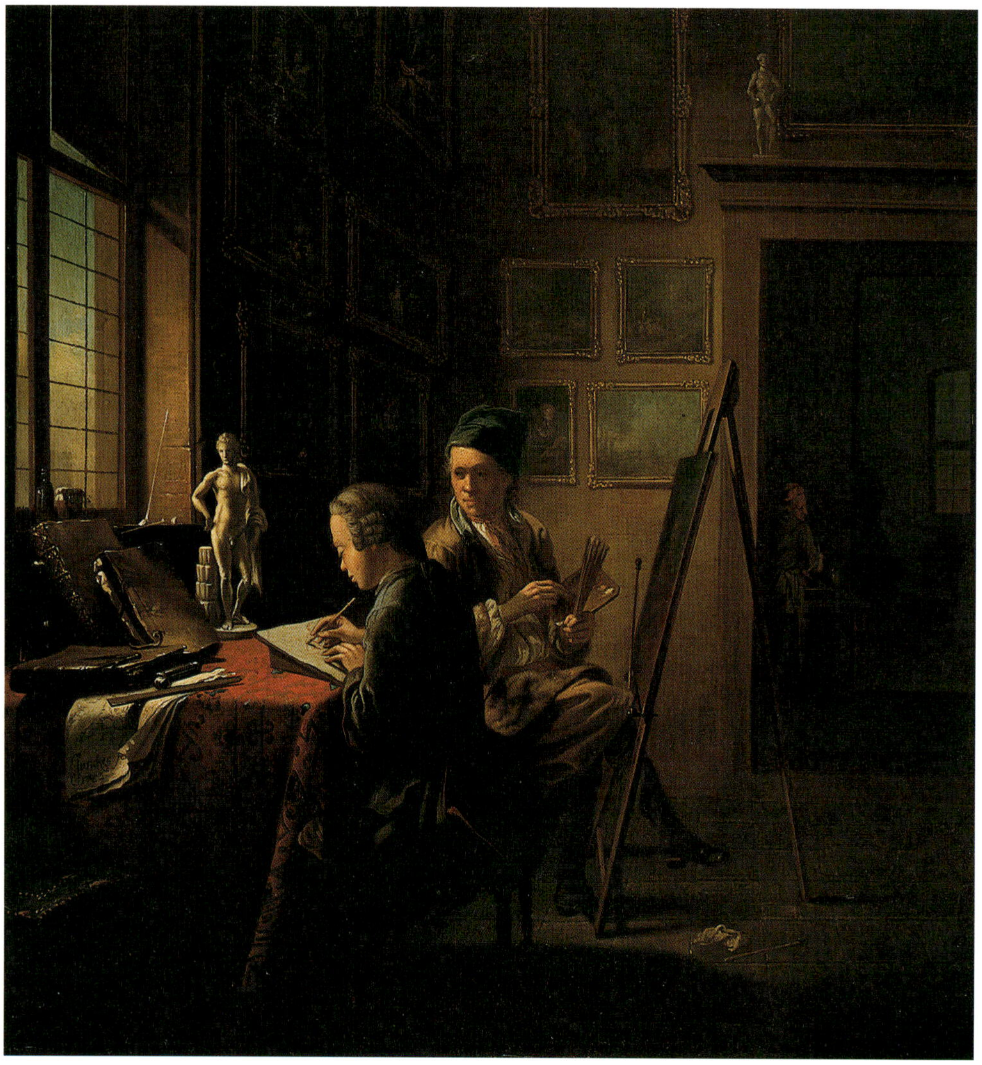

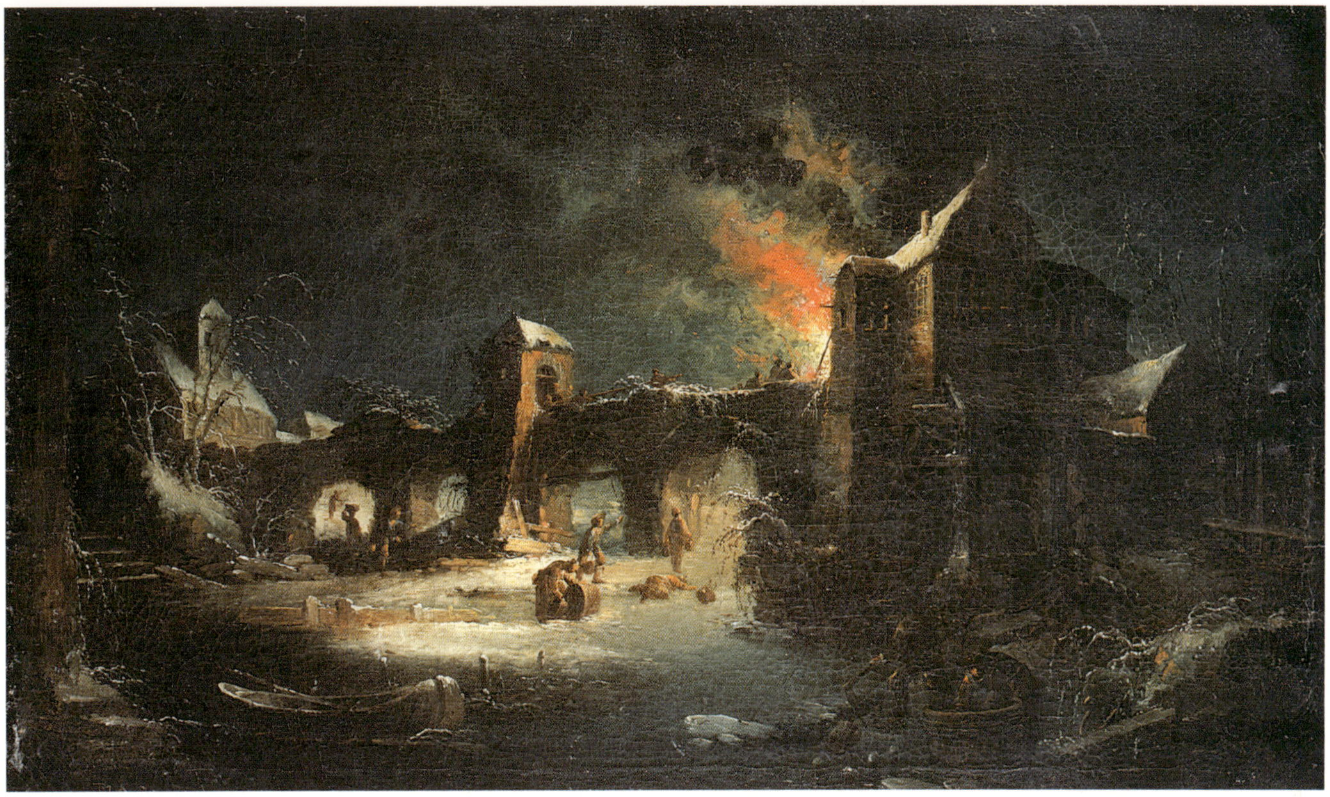

◁ ***Justus Juncker: Der Meister an der Staffelei, 1752***
Künstlerateliers faszinierten bereits den kleinen Goethe, und so hat er später sein eigenes Zimmer unter dem Dach als Zeichen- und Schreibstudio ausstaffiert.

vierspielen, Tanzen und Zeichnen zu üben: »Zeichnen müsse jedermann lernen, behauptete der Vater, und verehrte deßhalb besonders Kaiser Maximilian, welcher dieses ausdrücklich sollte befohlen haben.«[1]

Und so bekamen die Kinder ab September 1758 täglich eine Unterrichtsstunde bei dem Kupferstecher Johann Michael Eben. Wolfgang war gerade neun, seine Schwester noch nicht acht Jahre alt.

Für den lebhaften, phantasiebegabten Buben waren die Zeichenstunden eher qualvoll: »Dieser gute alte Mann war freilich nur ein Halbkünstler. Wir mußten Striche machen und sie zusammensetzen, woraus dann Augen und Nasen, Lippen und Ohren, ja zuletzt ganze Gesichter und Köpfe entstehen sollten; allein es war dabei weder an natürliche noch künstliche Form gedacht. Wir wurden eine Zeitlang mit diesem Qui pro Quo der menschlichen Gestalt gequält, und man glaubte uns zuletzt sehr weit gebracht zu haben, als wir die sogenannten Affecten von Le Brun zur

Johann Georg Trautmann: Winterstück mit brennender Burg, Mitte 18. Jh.
Trautmann war einer der Frankfurter Maler, dessen Bilder Goethes Vater für sein Kunstkabinett erwarb. Über den Künstler schreibt Goethe in »Dichtung und Wahrheit«, er habe sich »den Rembrandt zum Muster genommen, und es in eingeschlossenen Lichtern und Widerscheinen, nicht weniger in effectvollen Feuersbrünsten weit gebracht …«.

Louis Désiré Thiénon: Goethes Elternhaus (Haus am großen Hirschgraben in Frankfurt a. M.), 1851
In diesem Haus, das der Vater 1755/56 im Stil des bürgerlichen Rokoko hatte umgestalten lassen, verbrachte Goethe – gemeinsam mit seiner jüngeren Schwester Cornelia – seine Kindheit und Jugend. Hier erhielt er auch seinen ersten Zeichenunterricht.

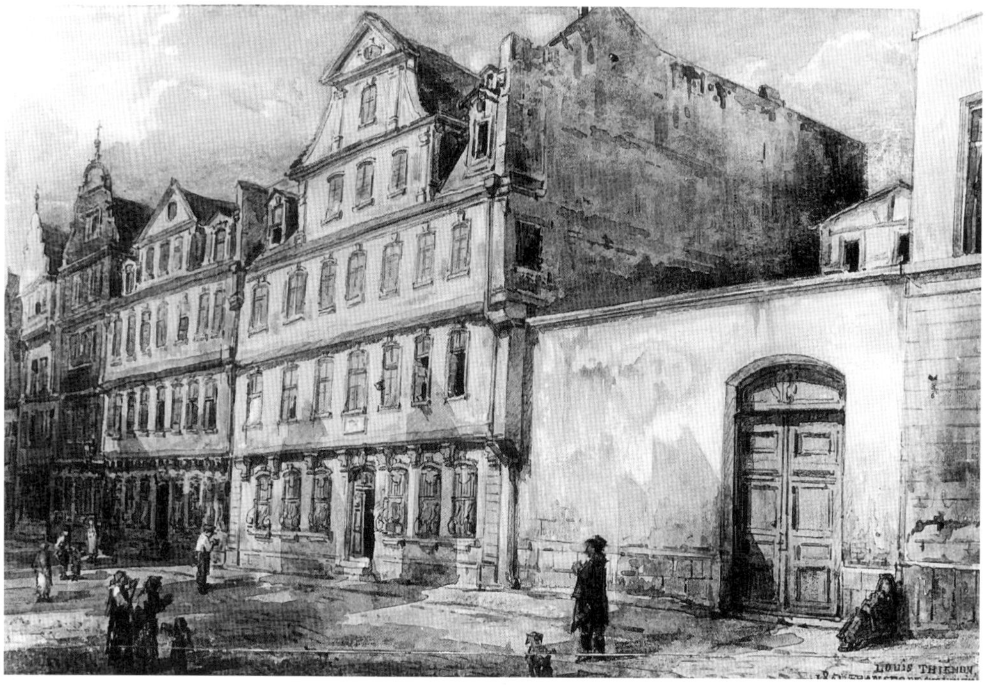

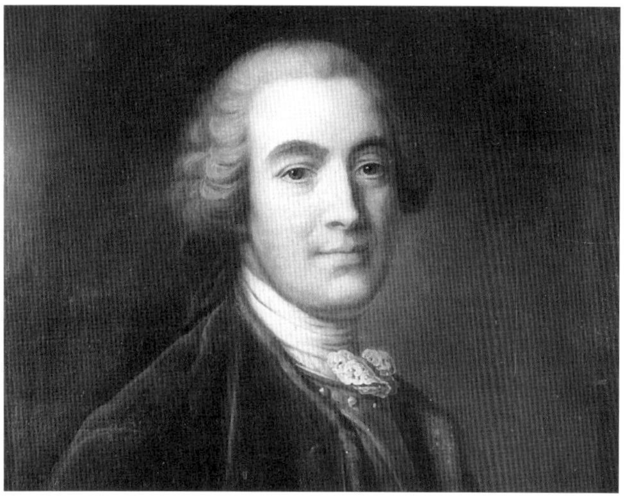

Königsleutnant Graf Thoranc, Ölgemälde eines unbekannten Künstlers, um 1760
Der französische Offizier war von 1759 bis 1762 bei den Goethes einquartiert. Der Vater, ein Anhänger Friedrichs des Großen, begegnete dem französischen Besatzer mit Ablehnung.

Ihre gemeinsame Begeisterung für die Kunst hätte sie in Friedenszeiten vielleicht zu Freunden gemacht. »Als der Graf das Gemäldezimmer erwähnen hörte, so erbat er sich gleich, ob es schon Nacht war, mit Kerzen die Bilder wenigstens flüchtig zu besehen. Er hatte an diesen Dingen eine übergroße Freude ...«, erzählt Goethe in »Dichtung und Wahrheit«.

Nachzeichnung erhielten. Aber auch diese Zerrbilder förderten uns nicht.«[2]

Wieviel lieber betrachtete er da die Gemälde der zeitgenössischen Frankfurter Maler im Kunstkabinett des Vaters: die Stilleben von Justus Juncker oder die »effectvollen Feuersbrünste«[3] von Johann Georg Trautmann.

Maler-Einquartierung im Haus am Hirschgraben

Eines Tages treten diese »richtigen« Künstler leibhaftig in sein Leben. 1759, mitten im Siebenjährigen Krieg, bekommen die Goethes, zum Verdruß des Vaters und zur heimlichen Freude der Kinder, französische Einquartierung in das geräumige Haus. Der Königsleutnant Graf Thoranc erweist sich als leidenschaftlicher Kunstliebhaber. Die Gemälde in Johann Caspar Goethes Kabinett gefallen ihm so gut, daß er die Frankfurter Maler sofort auch für sich arbeiten läßt. In dem rasch eingerichteten Atelier unter dem Dach darf der kleine Goethe zuschauen, wie Bilder entstehen. Der Gegensatz konnte nicht größer sein: in der Studierstube die tägliche langweilige Zeichenstunde bei einem pädagogisch offensichtlich ungeschickten Lehrer und oben, in der Mansarde, das aufregende Entstehen von Kunstwerken, die er nicht nur anschauen, sondern sogar beurteilen darf, wie Goethe nicht ohne Stolz in »Dichtung und Wahrheit« erzählt. Der französische Graf hatte an dem aufgeweckten, frühreifen Kind seine Freude.

Die in niederländischer Manier gemalten Porträts, Stilleben und Landschaften der Frankfurter Maler haben den jungen Goethe so nachhaltig beeinflußt, daß er sich noch bis in die Weimarer Zeit hinein an ihnen orientierte.

Selber zeichnen und kopieren machte in dieser Zeit also weit weniger Spaß als zuzuschauen und die Bilder der Künstler in sich aufzunehmen. In den großbürgerlichen Häusern der elterlichen Freunde gab es ebenfalls aufregende Sammlungen mit vielen »echten« Holländern zu besichtigen, und gerne ließ der neugierige kleine Goethe sich von den Erwachsenen führen und belehren.

Der Landschafter aus Liebeskummer

So wäre das Zeichnen – ähnlich wie das langweilige Klavierspiel – wohl eines Tages lustlos aufgegeben worden, weil sich ein schneller Erfolg, wie Goethe ihn bei seinen poetischen Versuchen von klein auf gewohnt war, nicht einstellen wollte. Wolfgang, inzwischen vierzehn Jahre alt, hatte im Augenblick sowieso etwas ganz anderes im Sinn: er verliebte sich zum ersten Mal in ein Mädchen. Es hieß Gretchen. Sein vermeintliches Glück währte allerdings nur kurz. Eine Betrugsaffäre, in die sie arglos hineingeraten waren, trennte die beiden. Vor Verzweiflung und Kummer wurde Wolfgang krank: eine psychosomatische Reaktion, die sich in seinem Leben noch häufig wiederholen sollte. Beunruhigt durch den körperlichen und seelischen Zustand seines Sohnes, bittet der Vater einen Freund des Hauses, in der nächsten Zeit ständig in der Nähe des jungen Mannes zu bleiben. Den »Aufseher« immer im Schlepptau, durchstreift Wolfgang die einsamen Wälder um Frankfurt, sucht Trost in der unberührten Natur. Und eines Tages beginnt er zu zeichnen, denn es reizt ihn, Natureindrücke festzuhalten, die seine Stimmung widerspiegeln. Dabei macht er eine wichtige Erfahrung: das Zeichnen ist eine wunderbare Therapie gegen den Seelenschmerz. Und noch etwas ganz Wesentliches wird dem Autor von »Dichtung und Wahrheit« – aus der Distanz

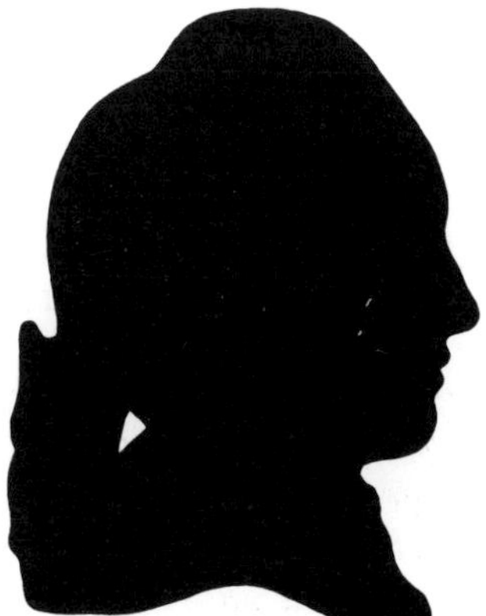

Johann Wolfgang Goethe im Alter von vierzehn Jahren. Getuschter Schattenriß von unbekannter Hand, um 1763
Das Anfertigen von Silhouetten war ab 1760 in Europa eine regelrechte Mode geworden. Aufgewertet wurde diese einfache »Porträt-Kunst« durch Lavaters »Physiognomische Fragmente«, für die auch Goethe zahlreiche Schattenrisse beisteuerte.

»Ich war in einsamen Stunden früherer Zeit auf die Natur aufmerksam geworden, wie sie sich als Landschaft zeigt und hatte, da ich von Kindheit auf in den Werkstätten der Mahler aus- und einging, Versuche gemacht, das, was mir in der Wirklichkeit erschien, so gut es sich schicken wollte, in ein Bild zu verwandlen; ja ich fühlte hiezu, wozu ich eigentlich keine Anlage hatte, einen weit größern Trieb als zu demjenigen, was mir von Natur leicht und bequem war.«

von fast fünfzig Jahren – klar: wie sehr seine eigene künstlerische Entwicklung durch die frühe Konfrontation mit Gemälden und Kunstgegenständen beeinflußt worden ist, wie sehr sein »Seh-Training« vor Landschaftsbildern seine natürliche Gabe und seine Kreativität gelenkt und manchmal auch eingeengt hat: »Das Auge war vor allen anderen das Organ, womit ich die Welt faßte. Ich hatte von Kindheit auf zwischen Mahlern gelebt, und mich gewöhnt, die Gegenstände wie sie in Bezug auf die Kunst anzusehen … wo ich hinsah, erblickte ich ein Bild, und was mir auffiel, was mich erfreute, wollte ich festhalten, und ich fing an auf die ungeschickteste Weise nach der Natur zu zeichnen. Es fehlte mir hierzu nichts weniger als alles; doch blieb ich hartnäckig daran, ohne irgend ein technisches Mittel, das Herrlichste nachbilden zu wollen, was sich meinen Augen darstellte. Ich gewann freilich dadurch eine große Aufmerksamkeit auf die Gegenstände, aber ich faßte sie nur im Ganzen, in so fern sie Wirkung thaten; und so wenig mich die Natur zu einem descriptiven Dichter bestimmt hatte, eben so wenig wollte sie mir die Fähigkeit eines Zeichners für's Einzelne verleihen.«[4] Nicht die Detailstudie, sondern die rasche Skizze eines Gesamteindrucks wird konsequenterweise sein ganzes Leben lang das Ausdrucksmittel sein, das Goethe am meisten entsprochen hat.

Der Vater hat die Zeichenversuche des Genesenden übrigens liebevoll unterstützt und die auf kleinen und größeren Ausflügen entstandenen Blätter sorgfältig bewahrt und geordnet. »Wenn aber solche Blätter irgend ein Interesse an und für sich haben könnten, so wären sie diesen Vorzug der Theilnahme und Aufmerksamkeit meines Vaters schuldig. Dieser, durch meinen Aufseher benachrichtigt, daß ich mich nach und nach in meinen Zustand finde und besonders mich leidenschaftlich auf das Zeichnen nach der Natur gewendet habe, war damit gar wohl zufrieden, theils weil er selber sehr viel auf Zeichnung und Mahlerei hielt, theils weil Gevatter Seekaz[5] ihm einige mal gesagt hatte, es sei schade, daß ich nicht zum Mahler bestimmt sei … Er [der Vater] fragte wohlwollend nach meinen Versuchen, und zog Linien um jede unvollkommene Skizze: er wollte mich dadurch zur Vollständigkeit und Ausführlichkeit nöthigen; die unregelmäßigen Blätter schnitt er zurechte, und machte damit den Anfang zu einer Sammlung, in der er sich dereinst der Fortschritte seines Sohnes freuen wollte.«[6]

Dennoch: Goethe läßt sich von des Vaters Anerkennung nicht täuschen. Er ist inzwischen so gut mit Kunst vertraut, daß er das Unzulängliche seiner »Werke« sehr wohl erkennt. Das betrifft nicht nur seine Zeichnungen, sondern auch seine literarischen Versuche.

In Leipzig wird der siebzehn Jahre alte Student Johann Wolfgang Goethe, kompromißlos-radikal, fast alles, was er in Frankfurt geschrieben und gezeichnet hat, im Küchenherd seiner Vermieterin verbrennen. Er wollte noch einmal ganz neu anfangen, zunächst allerdings nur mit der Dichtkunst.

II. Student und Kupferstecher

(Leipzig 1765–1768)

»Meine Neigung hatte sich wieder auf die Landschaft gelenkt«

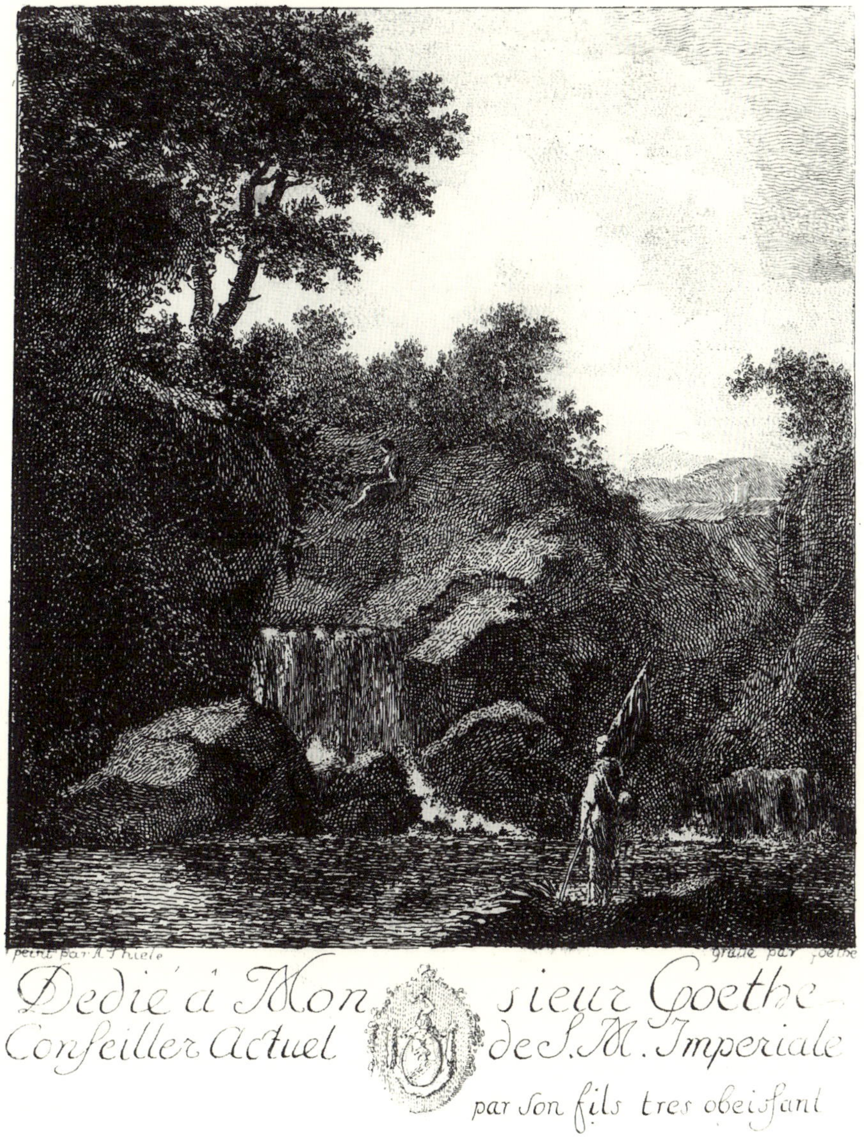
Dedié à Monsieur Goethe
Conseiller Actuel de S. M. Imperiale
par son fils tres obeissant

Goethe: Landschaft mit Wasserfall, nach Thiele, 1768
August Thiele gehörte zu den Wegbereitern einer eigenständigen Landschaftsmalerei in Sachsen. Die Übersetzung von Goethes Dedikation lautet: »Monsieur Goethe, dem Wirklichen Kaiserlichen Rat, gewidmet von seinem gehorsamsten Sohn«. An Ernst Wolfgang Behrisch, der auch einen Abzug bekam, schreibt er voller Stolz: »Da hast du eine Landschaft, das erste Denckmal meines Namens, und der erste Versuch in dieser Kunst. Bessere nachfolgende werden es rechtfertigen, ich hoffe, weiterzukommen.«

Adam Friedrich Oeser, Schattenriß von unbekannter Hand, um 1767
Über seinen Leipziger Zeichenprofessor heißt es in »Dichtung und Wahrheit«: »Konnte man ihm ein vorzügliches Talent zum Unterricht wohl absprechen, so mußte man dagegen bekennen, daß er sehr gescheidt und weltklug sei, und daß eine glückliche Gewandtheit des Geistes ihn, in einem höheren Sinne, recht eigentlich zum Lehrer qualificiere.«

Adam Friedrich Oeser und der »Geschmack am Schönen«

Nach seinem »Unfall mit Gretchen«[1], so nennt er selbst seine erste Liebesenttäuschung, und seiner Krankheit ist Goethe froh, seiner Vaterstadt endlich Lebewohl sagen zu können, auch wenn er dort die geliebte Schwester und viele Freunde zurücklassen muß.

In Leipzig wird er – so will es der Vater – Jura studieren. Er widersetzt sich nicht offen, aber die nachlässige Art, wie er seine auf ein Minimum reduzierten Kurse absolviert, grenzt an Obstruktion. Dafür besucht er um so fleißiger Vorlesungen und Übungen, die mit Literatur und Religion, Naturwissenschaften oder anderen Wissensbereichen zu tun haben. Er interessiert sich so ziemlich für alles, nur nicht für die Jurisprudenz.

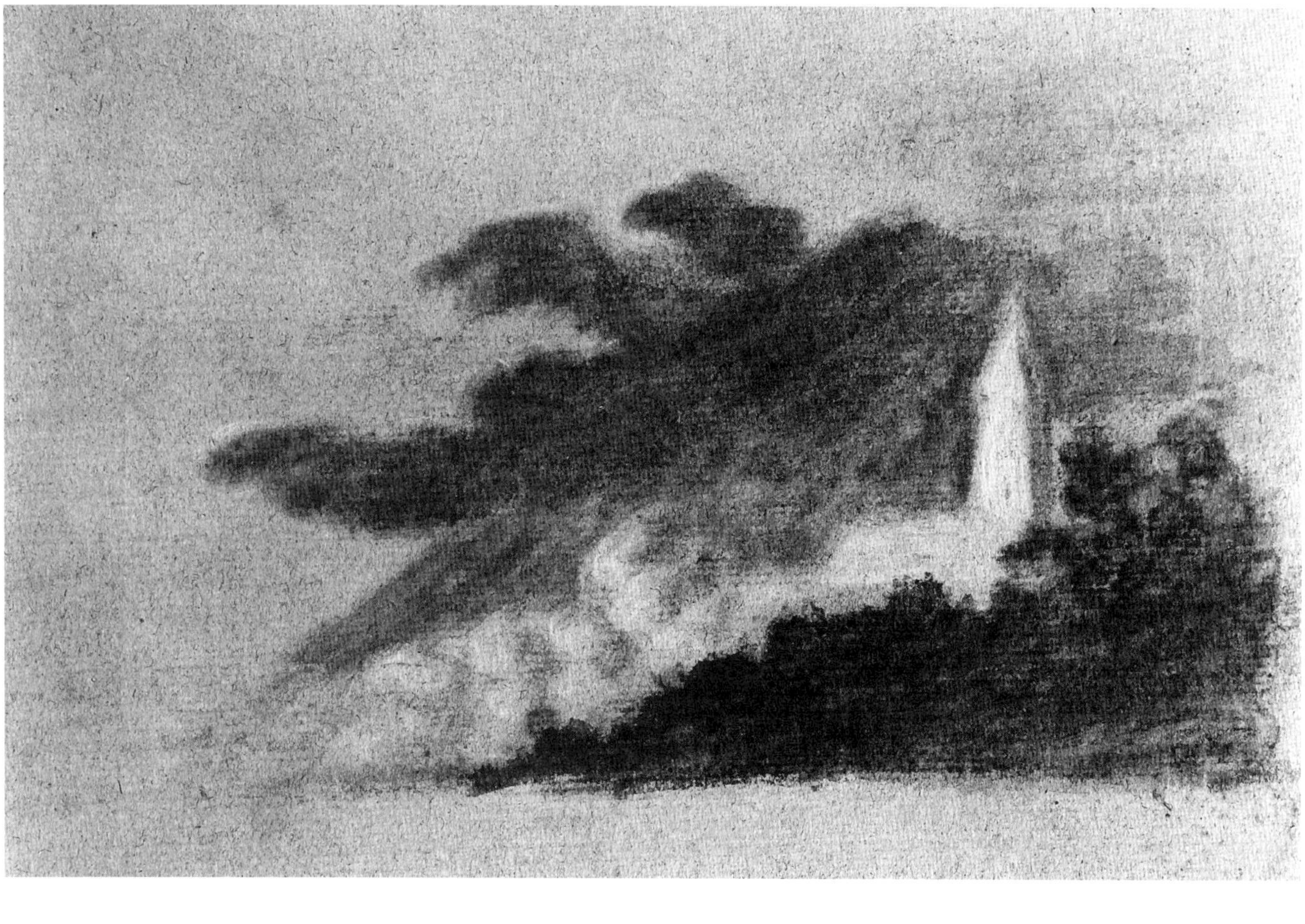

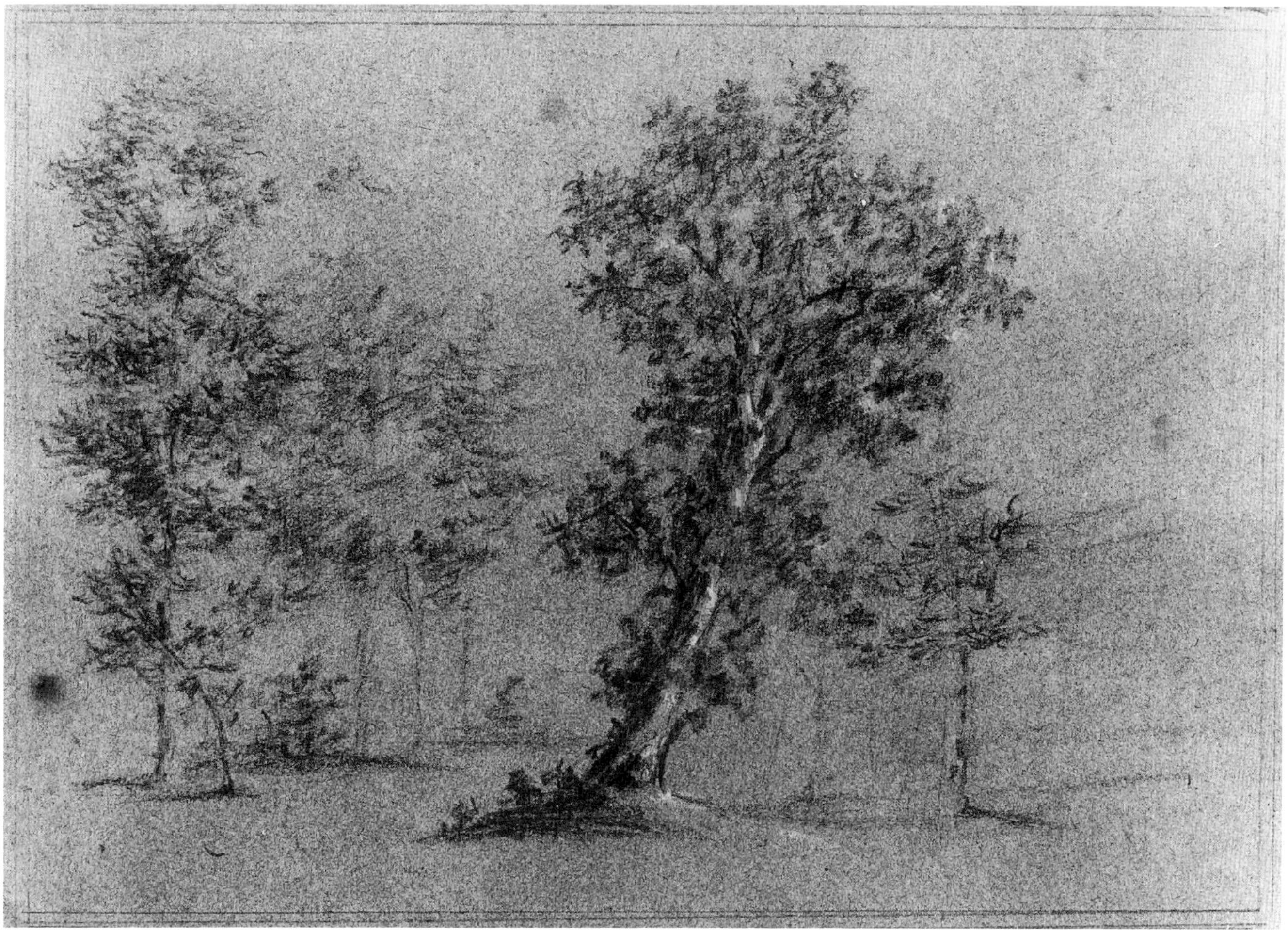

◁ ***Goethe: Turm im Mondschein, 1767/68***
Schon früh hat Goethe Mondscheinbilder gezeichnet. Der Mondschein gehörte Zeit seines Lebens zu seinen Lieblingsmotiven. Hier ist der Einfluß Oesers besonders sichtbar: weiche Umrisse, verschwimmende Formen, Wischmanier.

Schon im ersten Semester nimmt er, zusammen mit einigen Adeligen, Privatstunden im Zeichnen bei Adam Friedrich Oeser, dem Direktor der Kunstakademie und Freund Johann Joachim Winckelmanns. Der erfolgreiche Maler und Graphiker war ein gesuchter Lehrer. Goethe erhoffte sich von ihm nicht nur tiefere Einsichten in die Kunst, sondern eine ganz praktische Förderung seines Zeichentalents. Wie sehr ihn anerkennende Worte Oesers aufmuntern, berichtet er in einem Brief an Ernst Wolfgang Behrisch, seinen älteren Freund und Mentor in der Leipziger Zeit: »Der Professor sagte heute zu mir, da ich über einige Schwürigkeiten verdrüßlich war: Seyn sie immer mit ihrem Zeichnen zufrieden, es wird nicht jedem so leicht wie ihnen, es wird schon werden. Das war groses Lob, worüber ich mich sehr freute.«[2] Wenn er in »Dichtung

Goethe: Baumschlag-Studie, 1767/68
Goethe gibt eine Impression, einen atmosphärischen Gesamteindruck wieder. Das war, nach Oesers Lehre, wichtiger als Detailtreue und übermäßige Genauigkeit.

Prospekt der Festung Pleißenburg in Leipzig – Akademieflügel mit der Wohnung Oesers, um 1780
In dem breit hingelagerten Westflügel befand sich die Zeichenakademie, hier wohnte auch Oeser mit seiner Frau und zwei Töchtern. Über Oesers Privatkabinett schreibt Goethe: »Alles war mit Geschmack, einfach und dergestalt geordnet, daß der kleine Raum sehr vieles umfaßte. Die Möblen, Schränke, Portefeuilles elegant ohne Ziererei und Überfluß. So war auch das erste was er uns empfahl und worauf er immer wieder zurückkam, die Einfalt in allem, was Kunst und Handwerk vereint hervorzubringen berufen sind.«

und Wahrheit« Oesers pädagogische Fähigkeiten eher skeptisch beurteilt, so verbirgt sich dahinter die uneingestandene Enttäuschung, daß es mit dem Zeichnen nicht so rasch vorwärts ging wie erhofft. »Was mich betraf, so rückte ich in Ausübung der Kunst keineswegs weiter. Seine Lehre wirkte auf unsern Geist und unsern Geschmack; aber seine eigne Zeichnung war zu unbestimmt, als daß sie mich, der ich an den Gegenständen der Kunst und Natur auch nur hindämmerte, hätte zu einer strengen und entschiedenen Ausübung anleiten sollen … Die Mängel, an denen jeder litt, sah er recht gut ein; er verschmähte jedoch, sie direct zu rügen, und deutete vielmehr Lob und Tadel indirect sehr lakonisch an … So hatte ich z. B. auf blaues Papier einen Blumenstrauß, nach einer vorhandenen Vorschrift, mit schwarzer und weißer Kreide sehr sorgfältig ausgeführt, und theils mit Wischen, theils mit Schraffiren das kleine Bild hervorzuheben ge-

Adam Friedrich Oeser: Ideal-Landschaft ▷
»Da er seine Kompositionen überhaupt weniger auf Form, als auf Licht, Schatten und Massen berechnete, so nahmen sie sich im Ganzen gut aus; wie denn alles, was er tat und hervorbrachte, von einer eigenen Grazie begleitet war.« So charakterisierte Goethe Oesers Zeichenstil des späten Rokoko aus einem Abstand von mehr als vierzig Jahren.

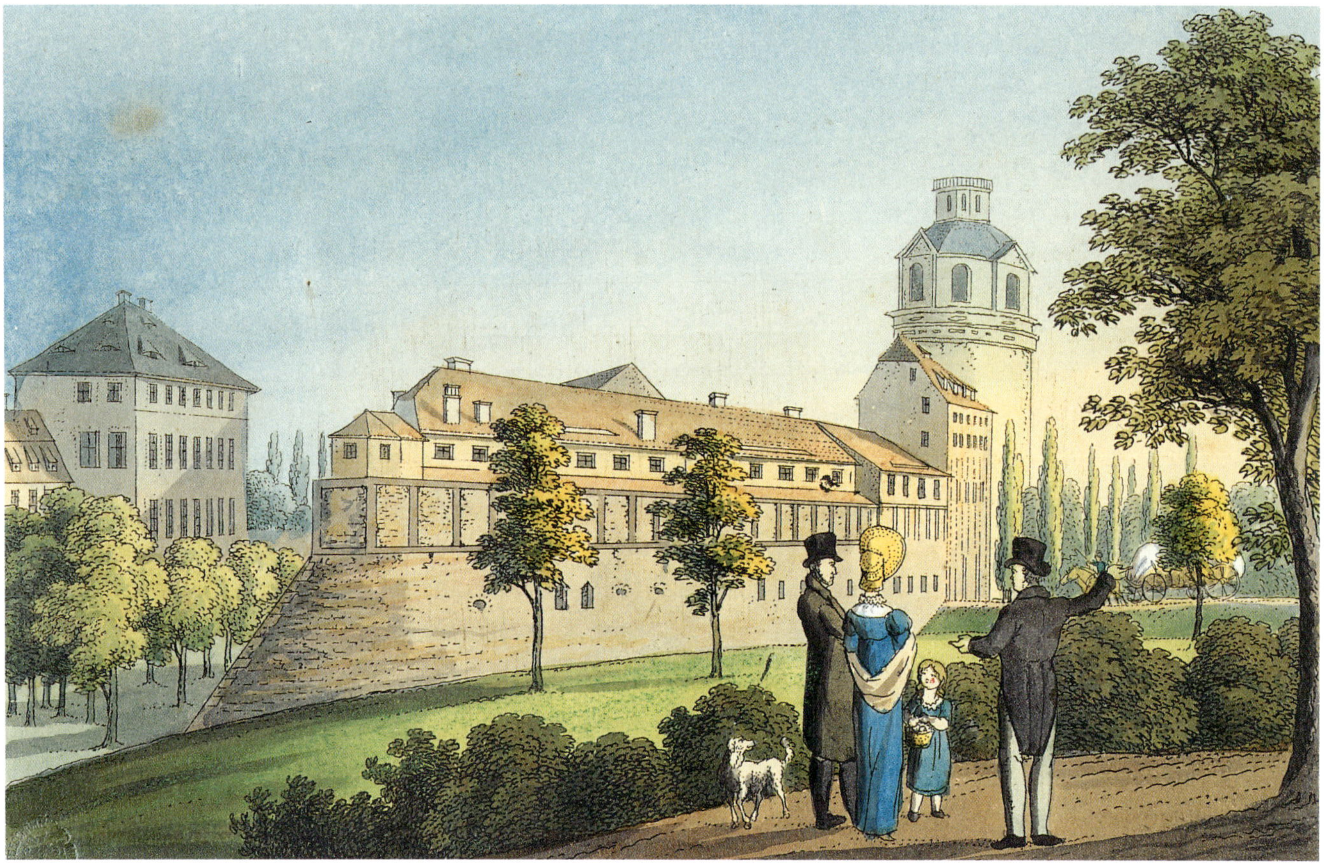

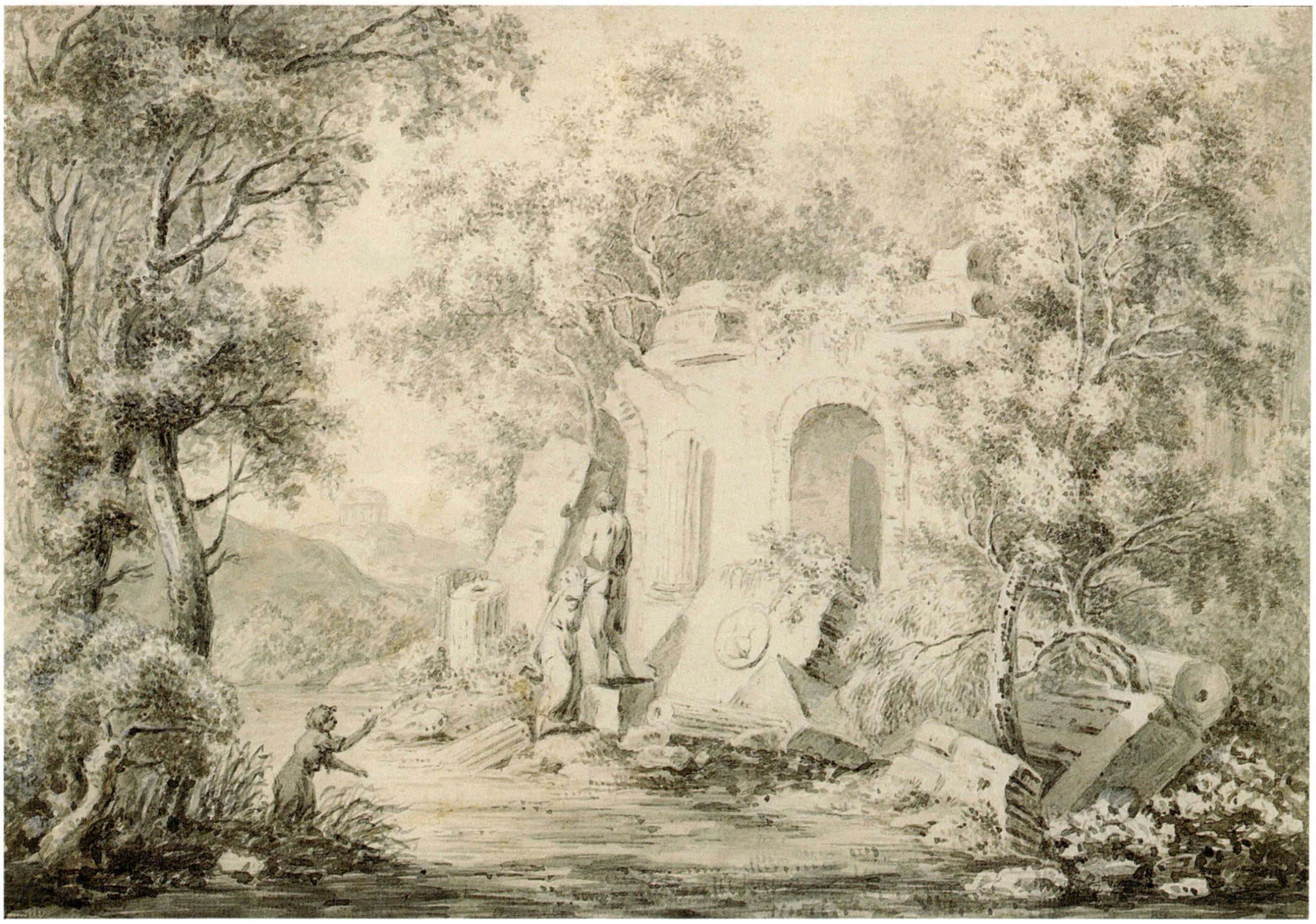

»Nach unserer Überzeugung sollte der junge Künstler wenig oder gar keine Studien nach der Natur beginnen, wobei er nicht zugleich dächte, wie er jedes Blatt zu einem Ganzen abrunden, wie er diese Einzelnheit, in ein angenehmes Bild verwandelt, in einen Rahmen eingeschlossen, dem Liebhaber und Kenner gefällig anbieten möge.«

sucht. Nachdem ich mich lange dergestalt bemüht, trat er einstens hinter mich und sagte: Mehr Papier! worauf er sich sogleich entfernte.«[3] Goethe und sein Tischnachbar grübeln lange über diese etwas rätselhafte Anweisung nach, bis ihnen beiden aufgeht: er hatte den blauen Papierhintergrund vollkommen zugemalt und das Bild dadurch verdorben.

Wie wichtig Oeser trotz allem für seine künstlerische Entwicklung und sein Kunstverständnis gewesen ist, hat Goethe in einem späteren Brief aus Frankfurt unmißverständlich ausgedrückt: »Ich binn Ihnen mehr schuldig, als dass ich Ihnen dancken könnte. Den Geschmack den ich am Schönen habe, meine Kentnisse, meine Einsichten, habe ich die nicht alle durch Sie? Wie gewiss, wie leuchtend wahr, ist mir der seltsame, fast unbegreifliche Satz geworden, dass die Werckstatt des grossen Künstlers mehr den kei-

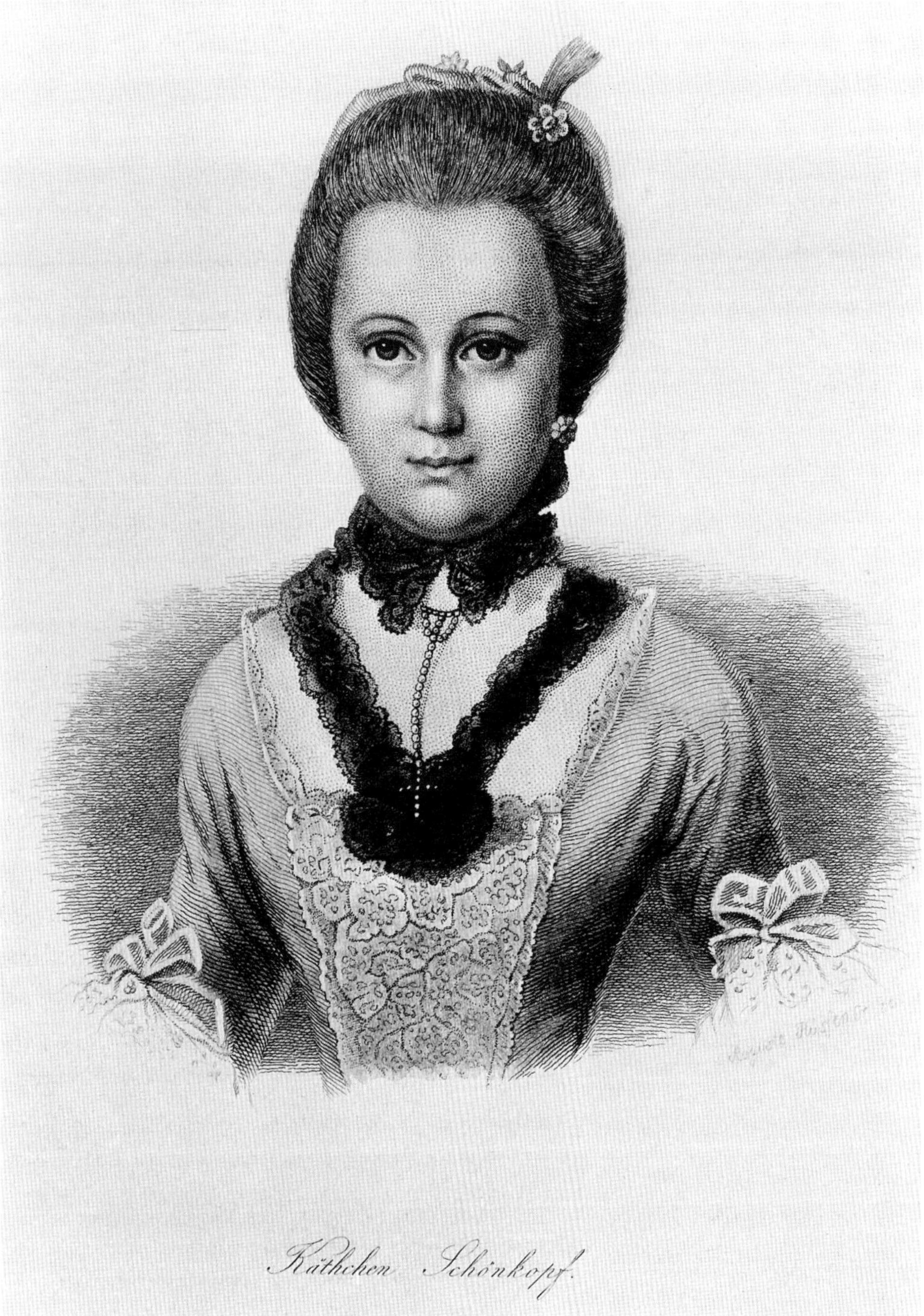

Anna Katharina (Käthchen) Schönkopf, Stahlstich von Auguste Hüssener nach dem Gemälde eines unbekannten Künstlers
»Meine frühe Neigung zu Gretchen hatte ich nun auf ein Ännchen übertragen, von der ich nicht mehr zu sagen wußte als daß sie jung, hübsch, munter liebevoll und so angenehm war, daß sie wohl verdiente, in dem Schrein des Herzens eine Zeit lang als eine kleine Heilige aufgestellt zu werden …«

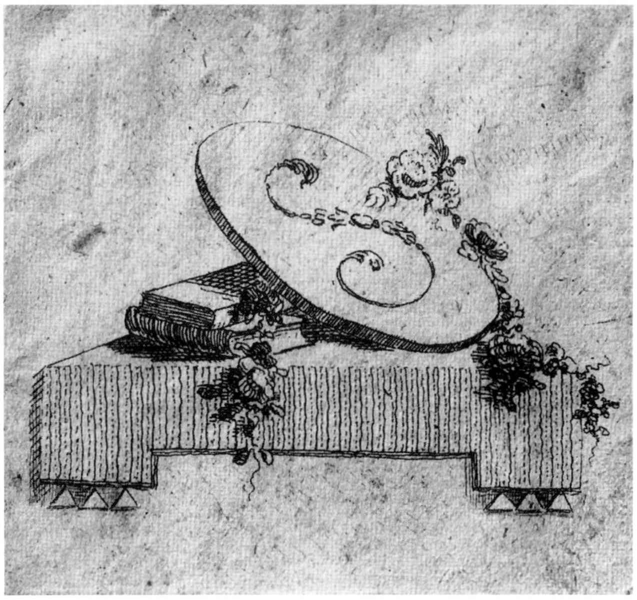

Goethe: Exlibris für Käthchen Schönkopf, 1768
Vielleicht die Morgengabe eines Liebhabers, der sein Mädchen für sein unmögliches Benehmen um Verzeihung bitten möchte. Der Einfluß Oesers, dessen Vignetten in der Leipziger Buchkunst tonangebend waren, ist unverkennbar.

menden Philosophen, den keimenden Dichter entwickelt, als der Hörsaal des Weltweisen und des Kritickers.«[4]

Oeser hat mit seinen Schülern offenbar nicht draußen vor der Natur gezeichnet, denn Goethe erwähnt in »Dichtung und Wahrheit« eigens einen erfahrenen älteren Studienfreund, der ihn angeregt habe, gemeinsam zum Zeichnen hinauszugehen an die Ufer der Pleiße. Dort versuchte Goethe nun, »manchen lieblichen Winkel dieser stillen Wasser nachzubilden ...«[5].

Radierte Exlibris und Ideallandschaften

Seine relative Freiheit fernab vom Elternhaus genoß der Student ausgiebig: die Kneipenabende mit neuen und alten Freunden oder die geselligen Zusammenkünfte in Privathäusern waren ihm entschieden wichtiger als das leidige Jurastudium. Ab 1766 gehörte Goethe zu den Mittagsgästen des Gastwirts Christian Gottlob Schönkopf. Dessen hübsche Tochter Käthchen half beim Bedienen. Goethe verliebte sich sofort leidenschaftlich in das Mädchen. Das Verhältnis zu Käthchen war von Anfang an dadurch belastet, daß Goethe sie ständig mit seiner überzogenen Eifersucht quälte. Das genervte Mädchen trennte sich im Frühjahr 1768 endgültig von ihm. Einige Monate vorher hatte Goethe den Kupferstecher Johann Michael Stock kennengelernt, der ihm das Radieren beibrachte. Der praktische Nutzen dieser neuen Technik ging dem Verliebten sogleich auf: für sein Käthchen und den Vater verfertigte er mehrere Exlibris. Er orientierte sich dabei an seinem Lehrer Oeser, der auch ein geschätzter Gebrauchsgrafiker war. Retten konnte er seine Beziehung damit allerdings nicht mehr. Bei Stock arbeitete er noch eine Weile weiter, kopierte nun »mit einigem Geschick« Landschaften, die er anschließend radierte. Das gelungenste Blatt hat er seinem Vater geschenkt.

Das aufregendste Kunsterlebnis wird – im Frühjahr 1768 – der Besuch der Dresdner Gemälde-Galerie, damals Deutschlands wichtigste Kunstsammlung[6]. Heimlich war Goethe dorthin gereist, niemand sollte ihn begleiten. Durch Vermittlung eines Freundes hatte er ein bescheidenes Quartier bei einem Schuster und dessen

Frau gefunden. Nicht die Sixtinische Madonna, nicht die antiken Statuen interessieren ihn in Dresden, sondern die realistischen Bilder der Niederländer und ihrer deutschen Nachahmer. Er begeistert sich für Rembrandt, Ruisdael, für Ostade und Swanefelt. »Was ich nicht als Natur ansehen, an die Stelle der Natur setzen, mit einem bekannten Gegenstand vergleichen konnte, war auf mich nicht wirksam.«[7] Wie sehr er sich mit der Sehweise der Maler identifizierte, ihre Bilder sofort auf die Wirklichkeit projizierte, beschreibt er in »Dichtung und Wahrheit«: »Als ich bei meinem Schuster wieder eintrat, um das Mittagsmahl zu genießen, trauete ich meinen Augen kaum: denn ich glaubte ein Bild von Ostade vor mir zu sehen, so vollkommen, daß man es nur auf die Galerie hätte hängen dürfen.«[8] Und er stellt erstaunt fest: »Es war das erste Mal, daß ich auf einen so hohen Grad die Gabe gewahr wurde, die ich nachher mit mehrerem Bewußtsein übte, die Natur nämlich mit den Augen dieses oder jenes Künstlers zu sehen, dessen Werken ich so eben eine besondere Aufmerksamkeit gewidmet hatte.«[9] Welche Vor- aber auch Nachteile dem Zeichner Goethe diese besondere »Gabe« brachte, darüber hat er in Briefen, Gesprächen, Aufsätzen und Tagebuchnotizen immer wieder nachgedacht.

Das Scheitern seiner Käthchen-Liebe, die Erschütterung über die Ermordung Winckelmanns in Triest (Oesers Schüler verehrten den Archäologen und Kunstschriftsteller ebenso wie ihr Meister selbst), das anstrengende Leben eines Studiosus, der buchstäblich alles mitmachen wollte, das ging entschieden über Goethes physische und psychische Kräfte. Er wurde schwer krank. Goethe hat später dafür auch seine stundenlange Arbeit in der Radierwerkstatt verantwortlich gemacht, bei der er ätzende Dämpfe eingeatmet habe. Heute vermutet man eher eine Tuberkulose-Erkrankung.

Seine Leipziger Freunde und Freundinnen pflegten ihn liebevoll, bis er einigermaßen reisefähig war und nach Frankfurt ins Elternhaus zurückkehren konnte.

III. Der Zeichner des Sturm und Drang

(Frankfurt und Straßburg 1768–1775)

»Ich binn ietzt ganz Zeichner,
habe Muth und Glück«

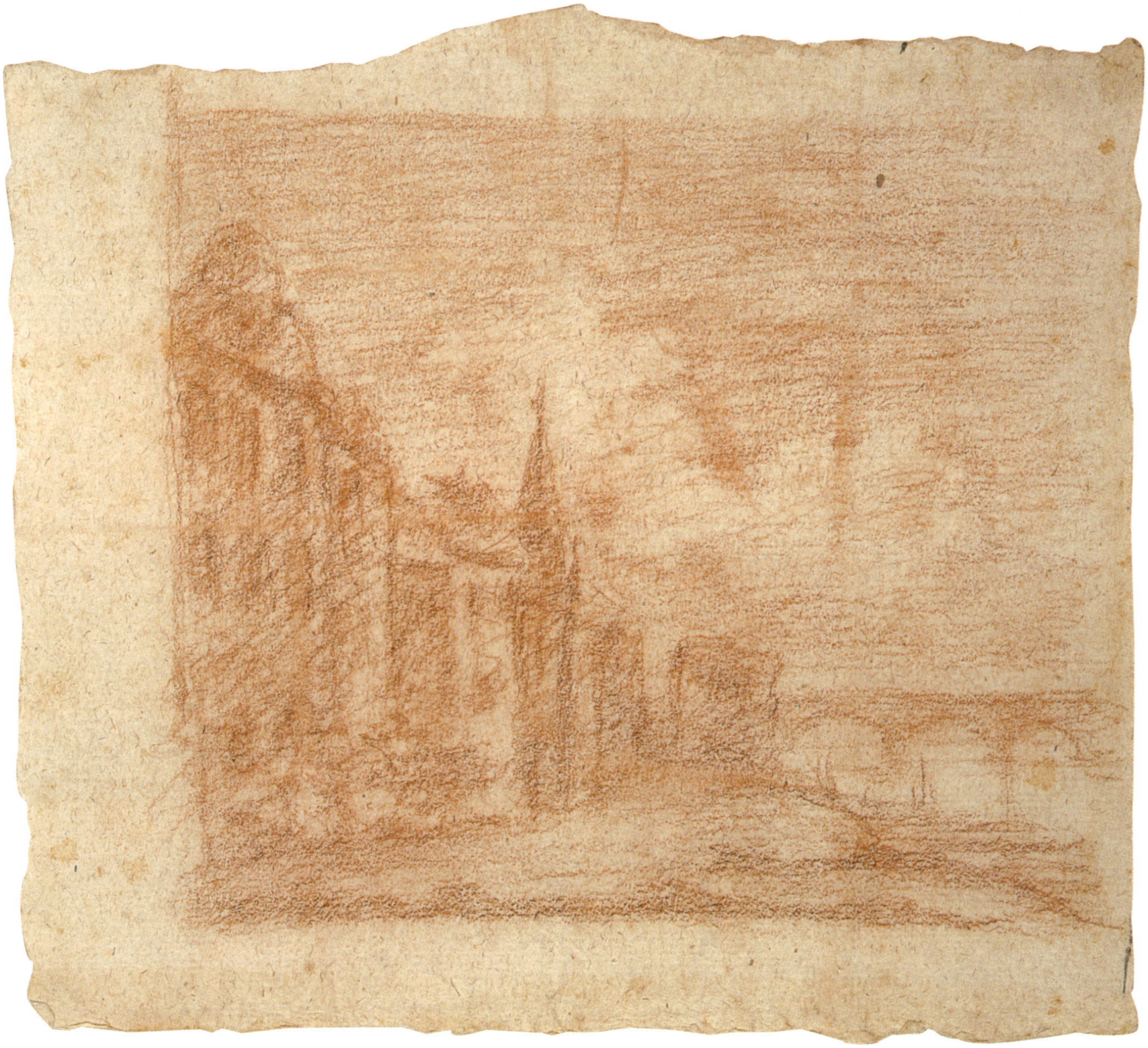

Goethe: Mainufer in Frankfurt mit Blick auf die Alte Brücke, 1773/74
Eine Stadtlandschaft im Dämmerlicht – ähnlich, wie sie Goethe 1772 in seinem Weihnachtsbrief an Johann Christian Kestner schildert. Die Rötelskizze zeigt, wie erst jüngst identifiziert, das Flußufer in der Gegend des Weinmarkts.

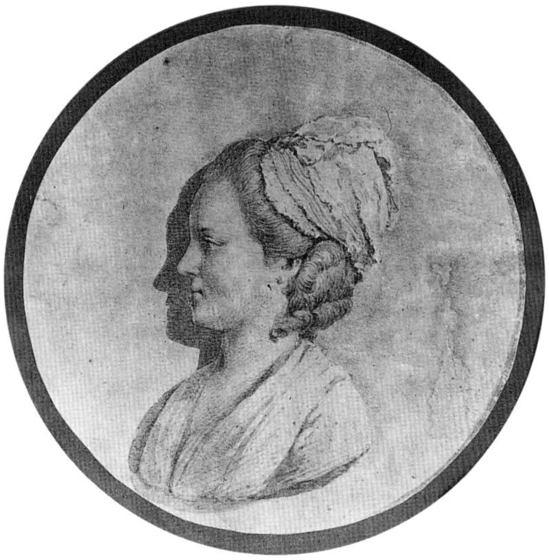

Adam Friedrich Oeser: Porträt von Friederike Elisabeth Oeser, um 1768
An Oesers Tochter Friederike, für Goethe der Inbegriff des munteren sächsischen Mädchens, schrieb der Neunzehnjährige aus seinem Frankfurter Krankenzimmer seitenlange Briefe über Literatur und Kunst.

Goethe: Baumgruppe vor einem Höhenzug, 1769
Gezeichnet in Frankfurt am 17. September 1769 in das Stammbuch eines Leipziger Freundes. Den weichen Graphitstift hat Goethe auf dem Blatt leicht verwischt; vielleicht hat er hier Oesers Rat »Mehr Papier« befolgt und deshalb den Papiergrund mit seiner geriffelten Struktur durchscheinen lassen. So entstand eine impressionistische Stimmungslandschaft, eine Zeichnung fast ohne Linien, schwebend, unbestimmt, wie eine Illustration zu Goethes »Ästhetik der Dämmerung«.

Goethe: Pfarrhof in Sesenheim, 1770/71 ▷
Das elsässische Fachwerkanwesen der Pfarrerfamilie Brion ist ganz mit den Augen der holländischen Zeichner und Maler gesehen: »Wir traten in den Hof; das Ganze gefiel mir wohl: denn es hatte gerade das, was man mahlerisch nennt, und was mich in der niederländischen Kunst so zauberisch angesprochen hatte.«

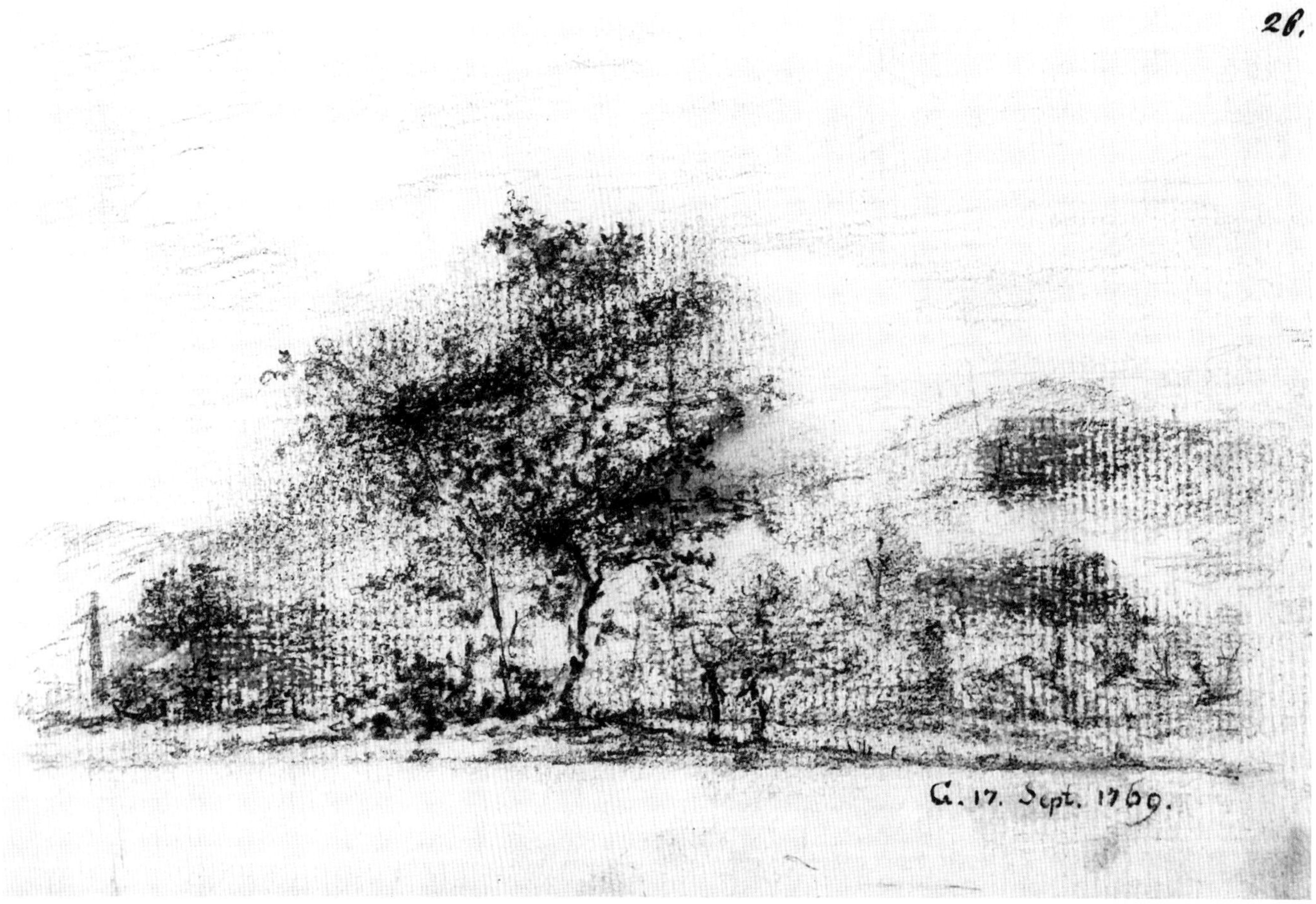

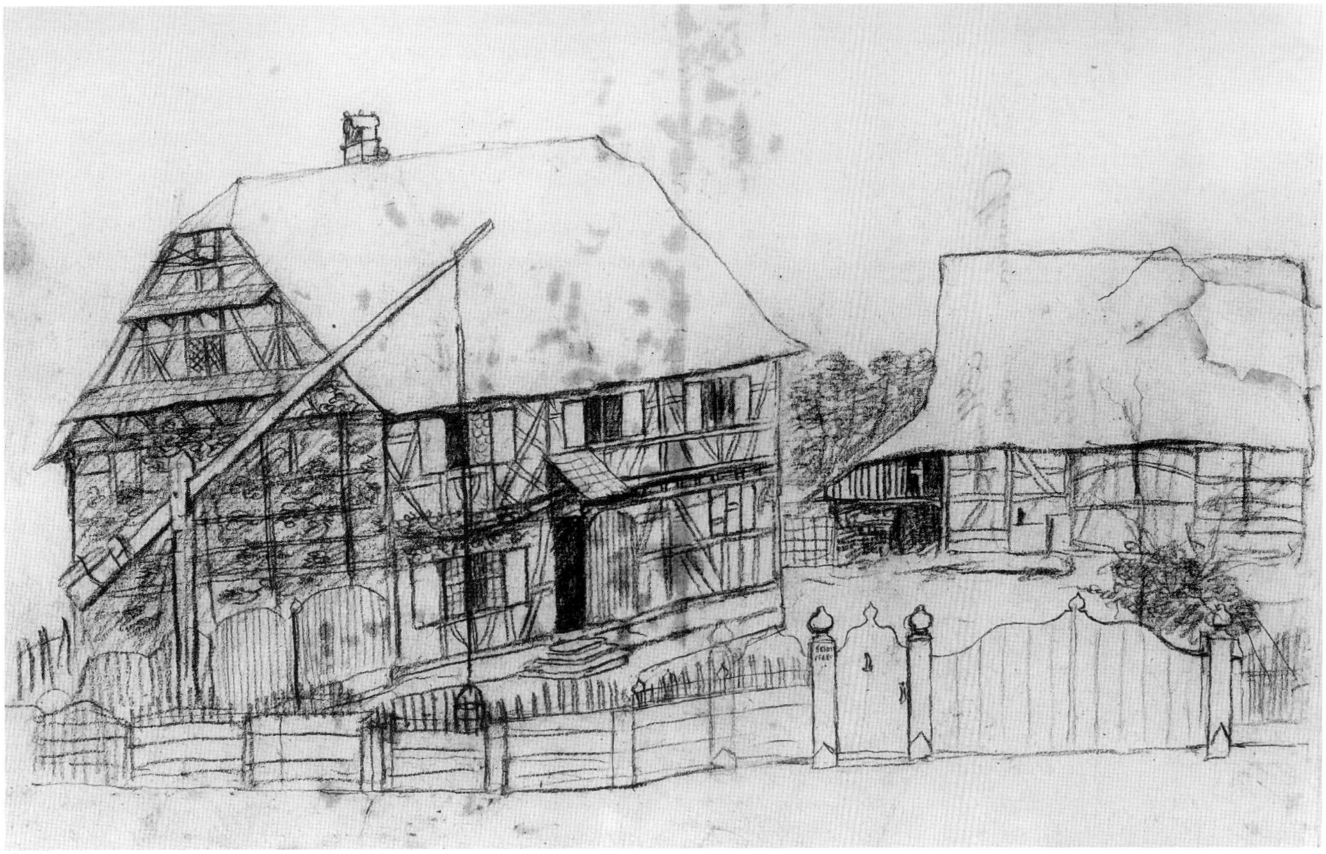

Ästhetik der Dämmerung

Als Goethe am 28. August 1768 aus Leipzig abreist, an seinem neunzehnten Geburtstag, da fühlt er sich als »armes Füchslein« (eine seiner zahlreichen Selbstdeutungen im Tier-Bild), als »Schiffbrüchiger« und »Gescheiterter«. Im Frankfurter Elternhaus scheint man ihm das Zeichnen zunächst regelrecht verboten zu haben; jedenfalls schickt er Friederike Oeser, der ältesten Tochter seines Leipziger Zeichenlehrers, ein langes, witziges Brief-Gedicht, in dem er sich darüber beklagt, daß der Arzt ihm nicht nur Medikamente für die »erschlafften Nerven« verschreibt, sondern auch jede Art von Aufregung unterbinden will: »Bey Tag, und sonderlich bey Nacht, / Nur an nichts reitzendes gedacht! / Welch ein Befehl für einen Zeichnergeist, / Den jeder Reitz bis zum Entzücken reisst.«[1]

Und seinem »hochgeehrtesten Herrn Professor« Oeser selbst berichtet er, die Kunst sei, wie immer, seine Hauptbeschäftigung – allerdings denke er mehr über die Kunst nach, als daß er selber zeichne.

Wie intensiv Goethe in seinem Frankfurter Krankenzimmer über die Kunst nachgedacht hat, zeigt ein ausführlicher Brief, wieder an Friederike Oeser, in dem er eine ebenso knappe wie kühne Definition der Schönheit formuliert: »O, meine Freundinn, das Licht ist die Wahrheit, doch die Sonne ist nicht die Wahrheit, von der doch das Licht quillt. Die Nacht ist Unwahrheit. Und was ist Schönheit? Sie ist nicht Licht und nicht Nacht. Dämmerung; eine Geburth von Wahrheit und Unwahrheit. Ein Mitteldîng.«[2]

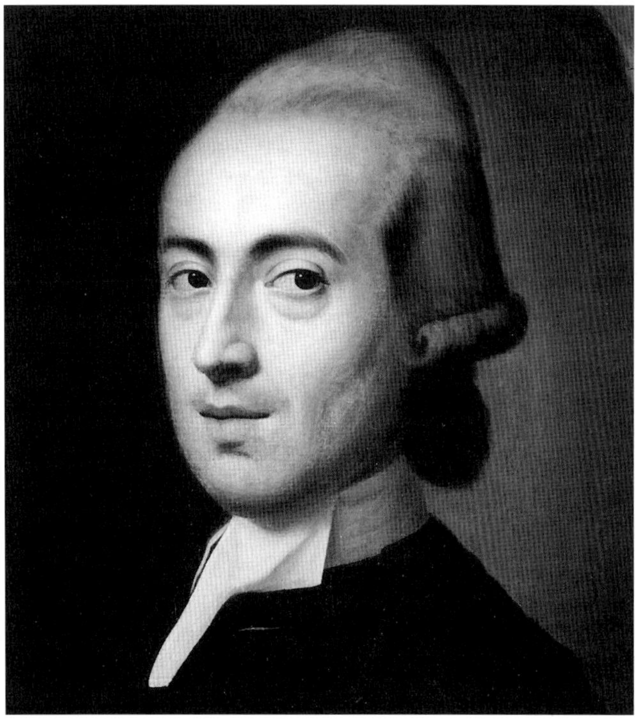

Johann Ludwig Strecker: Johann Gottfried Herder, 1775
Das früheste erhaltene Herder-Porträt zeigt den einunddreißigjährigen Autor und Theologen so, wie ihn Goethe in Straßburg erlebt hat: elegant, ein wenig eitel, im schwarzen Habit eines Geistlichen.

»Dämmerung« und »dämmernd« werden für Goethe in den kommenden Jahren Schlüsselworte seiner Landschafts- und Bild-Wahrnehmung: sie bezeichnen die Stimmung, mit der eine Landschaft auf ihn wirkt, die schwebende Unbestimmtheit der Natur vor Sonnenaufgang oder nach Sonnenuntergang, im Nebel oder bei Mondschein, die Unendlichkeit der inneren und äußeren, einer verborgenen, nur ahnbaren Welt. Die Ästhetik der Dämmerung bestimmt seinen Zeichenstil. Dämmerung, das ist auch der Abschied von der »clarté« der Aufklärung, die Hinwendung zum Naturgefühl des Sturm und Drang. Nicht mehr die vernünftig geordnete Natur wird gefeiert, sondern ihre dunkle, chaotische, ständig produzierende Schöpferkraft.

Als Zeichner wird Goethe an der Stimmungslandschaft bis zur italienischen Reise festhalten. Von Oeser hatte er den weichen Zeichenstil übernommen, der seiner Ästhetik der Dämmerung genau entsprach und den er im Alter als »nebulistisch« kritisierte.

Bereits gegen Ende des Jahres 1768 setzt sich der »Zeichner-Geist« des Rekonvaleszenten wieder durch: »So kam es auch wieder an's Zeichnen, und da ich immer unmittelbar an der Natur oder vielmehr am Wirklichen arbeiten wollte; so bildete ich mein Zimmer nach ...«[3]

Schon im Januar 1770 verabschiedet sich Goethe von seiner ehemaligen Leipziger Freundin Käthchen Schönkopf mit einem Brief, der seine baldige Reise nach Straßburg ankündigt – ein Zeugnis seiner wiederhergestellten Gesundheit und seines wiedergewonnenen Selbstwertgefühls: »Sie sind ewig das liebenswürdige Mädgen ... Und ich, ich werde Goethe bleiben. Sie wissen was das heisst. Wenn ich meinen Nahmen nenne, nenne ich mich ganz ...«[4]

Horizont-Erweiterungen

Am 4. April 1770 trifft Goethe in Straßburg ein, wo er endlich sein Jurastudium zu Ende bringen soll. Gleich nach seiner Ankunft steigt er auf den Turm des Münsters, um die schöne Gegend zu überblicken, die er in den Sommermonaten zu Fuß oder zu Pferd durch-

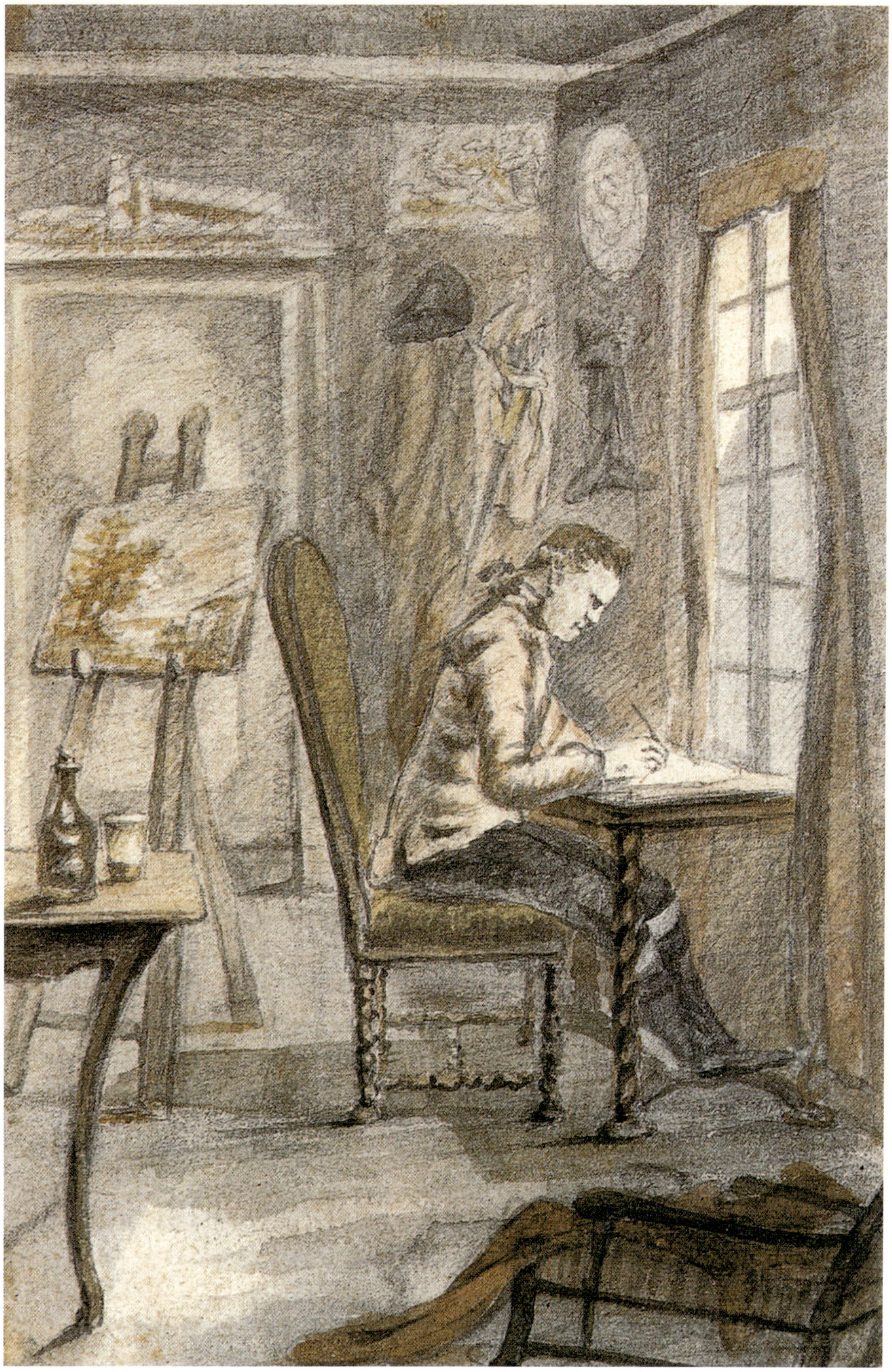

Goethe: Das Frankfurter Arbeitszimmer, 1768–1770
Im Weihnachtsbrief an Kestner beschreibt Goethe 1772 seine »Künstlerwerkstatt«: »Wohl ich bin erbaut hier oben auf meiner Stube, die ich lang nicht so lieb hatte als ietzt. Sie ist mit den glücklichsten Bildern ausgeziert die mir freundlichen guten Morgen sagen.«

streifen wird. Noch vierzig Jahre später erinnert er sich in »Dichtung und Wahrheit« an diesen Rundblick über die elsässische Landschaft und seine Begeisterung für Panorama- und Horizont-Erfahrungen, die er von da an immer wieder bei Turm- oder Bergbesteigungen gesucht hat.

Ob er in der »paradiesischen« Landschaft des Rheintals gezeichnet hat, wissen wir nicht. Vielleicht hat er seine Blätter aus jener Zeit ebenso verschwinden lassen wie das Tagebuch über seinen Ritt ins untere Elsaß, das er beim Schreiben von »Dichtung und Wahrheit« noch benutzt hatte. Nur zwei Zeichnungen aus der Straßburger Zeit haben sich erhalten: sie zeigen Pfarrhaus und Pfarrhof von Sesenheim, jenem sechs Stunden Fußmarsch von Straßburg entfernten Dorf, wo die Familie Brion wohnte. Der Landpfarrer Johann Jakob Brion, in dessen Tochter Friederike Goethe sich verliebt hatte, wollte schon lange das alte bäuerliche Pfarrhaus umbauen. Der Jurastudent versuchte sich als Architekt, verfertigte einen »reinlichen« Grundriß und hat als Pendant dazu wahrscheinlich auch zwei aufrißartige Ansichten mit Rötelkreide gezeichnet.

Die zufällige Begegnung mit Johann Gottfried Herder in Straßburg hatte für Goethe tiefgreifende Folgen: Herder, der »Ursprungs-Philosoph«, machte ihm den Zusammenhang von Natur und Kunst bewußt: Ursprung aller Kunst ist nach Herder die bildende Natur, in der die göttliche Schöpferkraft immer spürbar bleibt. Der wirkliche Künstler arbeitet, wie ein zweiter Schöpfer, nicht nur n a c h der Natur, sondern w i e die Natur selbst. Goethe war von Herders Einsichten völlig fasziniert. Er ertrug bei seinen Besuchen den Sarkasmus und die Launen dieses kritischen Mentors, der nach einer schmerzhaften Augenoperation im abgedunkelten Zimmer eines Gasthofs logierte. Er begriff, daß Herder ihn zu mehr Disziplin und Verantwortungsgefühl als Künstler erziehen wollte. An seine Verlobte Caroline Flachsland schrieb Herder später: »Goethe ist würklich ein guter Mensch, nur äußerst leicht und viel zu leicht und spatzenmäßig, worüber er meine ewigen Vorwürfe gehabt hat.«[5] Goethe reagierte auf diese Vorwürfe mit einem großen Bekenntnis-Brief an Herder aus Wetzlar, ein Zeugnis seines erwachenden Genie-Bewußtseins: »Wenn ich nun aber überall herumspaziert bin, überall nur drein geguckt habe, nirgends zugegriffen. Drein greifen, packen ist das Wesen jeder Meisterschaft.«[6] Diese Erkenntnis steht wie ein geheimes Motto über den folgenden Frankfurter Jahren, Goethes eigentlicher »Genie-Zeit«.

Mal-Studio und Schreib-Büro

Als Lizentiat der Rechte kehrt Goethe am 14. August 1771 in das Elternhaus zurück. Die vier folgenden Frankfurter Jahre gehören zu den produktivsten Phasen seines Lebens: »Meine Lust am Hervorbringen war gränzenlos«[7], heißt es über diese Zeit in »Dichtung und Wahrheit«. Er schreibt den »Götz von Berlichingen« und den »Werther«, die beiden Werke, denen er seinen frühen Ruhm verdankt, setzt sich in Gedichten, Kurzdramen und Essays mit Zeichnung und Malerei auseinander, besonders mit seinen beiden großen Vorbildern Rembrandt und Claude Lorrain, bei denen er hauptsächlich die Genre-Darstellungen und die Licht- und Stimmungswerte wahrnimmt, die ihn selbst zum Zeichnen anregen. Vor allem aber fühlt er sich als Künstler, was im Sprachgebrauch des 18. Jahrhunderts nicht etwa den Schriftsteller, sondern den bildenden Künstler meint. Für die ganze Epoche ist nun nicht mehr der Philosoph oder Poet, sondern der Zeichner und Maler die Leitfigur des kreativen Menschen schlechthin. Vielleicht, weil er der Natur, dem Ursprung aller Kunst, näher zu sein scheint und weil die Entstehung eines Bildes den schöpferischen Prozeß am unmittelbarsten und faßlichsten widerspiegelt. »Ich binn ietzt ganz Zeichner, habe Muth und Glück«[8], schreibt Goethe im Dezember 1772 an Herder. Dieses Bekenntnis taucht von nun an in seinen Briefen an die Freunde in immer neuen Variationen auf. Nie wieder ist Goethes Selbstverständnis als Zeichner so unangefochten, traut er sich so viel zu. Er unterrichtet sogar andere im Zeichnen und erscheint nicht nur seinen Freunden, sondern auch Außenstehenden als Genie, das buchstäblich alles kann: »Goethe ist noch hier und lernt Merck zeichnen … Er denkt noch ein Maler zu werden und wir rieten ihm sehr dazu«[9], berichtet Caroline Flachsland aus Darmstadt ihrem Verlobten Herder.

Goethe: Zeichenmappe für Johann Heinrich Merck, um 1774
Ein Portefeuille, wie es damals die Zeichner als Unterlage und Sammelmappe benutzten: auf der Innenseite ein eingeklebtes Blatt mit eigenhändiger Widmung Goethes an Merck, auf der Innenseite des Rückendeckels das »Denck- und Trostsprüchlein«.

[An Merck]

»Hier schick ich dir ein theures Pfand
Das ich mit eigner hoher Hand
Mit Zirckel rein und Lineal
Gefertigt dir zur Zeichen Schaal[1].
Und auch zu festem Krafft und Grund
In einer guten Zeichen Stund.
Nimm's lieber Alter auf dein Knie
Und dencke mein wenns um dich schwebt
Wie es in Sympatien hie
Um mein verschwirbelt[2] *Hirngen lebt.*
Geb Gott dir Lieb zu deinem Pantoffel
Ehr iede krüpliche Kartoffel
Erkenne iedes Dings Gestalt
Sein Leid und Freud Ruh und Gewalt
Und fühle wie die ganze Welt
Der grose Himmel zusammen hält.
Dann du ein Zeichner, Colorist,
Haltungs- und Ausdrucks Meister Bist.«

[1] *Zeichenunterlage, Portefeuille*
[2] *in Taumel versetzt*

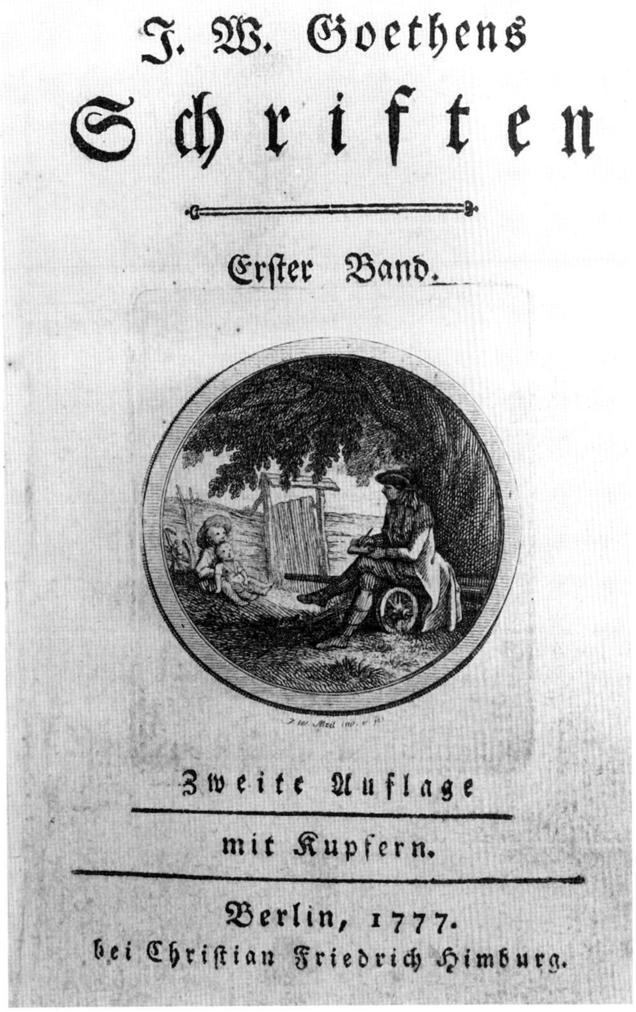
J. W. Goethens
Schriften
Erster Band.
Zweite Auflage
mit Kupfern.
Berlin, 1777.
bei Christian Friedrich Himburg.

Am Weihnachtstag 1772 schildert Goethe zum ersten Mal emphatisch Entstehen und Gelingen einer Zeichnung: das Frankfurter Stadtbild in der Abenddämmerung, nach dem Untergang der Sonne, inspiriert ihn zu einer spontanen Stimmungslandschaft[10]: »... wo das Land flach ist ists das herrlichste Schauspiel, ich habe jünger und wärmer Stunden lang so ihr zugesehn hinabdämmern auf meinen Wandrungen. Auf der Brücke hielt ich still. Die düstre Stadt zu beyden Seiten, der Still leuchtende Horizont, der Widerschein im Fluß machte einen köstlichen Eindruck in meine Seele den ich mit beyden Armen umfasste. Ich lief zu den Gerocks lies mir Bleystifft geben und Papier, und zeichnete zu meiner grossen Freude, das ganze Bild so dämmernd warm als es in meiner Seele stand.«[11]

Wie ernst es Goethe mit seinem Traum vom Zeichnen und Malen war, zeigt auch sein Brief an Sophie von La Roche über seine ersten und einzigen Versuche mit der Ölmalerei: »Heut schlägt mir das Herz. Ich werde diesen Nachmittag zuerst den Oel Pinsel in die Hand nehmen! – – Mit welcher Beugung Andacht und Hoffnung, drück ich nicht aus, das Schicksaal meines Lebens hängt sehr an dem Augenblick ...«[12] Erst viele Jahre später in Rom spricht Goethe noch einmal so eindringlich von der existentiellen Notwendigkeit, die das Zeichnen von Jugend an für ihn hatte.

Exkurs: »Werthers Leiden« – Der Roman eines Zeichners

Die Sommermonate 1772 verbrachte Goethe als Rechtspraktikant am Reichskammergericht in Wetzlar, um sich auf Wunsch des Vaters juristisch weiterzubilden, in Wirklichkeit aber – wie später sein Werther –, um im schönen Lahntal herumzuwandern, Homer und Pindar zu lesen und zu zeichnen. In Wetzlar hatte er den hannoverschen Gesandtschaftssekretär Johann Christian Kestner und dessen Verlobte Charlotte Buff kennengelernt, sich in Lotte verliebt und die aussichtslose Beziehung durch seinen fluchtartigen Abschied beendet. Dieses Erlebnis spiegelt sich in seinem erfolgreichsten, 1774 erschienenen Buch, »Die Leiden des jungen Werthers«, der ersten »Dichtung deutscher Sprache, die Weltliteratur wurde«.[13]

Der »Werther« ist – was bisher wenig beachtet wurde – der Brief-Roman eines Zeichners. Goethe hat hier nicht nur seine Liebe zur Landschaft, seine einsamen Wanderungen im Lahntal und die Homer-Lektüre »eingewoben«, sondern auch seine Freuden und Schwierigkeiten beim Zeichnen. In den intensiven Landschaftsschilderungen ist er wie ein bildender Künstler vor-

◁ ***Johann Wilhelm Meil: Werther zeichnet die Kinder in Wahlheim, 1777***
Die runde Vignette auf dem Titelblatt gehört zu den kaum bekannten Werther-Illustrationen des 18. Jahrhunderts. Dabei lag das Motiv, Werther als Zeichner darzustellen, eigentlich nahe, denn Werther selbst beschreibt diese idyllische Szene.

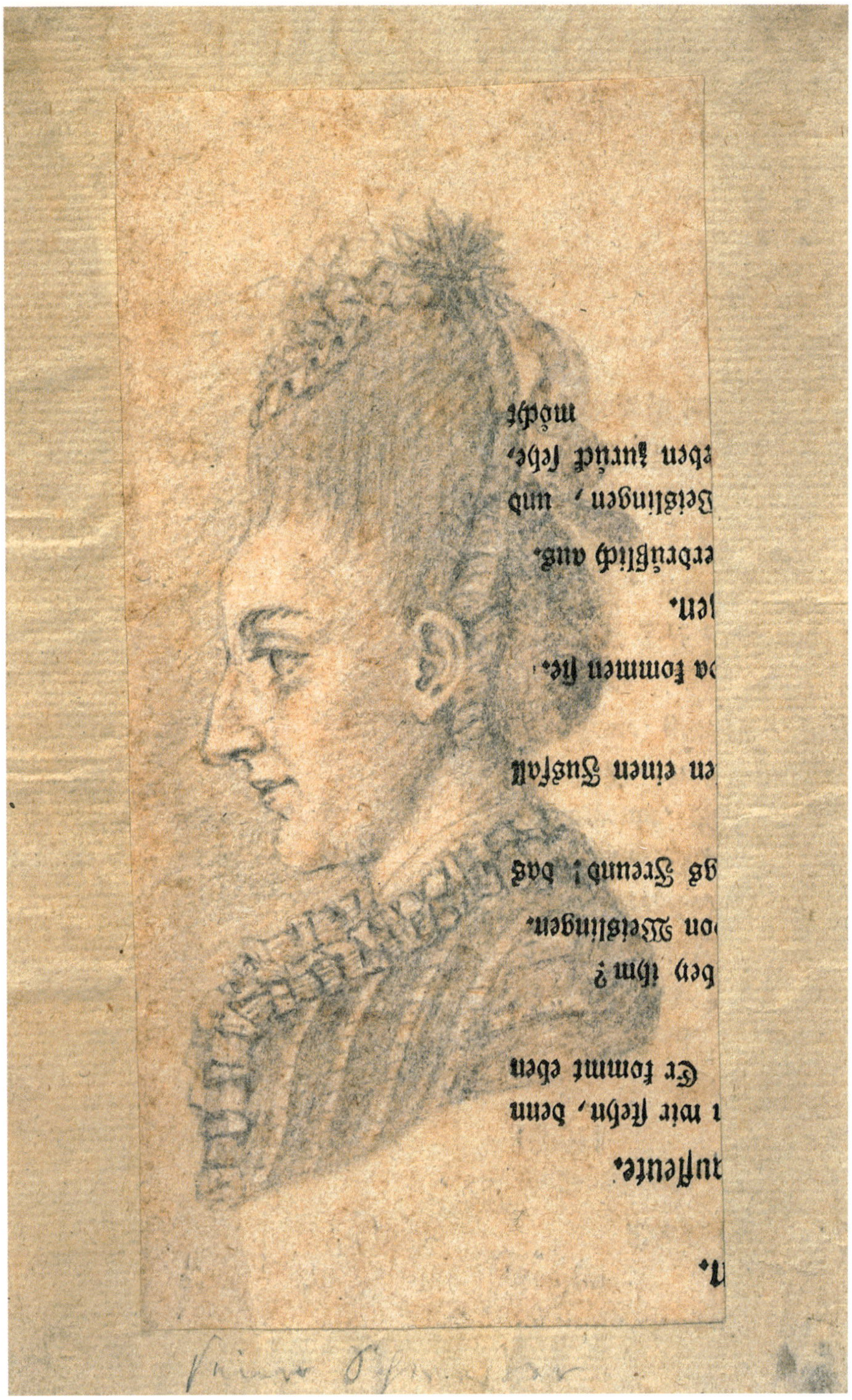

Goethe: Porträt von Cornelia Goethe im Alter von 23 Jahren auf einem Korrekturbogen der Erstausgabe des »Götz von Berlichingen«, 1773
Goethe hat seine Schwester, »dieses geliebte, unbegreifliche Wesen«, mit der gleichen schonungslosen Sachlichkeit wiedergegeben, wie in seiner Schilderung in »Dichtung und Wahrheit: »Was ihr Gesicht aber ganz eigentlich entstellte, so daß sie manchmal wirklich häßlich aussehen konnte, war die Mode jener Zeit, welche nicht allein die Stirn entblößte, sondern auch alles that, um sie scheinbar oder wirklich, zufällig oder vorsätzlich zu vergrößern.«

gegangen, sie sind reinste, schönste »Malerei in Worten«. Deshalb hat auch der Schriftsteller und Ästhetiker Karl Philipp Moritz, der in Rom einer von Goethes engsten Freunden werden sollte, seinen Werther-Essay von 1789 »Über ein Gemälde von Goethe« genannt. Der »Werther« ist überdies erzählte Genie-Ästhetik und verrät Goethes genaue Kenntnis der Kunsttheorien seiner Zeit.[14]

Als Zeichner, der seltsamerweise nicht zeichnet, gibt sich Werther gleich in seinem zweiten Brief zu erkennen: »Ich bin so glücklich, mein

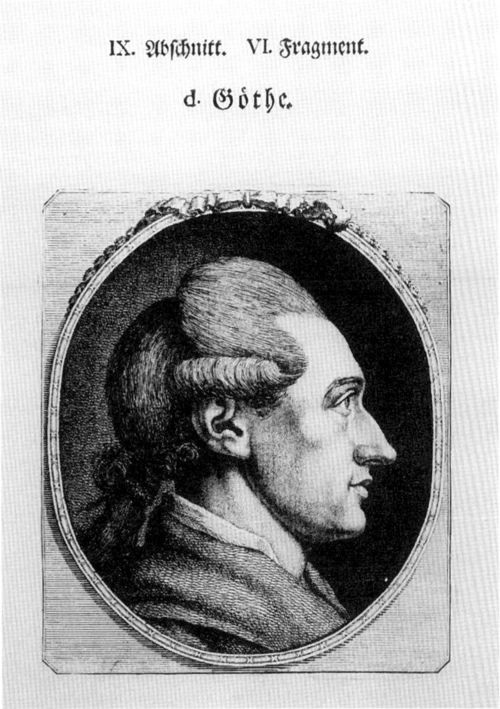

Georg Friedrich Schmoll: Porträt von J. W. Goethe, Kupferstich im 3. Band der »Physiognomischen Fragmente«, 1777
Goethe ist die am häufigsten abgebildete und interpretierte Person in den »Physiognomischen Fragmenten«. Mit der Qualität der Goethe-Porträts war Lavater allerdings selten zufrieden, weil die Züge dieses Genies eigentlich gar nicht »auf Kupfer zu bringen« seien.

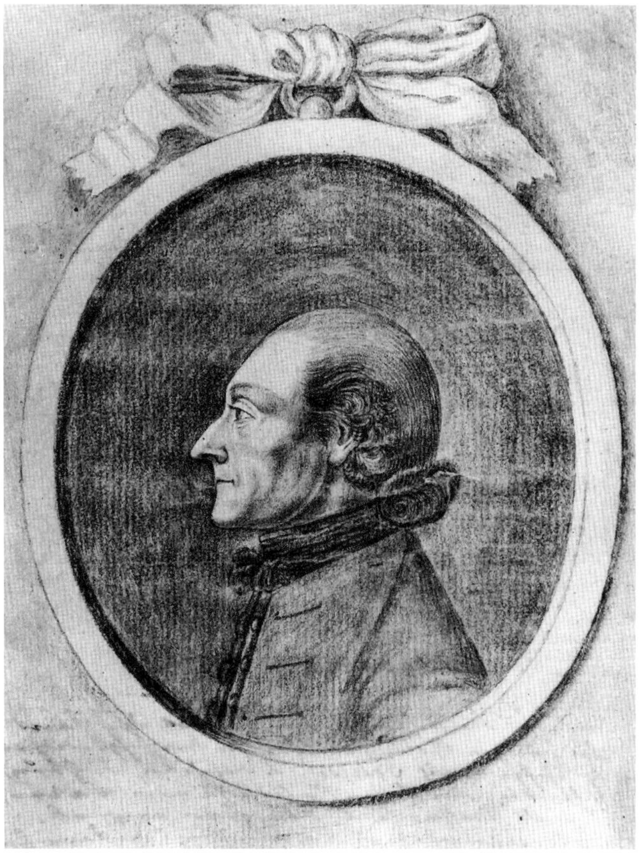

Goethe: Porträt von Johann Kaspar Lavater, 1774
Lavater hatte Goethe am 23. Juni 1774 in Frankfurt besucht und ihn als Redakteur und Porträtisten für die Mitarbeit an den »Physiognomischen Fragmenten« gewonnen. Bei diesem Besuch ist wahrscheinlich der wie gestochen gezeichnete Profilkopf entstanden, bei dem fremde Mithilfe vermutet wird.

Bester, so ganz in dem Gefühl von ruhigem Daseyn versunken, daß meine Kunst darunter leidet. Ich könnte jetzo nicht zeichnen, nicht einen Strich, und bin niemalen ein grösserer Mahler gewesen als in diesen Augenblicken.«[15] So paradox das klingt, Werther verhält sich völlig nach den Genie-Vorstellungen seiner Zeit: wichtiger als alle akademischen Regeln oder handwerkliches Können sind für den Landschaftsmaler Enthusiasmus, Einbildungskraft und Ausdrucksverlangen. Werther fühlt sich als Maler, weil er die Natur als Bild empfinden und beschreiben kann. Dem Künstler, heißt es bei Goethes Freund und Mentor Johann Heinrich Merck, wäre zu wünschen, »daß er oft, voll von der Natur, ganze Zeiten lang ruhen könnte, ohne nachzubilden; daß er wie die Biene sammle, ohne Honig zu liefern ...«[16]. Werthers Gefühlsüberschwang, seine allzu leidenschaftliche Einfühlung in die Naturstimmung – hier taucht wieder der Begriff der »Dämmerung« auf – machen ihn unfähig, eine Zeichnung auf das Papier zu bringen: »... mein Freund, wenn's dann um meine Augen dämmert, und die Welt um mich her und

Himmel ganz in meiner Seele ruht ... dann sehn ich mich oft und denke: ach könntest du das wieder ausdrücken, könntest du dem Papier das einhauchen, was so voll, so warm in dir lebt ...«[17]

Zwei Wochen später sehen wir Werther endlich doch einmal zeichnen. Er sitzt mit seiner Homer-Lektüre und einem Kaffee auf einem Hügel oberhalb eines Dorfes, um sich in die richtige Arbeitsstimmung zu bringen. Was aber zeichnet er schließlich? Nicht etwa eine Landschaft, sondern zwei Kinder vor einem Bauerngehöft: »... ich setzte mich auf einen Pflug ... und zeichnete die brüderliche Stellung mit vielem Ergözzen, ich fügte den nächsten Zaun, ein Tennenthor und einige gebrochene Wagenräder bey ...«[18] Werthers Zeichnung ist ein Genre-Motiv ganz nach Art der Niederländer: eine Beschränkung auf das Nahe, Vertraute, die Goethe bis weit in die Weimarer Zeit theoretisch forderte und als Zeichner selbst praktizierte.

Als Werther Lotte kennenlernt, ist es mit dem Zeichnen fast völlig vorbei. Er könne »keinen Umriß pakken«, schreibt er an den Freund. Nicht einmal ein Porträt gelänge ihm, dem früher so treffsicheren Zeichner. So begnügt er sich mit einem Schattenriß. Und damit ist seine Zeichenkarriere auch schon zu Ende. Trotzdem schreibt er ein halbes Jahr vor seinem Selbstmord: »Das beste, was ich hier gethan habe, ist mein Zeichnen.«[19] Er scheitert als Mensch und Künstler an seiner übergroßen, noch künstlich gesteigerten Leidenschaft, die keine Form, keinen Ausdruck mehr findet.

Der junge Goethe kannte diese Gefahr nur allzu gut, aber er kannte auch die begrenzende und wirksame Kraft der künstlerischen Gestaltung: »Jede Form, auch die gefühlteste, hat etwas Unwahres, allein sie ist ein für allemal das Glas, wodurch wir die heiligen Strahlen der verbreiteten Natur an das Herz der Menschen zum Feuerblick sammeln.«[20]

Goethe: Silhouette von Friedrich Gottlieb Klopstock, 1774. Aus »Physiognomische Fragmente«, Bd. 1, 1775
Goethe hatte die Silhouette Ende September 1774 bei Klopstocks Besuch in Frankfurt »gezogen«,

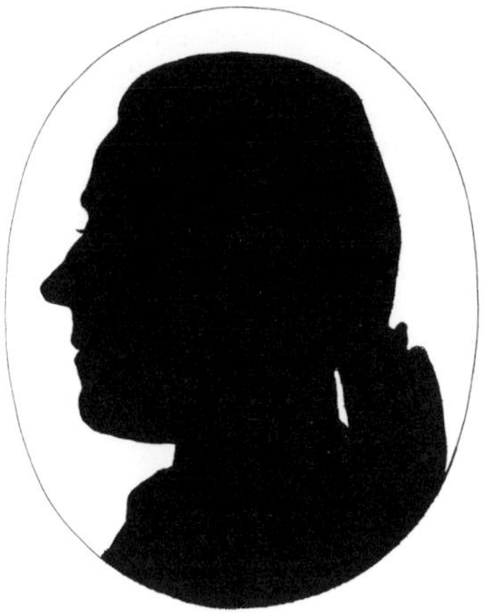

an Lavater geschickt und dazu seinen frühesten »physiognomischen« Text verfaßt: »Diese sanft-abgehende Stirne bezeichnet reinen Menschenverstand; ihre Höhe über dem Auge Eigenheit und Feinheit; es ist die Nase eines Bemerkers; in dem Munde liegt Lieblichkeit, Präcision, und in der Verbindung mit dem Kinne, Gewißheit. Über dem Ganzen ruht ein unbeschreiblicher Friede, Reinheit und Mäßigkeit ...«

Menschenkenner und »Schattenfänger«

Das 18. Jahrhundert war ein »physiognomisches Zeitalter«. Auch Goethe hatte, schon vor seiner persönlichen Bekanntschaft mit Johann Kaspar Lavater, dem Züricher Pfarrer und Physiognomen, gelegentlich Schattenrisse und Porträts verfertigt. Sogar ein professioneller Maler wie Georg Melchior Kraus

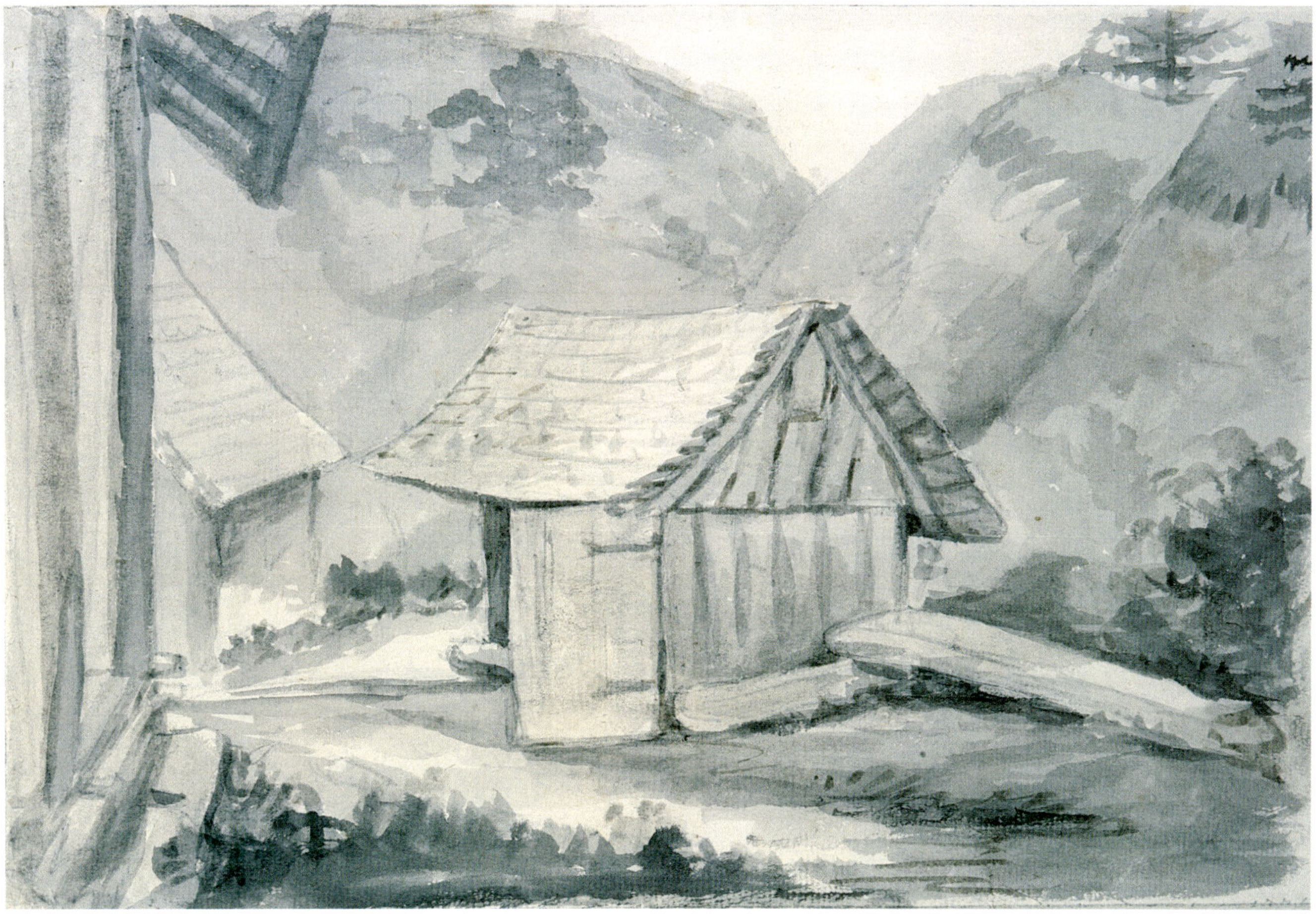

Goethe: Schweizer Berghütten, 1775
Durch die kräftige und schwungvolle Tusch-Lavierung und die angeschnittenen Hüttendächer gewinnt die Bleistiftskizze Tiefe und Plastizität.

rühmte Goethes Treffsicherheit: »Viele Schattenbilder und auch andere Gesichter in Profil macht er, trifft öfters recht gut die Gleichheit.«[21] Aber das Porträtieren blieb für ihn, den passionierten Landschaftszeichner, nur eine Episode.

1773 entstand das Profilbildnis seiner Schwester Cornelia – auf einem Korrekturbogen des »Götz« –, als bei Goethe Schreiben und Zeichnen »unaufhaltsam mit- und nebeneinander« gingen. Die Freundschaft mit Lavater hat Goethes Porträtzeichnen und Silhouettenschneiden sicher stark angeregt. Wie Lavater wollte auch Goethe »durch das Äußerliche eines Menschen sein Inneres« erkennen. Aber er war nicht an Lavaters ethischen und religiösen Schlußfolgerungen über das Gute und Böse eines Menschen interessiert, sondern am praktischen Nutzen der Physiognomik für das Porträtieren. Lavater hatte Goethe 1774 in Frankfurt besucht. Auf einer ge-

Goethe: Wasserfall der Reuß im Drachental, 1775 ▷
Mit entschlossenen Federstrichen und Schraffuren hat Goethe die Felsen gezeichnet, zwischen denen das Wasser hindurchschießt. Geschickt gibt er den Wasserfall in leichter Schrägansicht wieder. Das war einfacher und zugleich wirkungsvoller als eine frontale Darstellung.

meinsamen Rheinreise gewann er ihn zur Mitarbeit an seinem umfassenden Werk »Physiognomische Fragmente zur Beförderung der Menschenkenntniß und Menschenliebe«, das von 1775 bis 1778 in vier Bänden erschien. Goethe hat die »Fragmente« nicht nur redaktionell betreut, sondern auch zahlreiche Aufsätze zur Physiognomik geschrieben, Bleistift-Porträts gezeichnet und mindestens fünfzig eigenhändige Schattenrisse[22] geliefert. Die »Finsterlinge« – wie man die Silhouetten damals mitunter nannte – waren für Lavater und Goethe nicht nur die billigsten, sondern auch die zuverlässigsten Porträts. Von seinen Freunden erbat sich Goethe meist ein lebensgroßes Schattenbild. »Hier indess meine Silhouette, ich bitte um die Ihrige, aber nicht in's kleine, den grosen von der Natur genommenen Riss bitt ich.«[23]

Die Landschaften der ersten Schweizer Reise

Die erste Schweizer Reise von Mai bis Juli 1775, eigentlich wieder eine seiner zahlreichen Fluchten, diesmal aus der Bindung an die Frankfurter Bankierstochter Lili Schönemann, wird für den Zeichner Goethe zu einem »Blick in die freye Welt«. Zum ersten Mal erlebt er in der Alpenlandschaft die Natur als fremd und überwältigend. Sie verschlägt ihm zunächst buchstäblich die Sprache. Trotzdem versucht er, seine Eindrücke schreibend und zeichnend festzuhalten: in dem kleinen Oktavheft seines Schweizer Tagebuchs und auf den großen Foliobögen seines Zeichenpapiers. Wie die Notizen, dokumentieren auch die neunundzwanzig Zeichnungen der Reise Goethes Unmittelbarkeit des Sehens, seinen schnellen Zugriff.

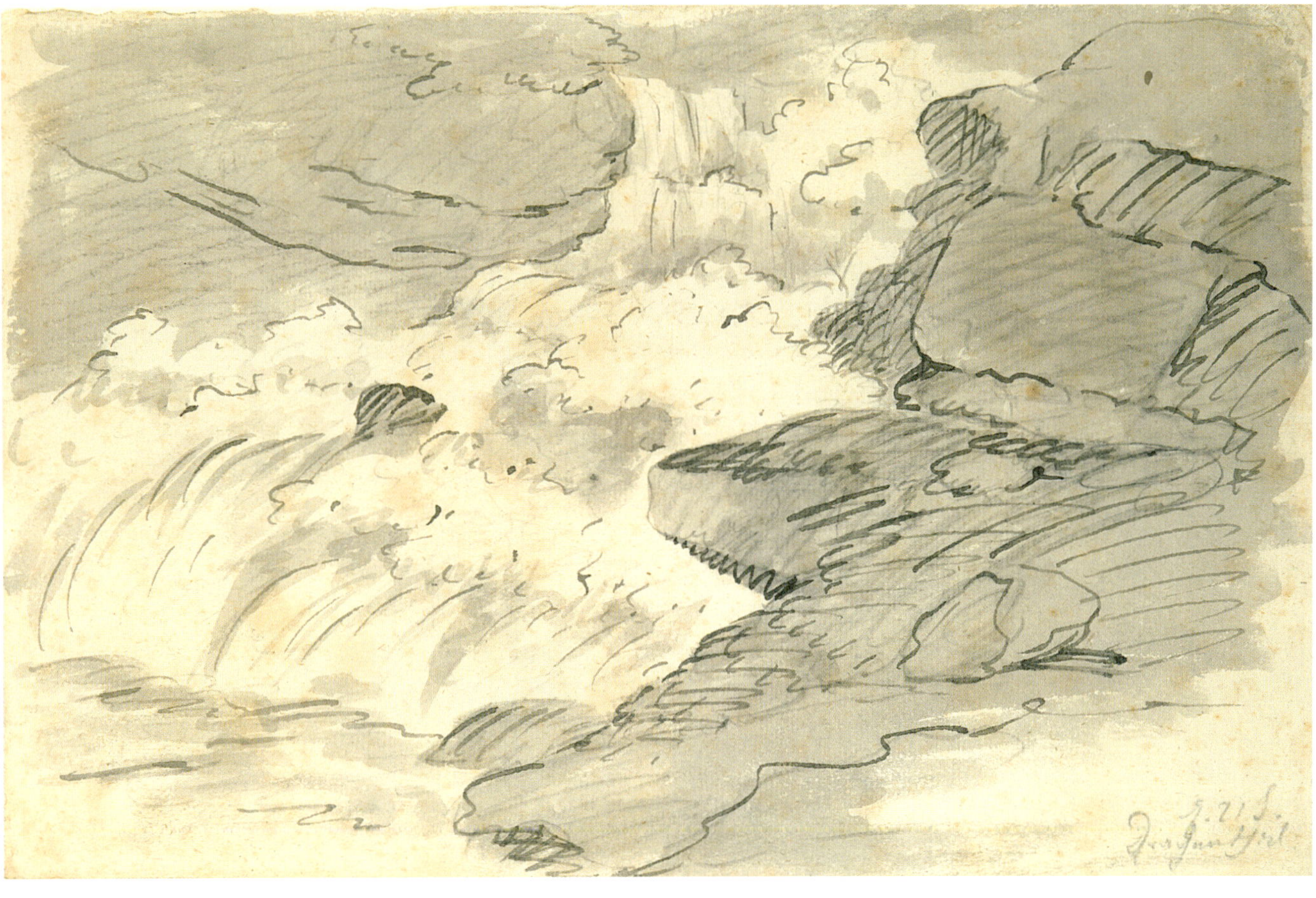

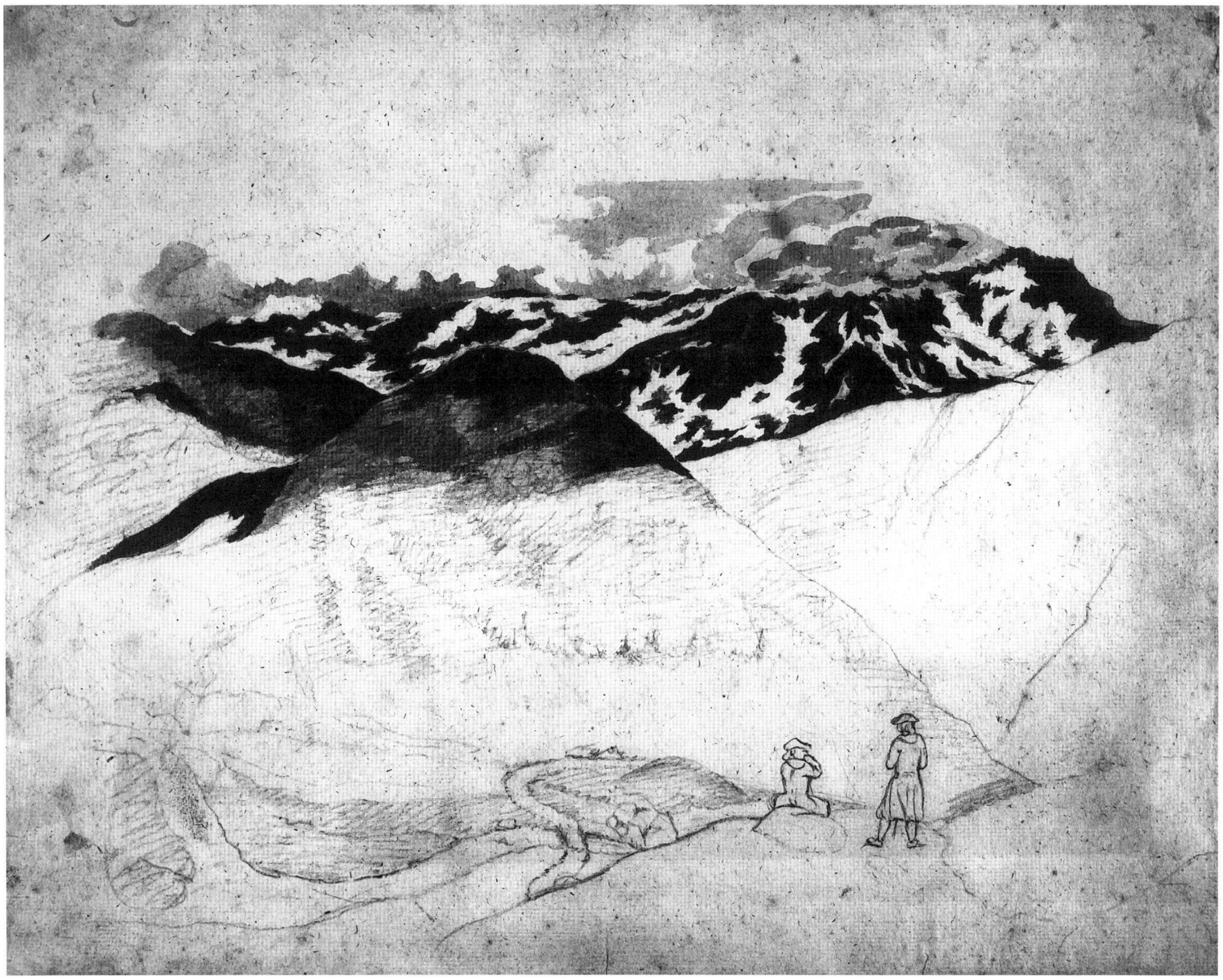

Goethe: Scheideblick nach Italien, 1775
Die Panorama-Zeichnung fixiert den Blick auf den Horizont. Nur die fernen Bergkuppen mit ihren hellen Schmelzwasserfurchen sind mit Tusche laviert, Vorder- und Mittelgrund lediglich angedeutet, wie auch der schmale Fußpfad, der nach Süden hinunterführt. Die beiden Rückenfiguren – wohl Goethe selbst, sitzend und zeichnend, und sein Reisegefährte Jakob Ludwig Passavant – verstärken noch die Stimmung von Fernweh und Abschied.

Sie reichen von der flüchtigen Bleistiftskizze bis zu sorgfältig ausgeführten Blättern.

Am 20. Juni 1775 bricht er mit Jakob Ludwig Passavant, einem jungen Frankfurter Theologen, der bei Lavater in Zürich hospitiert hatte, zur letzten Etappe seiner Reise auf, der anstrengenden Tour durch die Schweizer »Ur-Kantone« bis auf den Gotthard. Auf dieser Wanderung entstehen besonders eindrucksvolle Blätter. Ohne sich an Vorbildern zu orientieren, bleibt er nah am momentanen Seherlebnis und geht, auf der Suche nach dem »unmittelbaaren Ausdruck von der Natur«, oft ganz dicht an die Motive heran. Er badet in der Reuß und zeichnet den Wasserfall – Symbol der elementaren, schöpferischen Naturkraft. Sie feiert er am Schluß seiner Schweizer

Goethe: Goethes Frankfurter Arbeitszimmer, 1775 ▷
Auf die untere Hälfte seines Briefes an Auguste Gräfin zu Stolberg gezeichnet. Ein prägnantes Beispiel für das »unaufhaltsame miteinander« von Schreiben und Zeichnen: »Geseegnet der gute Trieb der mir eingab statt allen weitern Schreibens, Ihnen meine Stube, wie sie da vor mir steht, zu zeichnen.«

Ich hab das älteste Mädchen lassen andert halb Seiten im
Paradiesgärtlein laut buchstabiren lassen, mir ist
ganz wohl und so gesegneten Mahlzeit. Ade! —
Warum sag ich dir nicht alles — Liebste — Geduld
Geduld hab mit mir!
Wenn ich kann, wieder in der Welt mit meinem [illegible]
außer Lande schreib ich Ihnen. Liebe, der Brief soll
endlich fort, und nur sag ich Ihnen noch daß
mein Kopf ziemlich heiter und mein Herz endlich
froh ist — Was sag ich —! o liebste wir wollen
wir [illegible] [illegible] für uns [illegible] [illegible]
len! Liebste wir können wir miteinander [illegible]
von unserem Zustande [illegible], da der von
Stund zu Stund wechselt.
Ich hoffe auch einen Brief von Ihnen, und
die Hoffnung läßt nicht zu schanden werden.

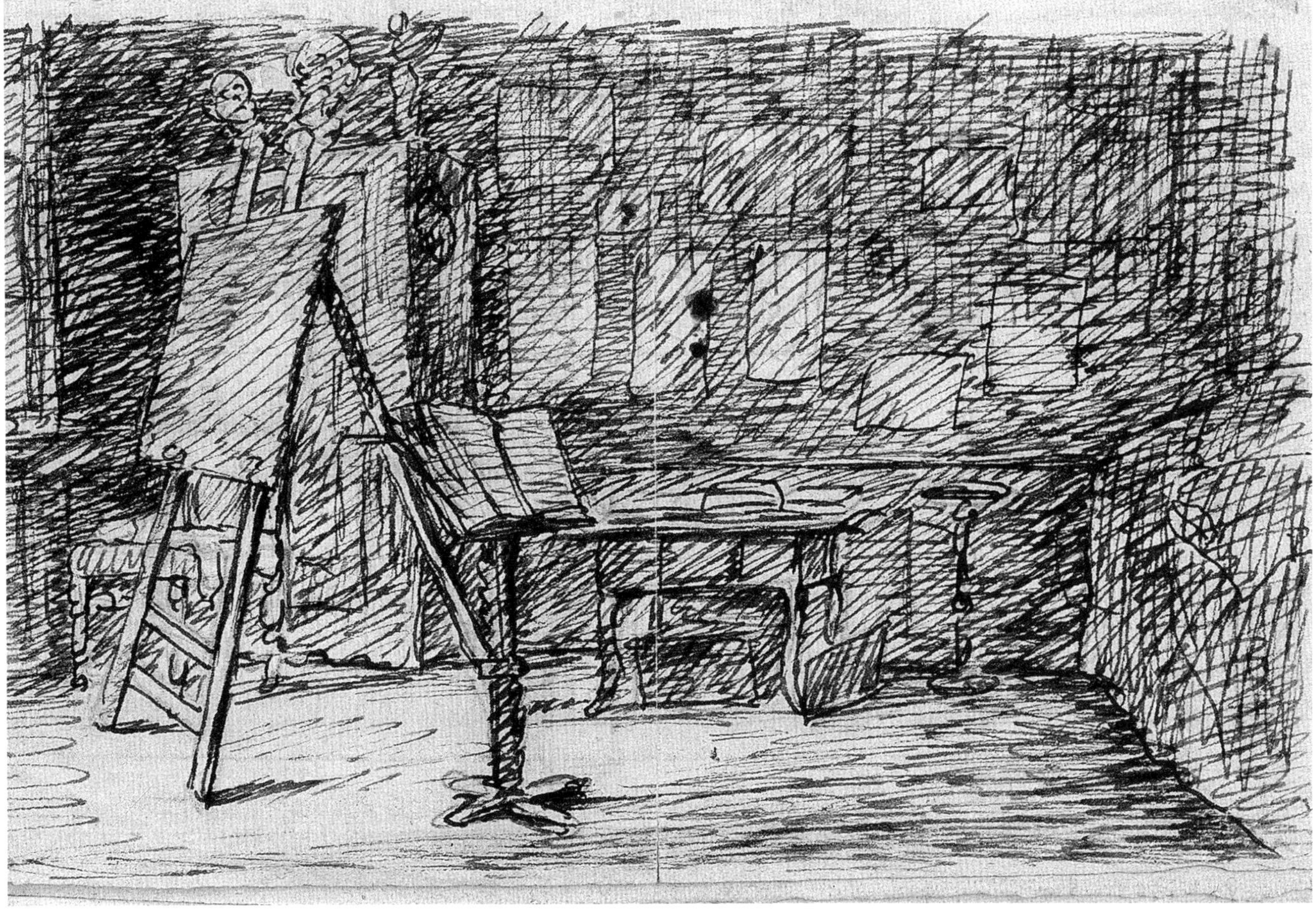

Reise in einem hymnischen Gebet als Inspirationsquelle der dichterischen und zeichnerischen Kreativität: »... wie vor jedem grosen Gedanken der Schöpfung, wird in der Seele reeg was auch Schöpfungskraft in ihr ist. In Dichtung stammelt sie über, in krützlenden Strichen wühlt sie auf dem Papier Anbethung dem Schaffenden ...«[24]

Auf dem Gotthard, an der Trennungslinie zwischen Norden und Süden, zeichnet Goethe den Fußpfad, der nach Italien hinunterführt. Schon der Vater hatte ihn gedrängt, nach Italien weiterzureisen. Nun versucht Passavant noch einmal, Goethe zu überreden, mit ihm nach Mailand zu gehen. Aber Goethe zögert, setzt sich stattdessen mit seiner Zeichenmappe hin, um den »Scheideblick nach Italien« festzuhalten, die »bildgewordene Verkörperung goethescher, deutscher, nordischer Italien-Sehnsucht«[25]. Er hat dieses ungewöhnlich kühne Blatt später in »Dichtung und Wahrheit« ausführlich und kritisch kommentiert: er habe »nach Art der Dilettanten gezeichnet was nicht zu zeichnen war ...«[26]. Trotz aller perspektivischen Unzulänglichkeit wird ihm die Zeichnung später zu einem wichtigen Dokument, denn sie hält einen prägnanten biographischen Augenblick fest, eine Begegnung von Ich und Welt, ganz im Sinne des Sturm und Drang. Und Goethe, der sich das Blatt beim Schreiben seiner Erinnerungen eigens herausgesucht hatte, bestätigt am Ende selbst, daß ihm gerade »jenes Bild im Gedächtniß unauslöschlich geblieben«[27] sei.

Am 24. Juli 1775 ist der »durchgebrochene Bär«, wie Goethe sich diesmal mit einer seiner phantasievollen Tier-Metaphern nennt, wieder zu Hause. Er fühlt sich »scheissig gestrandet«, denn er hat sich trotz der Reise nicht wirklich von Lili gelöst. Sofort denkt er wieder an Flucht: der Vater soll ihn nun doch nach Italien schicken. Ebenso heimlich wie systematisch hat sich Goethe allerdings schon nach Weimar orientiert, so schwankt er eine Weile zwischen Norden und Süden.

Was pflegt er in einer solchen Konfliktsituation zu tun? Er legt sich mit einer Erkältung ins Bett, um sich ein letztes Mal von den Eltern umsorgen zu lassen: »Vater und Mutter sind vors Bett gekommen, es ward vertraulicher diskurirt, ich habe meinen Thee getrunken und so ists besser. Ich hab wieder ein Wohngefühl in meinen vier Wänden wie lange es währt.«[28]

Einen Monat später verläßt er seine Heimatstadt, von der er sich innerlich schon längst verabschiedet hatte, und geht nach Weimar.

IV. Goethes erstes Weimarer Jahrzehnt

(1775 – 1786)

»Der Herzog geht auf Hirsche,
ich auf Landschaften aus«

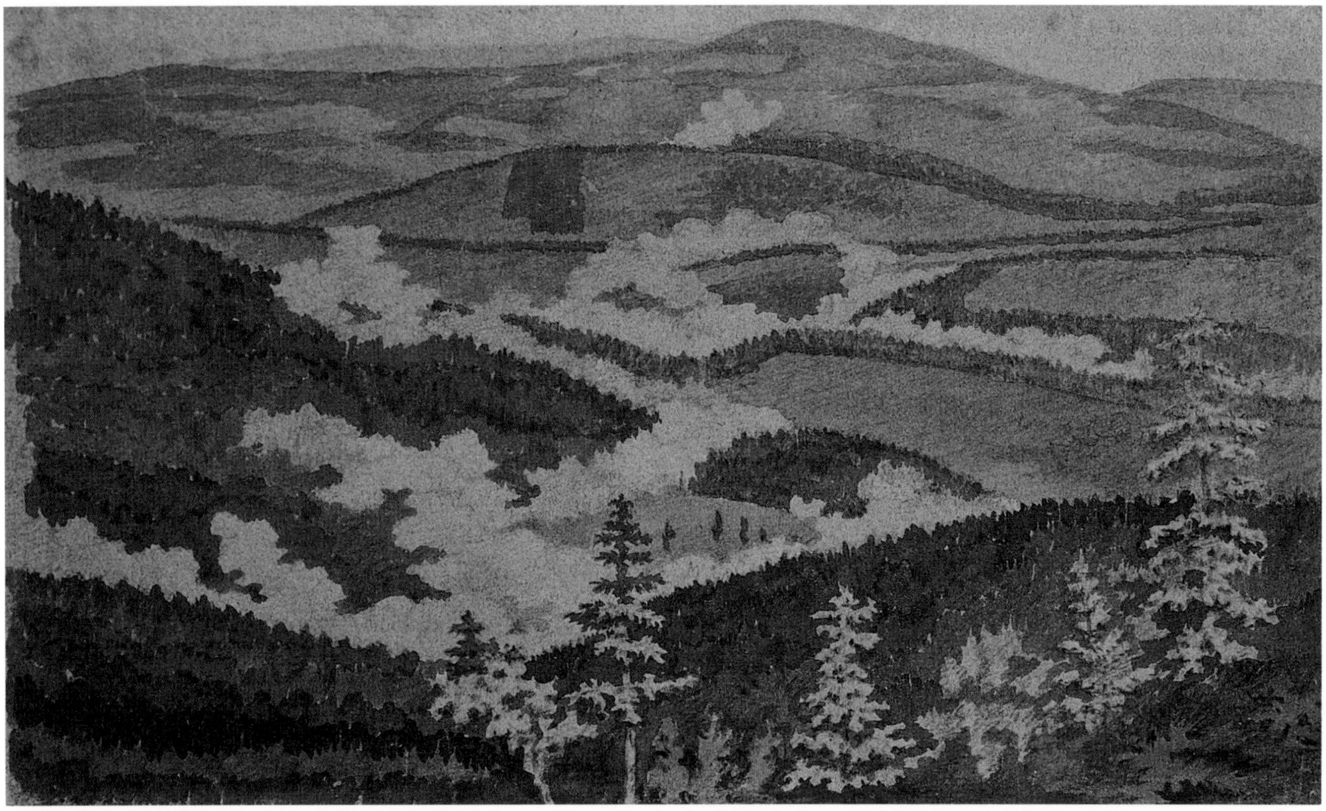

Goethe: Dampfende Täler bei Ilmenau, 1776
Goethe hat dieses vom Kickelhahn aufgenommene Panorama als besonders gelungenes Blatt empfunden, das seine ganz persönliche Begegnung mit der Landschaft ausdrückte. Auf den Rand der Zeichnung notierte er: »Ewiges Denkmal. An jedem Gegenstand suche erst die Art ihn auszudrücken. Keine allgemeine Art gilt.« Die Bäume im Vordergrund und die aus den Tälern aufsteigenden Nebelschwaden sind auf dem blaugrauen Papier geschickt ausgespart. Die Zeichnung hing bei Charlotte von Stein auf Schloß Kochberg.

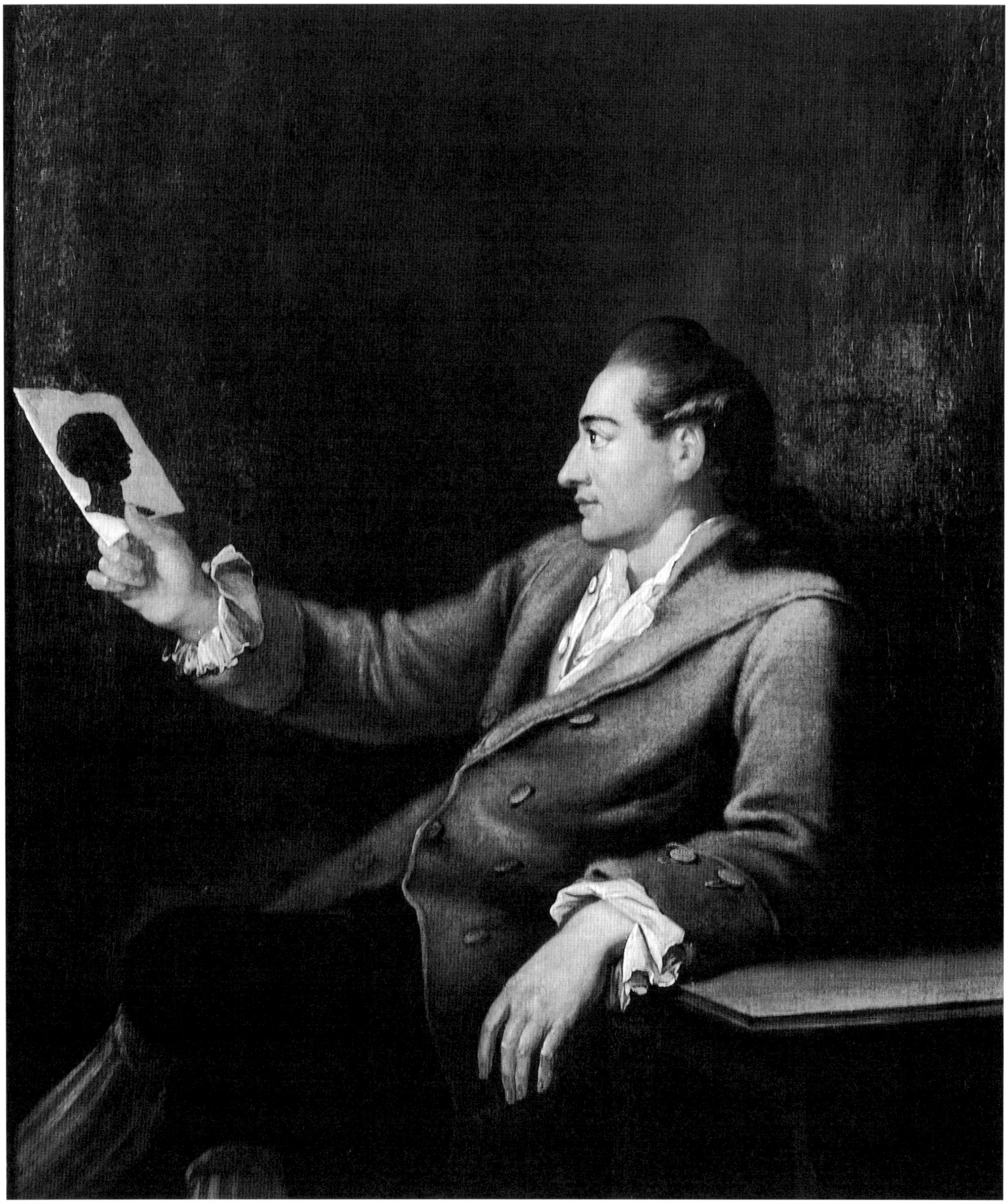

Georg Melchior Kraus: J.W. Goethe, 1775/76
Das Profilporträt von Kraus – er war einer der Frankfurter und Weimarer Zeichenlehrer Goethes – entstand kurz nach Goethes Ankunft in Weimar. Es zeigt den Goethe der »Genie-Zeit« mit offenem Hemdkragen, im »grauen Biberfrack« (einem bequemen englischen Überrock). Eindringlich betrachtet er den Schattenriß einer Unbekannten. Noch der alte Goethe empfand das Porträt als typische und genaue Wiedergabe seiner Sturm- und Drang-Physiognomie.

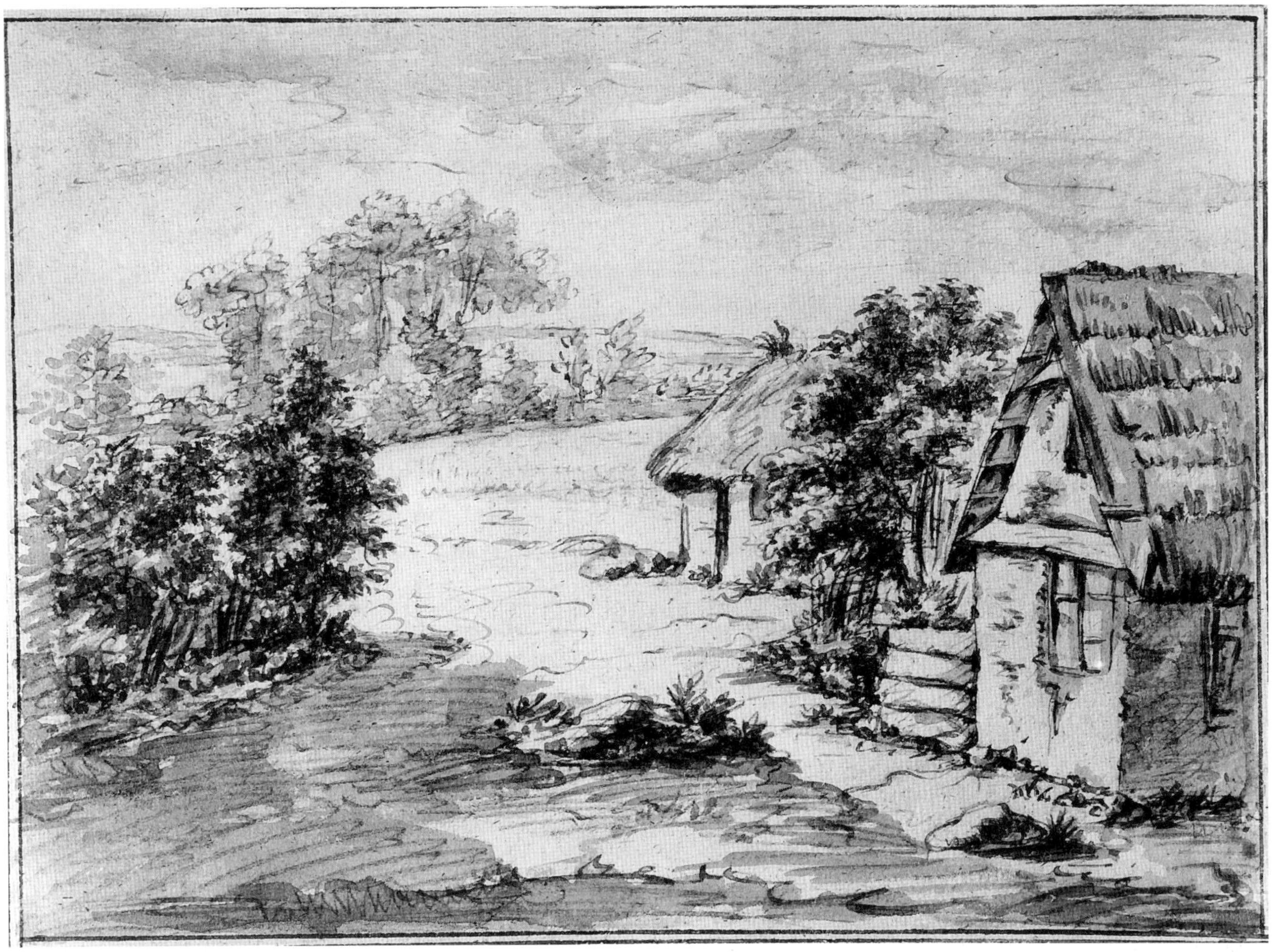

»Zeichenfieber«

Goethes erstes Weimarer Jahrzehnt ist die Epoche seines »Zeichenfiebers«. Seine Tagebücher und Briefe bezeugen die frappierende Häufigkeit und Intensität, mit der er gezeichnet hat: hauptsächlich Landschaften, denn er lebte in seinem Gartenhaus mitten im Weimarer Ilmpark, und er reiste in diesen zehn Jahren unentwegt kreuz und quer durch das 26 Quadratkilometer große Herzogtum von Sachsen-Weimar, dessen Finanz-, Wegebau- und Verkehrsminister er war.

Während die literarische Produktion durch seine vielen politischen und administrativen Aufgaben stockte – fast alle größeren Werke von »Egmont« bis zum »Wilhelm Meister« blieben

Goethe: Thüringer Bauernhäuser, um 1780
Bauernhäuser hat Goethe auf seinen Reisen durch Thüringen häufig gezeichnet. Sie entsprachen seiner Sturm- und Drang-Ästhetik, seiner Vorliebe für das Einfache und Ursprüngliche. Aus der holländischen Graphik waren ihm diese Motive seit langem vertraut. Seine Hinwendung zu verfallenen Hütten, Höfen, Strohdächern und Schweineställen, die er in einem Brief an den Maler Friedrich Müller nach Rom ausführlich begründet, hatte auch einen sozialkritischen Aspekt: er sah das harte und arme Leben der thüringischen Bauern vor dem Hintergrund des sorglosen Weimarer Hoftreibens.

unvollendet liegen –, nahm das Zeichnen einen erstaunlichen Aufschwung.

Aus dem ersten Weimarer Jahrzehnt haben sich etwa 280 Zeichnungen erhalten, die zu Goethes bedeutendsten künstlerischen Leistungen gehören. Goethe blieb zunächst theoretisch und praktisch bei seiner Sturm- und Drang-Ästhetik: er gewann den Zusammenhang einer Landschaft fast immer aus der Atmosphäre, der Stimmung eines Augenblicks. Ohne Stimmungswerte erschien ihm eine Landschaft langweilig: »Die Sonne ist unter. Es ist eben die Gegend von der ich Ihnen die aufsteigenden Nebels zeichnete ietzt ist sie so rein und ruhig, und so uninteressant als eine grose schöne Seele wenn sie sich am wohlsten befindet.«[1]

Beim Landschaftszeichnen erlebt Goethe eine Wiederholung des göttlichen Schöpfungs-Augenblicks. Schon 1775 hatte er über den bildenden Künstler geschrieben: »Die Welt liegt vor ihm, möcht ich sagen, wie vor ihrem Schöpfer, der in dem Augenblick, da er sich des Geschaffnen freut, auch alle Harmonien genießt, durch die er sie hervorbrachte und in denen sie besteht.«[2]

Seiner Liebe zur holländischen Malerei blieb er auch in der Weimarer Zeit treu. In den Arbeiten Allaerts von Everdingen fand er jene Mischung aus unmittelbarer Naturerfahrung und einer bereits vorgeprägten Bilderwelt, die ihn faszinierte: er bewunderte Everdingens kleine Naturausschnitte aus der nordischen Gebirgslandschaft, seine Felsen und Fichten, Blockhütten, Wasserfälle und -mühlen. Wo immer er Bilder dieses Künstlers sah, setzte er sich hin, um sie zu kopieren.

Immer wieder plädiert Goethe, wie schon im Sturm und Drang am Beispiel Rembrandts, für die »Einschränkung«, für die Hinwendung zum Kleinen, Engen, Unscheinbaren, in dem sich das Universum, das Wesen der gesamten Natur

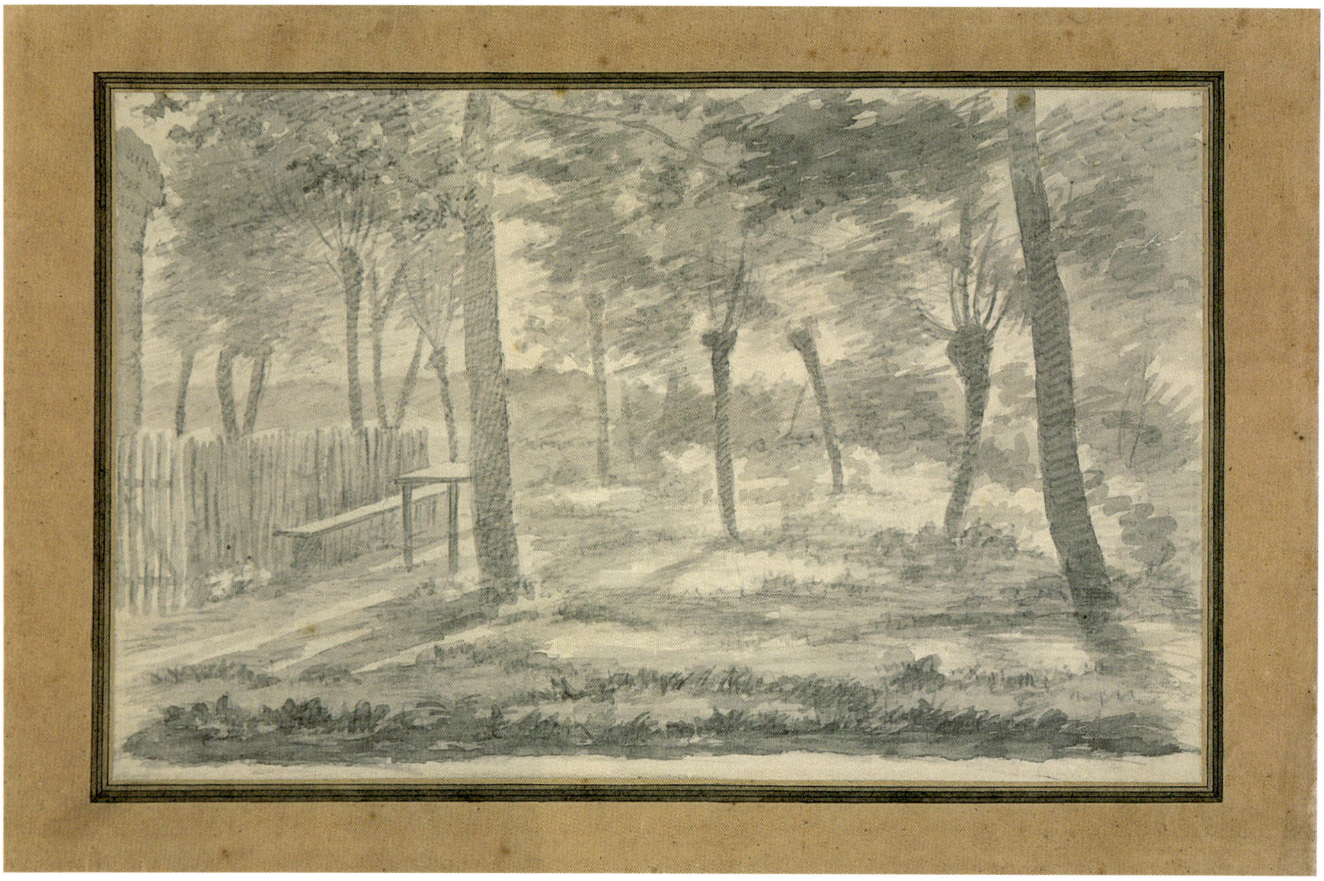

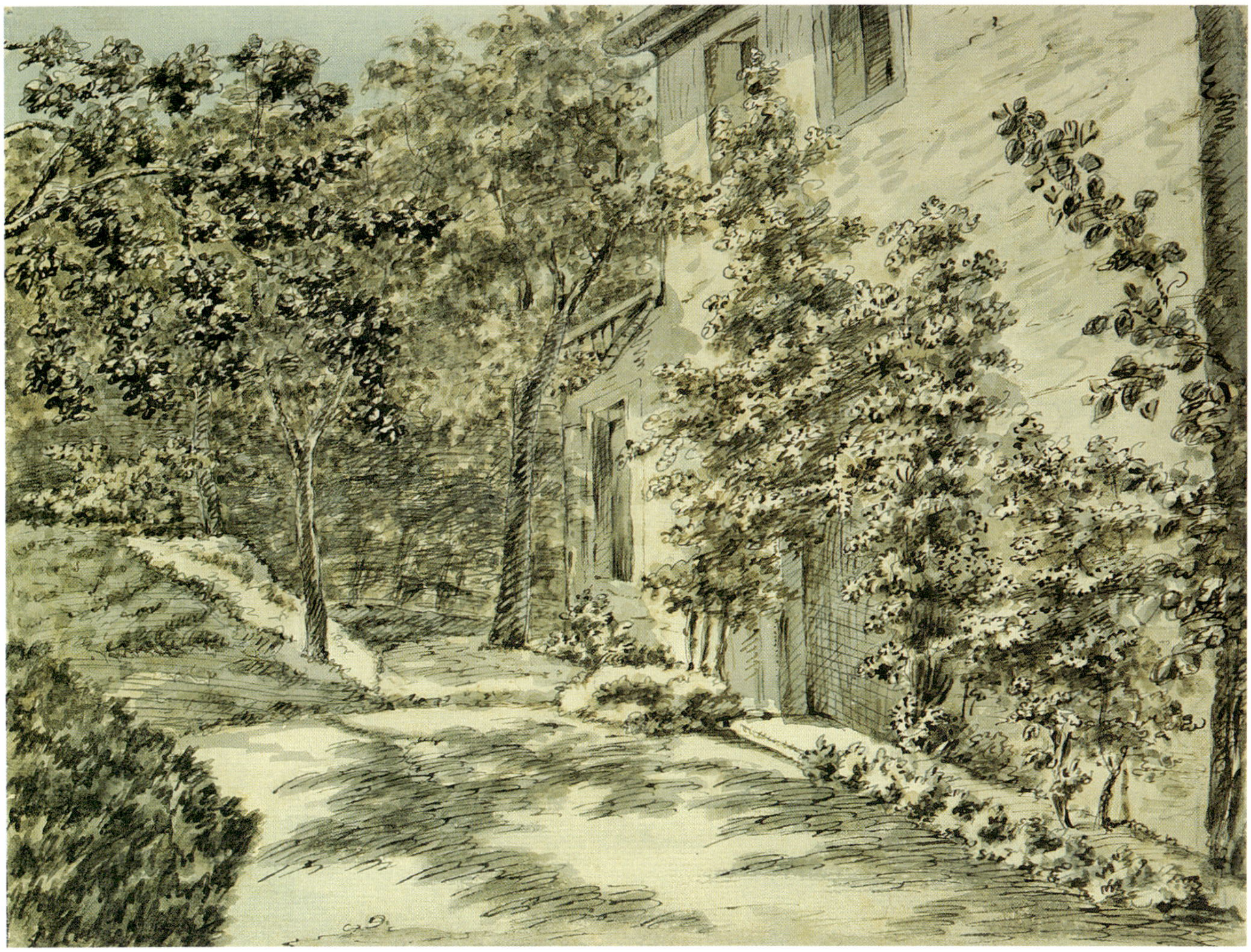

◁ ***Goethe: Morgensonne am Gartenzaun, 1778***
Allein durch verschiedene Grautöne gelingt Goethe eine beinahe farbig wirkende Impression: ein nah gesehener Landschaftsausschnitt im leicht dunstigen Morgenlicht.

widerspiegele. In seinem großen Abrechnungs-Brief an Friedrich Müller, den »Mahler Müller«, nach Rom begründet er seine Motivwahl auch mit dem nördlichen Klima und dem Gegensatz zur arkadischen Welt des Südens.

Goethes Weimarer Selbstdisziplinierungen, seine Ordnungs- und Reinheitsvorstellungen, die er sogar auf seine Diät ausdehnt (er läßt den Kaffee und trinkt nur noch die Hälfte Wein), verändern ab 1779/80 auch seine Beziehung zur Kunst und zum Zeichnen. Eine allmähliche Wendung zum Klassizismus bereitet sich vor. Er beginnt zu theoretisieren und sich an neuen Vorbildern zu orientieren. Aus Enttäuschung über seinen mangelnden politischen Einfluß, zieht er sich langsam aus der Gesellschaft zurück und wendet sich stärker seinen naturwissenschaft-

Goethe: Goethes Gartenhaus von der Rückseite, 1779/80
Auf dieser einzigen Ansicht des Gartenhauses von der Rückseite hat Goethe den ganzen Zauber eingefangen, den sein »enges Nest« für ihn besaß. Er zeichnet einen fast geschlossenen, von flirrendem Licht erfüllten Raum aus Hauswand und Garten. Zum ersten Mal erscheint auf einem seiner Blätter ein hellblau aquarelliertes Stückchen Himmel, das der Zeichnung eine südliche Heiterkeit verleiht.

lichen Interessen zu, beschäftigt sich mit Mineralogie und Geologie: »Die Consequenz der Natur tröstet schön über die Inconsequenz der Menschen.«[3]

In den Aufzeichnungen von seiner zweiten Schweizer Reise, die er mit dem Herzog von September 1779 bis Januar 1780 unternimmt, ist, im Vergleich zur »Genie-Reise« vier Jahre vorher, der Umschwung deutlich zu spüren: die sachliche Beobachtung, das Erkennen der geologischen Strukturen sind an die Stelle der einstigen Begeisterung für die Bergwelt als ursprüngliches zeichnerisches Motiv getreten. Die Emotionalität, mit der er bisher die Landschaft wahrgenommen hatte, wird verdrängt von seinem »geologischen Blick«, der die Natur weitgehend entzaubert.

Als Goethe das zweite Mal auf die Wartburg kommt, schreibt er an Frau von Stein: »Die Berge und Klüffte versprechen mir viel Unterhaltung, sie sehen mir zwar nicht mehr so mahlerisch und poetisch aus, doch ist's eine andre Art Mahlerey und Poesie womit ich sie iezt besteige.«[4]

Er kritisiert nun häufiger sein Zeichnen, will aus der »Unbestimmtheit« und »Dämmerung« heraus und pocht auf »anhaltende mechanische Übung«. An den Maler Friedrich Müller in Rom schreibt er jenen harschen Brief, der bis in die Wortwahl hinein Goethes Abkehr vom Sturm und Drang, seinen Abschied von den ästhetischen Idealen seiner Jugend ankündigt: »Der feurigste Maler darf nicht sudeln … Ich finde Ihre Gemälde und Zeichnungen doch eigentlich nur noch gestammelt …«[5] Goethe rät dem gleichaltrigen Maler, sich der »Reinlichkeit und Bedächtlichkeit zu befleißigen«, sich an Raffael, die Antiken und die Natur zu halten.

Ab 1782 tritt das Zeichnen merklich zurück, in den folgenden Jahren hat er nur noch ab und zu einen kurzen »Acces vom Zeichenfieber«. Zum ersten Mal sieht er Landschaften des in Italien lebenden Jakob Philipp Hackert, »woran besonders die Fernen, und Himmel unglaublich

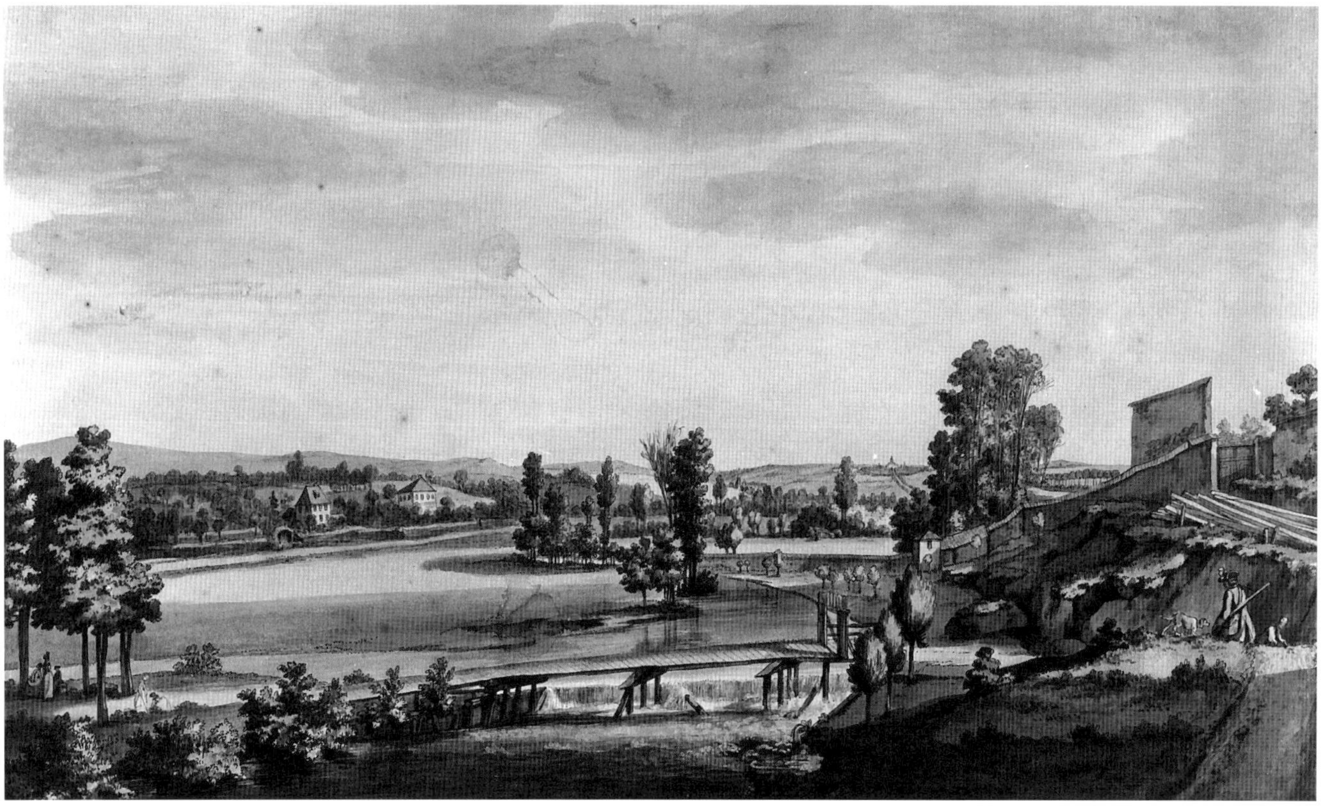

schön sind«[6]. Er beschafft sich Zeichnungen und radierte Blätter von Franz Kobell aus Rom, der die italienische Landschaft nach dem Vorbild Claude Lorrains gesehen und klassizistisch stilisiert hatte. Goethe hat sie eifrig kopiert. Die Vorboten Italiens sind nun auch bei seinen künstlerischen Vorlieben unübersehbar.

Garten-, Dicht- und Zeichenkunst

»In meinem Garten Gustgen gegen 10. Hab ein liebes Gärtgen vorm Thore an der Ilm schönen Wiesen in einem Thale. ist ein altes Hausgen drinne, das ich mir repariren lasse. Alles blüht alle Vögel singen.«[7]

Das Gartenhaus im Ilmpark gehört zu den zentralen Lebensorten Goethes. Er hat es leidenschaftlich geliebt. Der Herzog hatte es ihm geschenkt, wohl auch, um Goethe endgültig an Weimar zu binden. Am 18./19. Mai 1776 hat er zum ersten Mal im »Garten« geschlafen. Sechs Jahre wohnte er dort. Er benutzte, auch nachdem er 1782 als Mieter an den Frauenplan gezogen war, das Gartenhaus weiterhin als »Zufluchtsort« bis ans Ende seines Lebens. Hier lebte er stadtnah und doch in angenehmer Distanz vom Trubel und Klatsch des Weimarer Hofes. In seinem Garten und im weiträumigen Ilmtal konnte er den Wechsel der Tages- und Jahreszeiten beobachten, das Mondlicht über Fluß und Wiesen, die Stimmung der Landschaft auf sich wirken lassen: »Es ist eine herrliche Empfindung dahausen im Feld allein zu sizzen. Morgen frühe wie schön. Alles ist so still. Ich höre nur meine Uhr takken, und den Wind und das Wehr von ferne. gute Nacht.«[8]

Von hier aus begann er seine Zeichen-Expeditionen. Auf einem seiner bewegtesten Blätter hat er das Gartenhaus von der Rückseite festgehalten, auf der Zeichnung mit der Floßbrücke sieht man es von ferne.

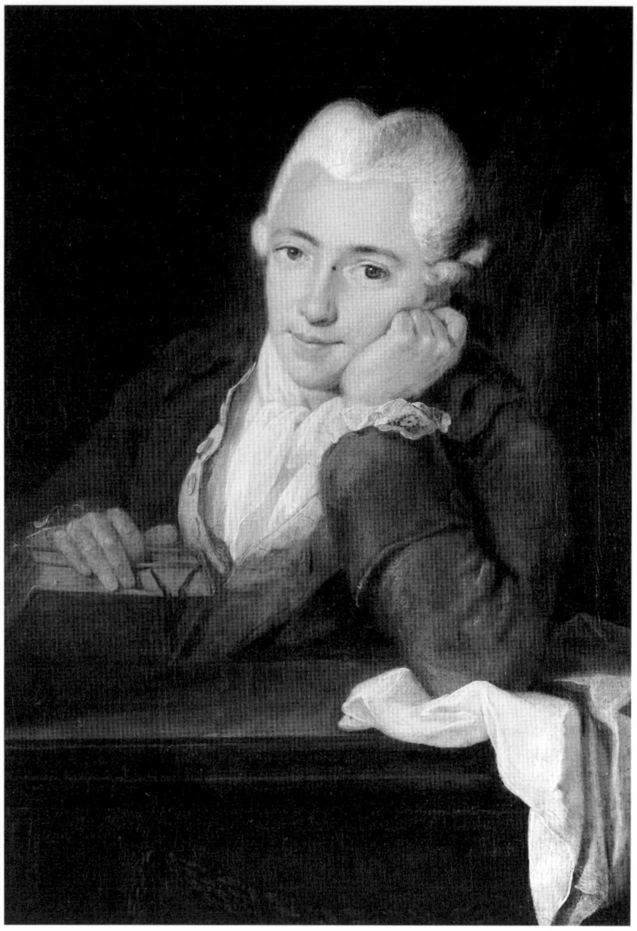

◁ ***Georg Melchior Kraus: Ansicht des Weimarer Ilmtals, um 1775***
Kraus wurde zum Bildchronisten des Weimarer Parks. Sein Aquarell zeigt die Ilmwiesen vor der Umgestaltung zum Landschaftsgarten. Die Floßbrücke ist noch ohne Geländer; es kam erst später dazu, als die Brücke häufiger benutzt wurde. Im Hintergrund links Goethes Gartenhaus.

Georg Melchior Kraus: Selbstbildnis, 1774/75
Schon in Frankfurt nahm Goethe Unterricht bei Kraus, dessen Landschaften – wie es in »Dichtung und Wahrheit« heißt – sich durch »reinliche Umrisse, massenhafte Tusche, angenehmes Colorit dem Auge freundlich empfahlen …«. Beide trafen sich 1775 in Weimar wieder, wo Kraus inzwischen Leiter der herzoglichen Kunst- und Zeichenschule geworden war.

Goethe hat nicht nur seinen eigenen Garten gestaltet, er hat auch, zusammen mit dem Herzog, seit 1778 aus dem Ilmtal einen englischen Landschaftspark gemacht, mit Bäumen und Buschgruppen und der zeittypischen »Möblierung« eines »empfindsamen Gartens«, mit Quellen, Denkmälern und kleinen Eremitagen.

Die englischen Gärten des 18. Jahrhunderts waren ja nichts anderes als Naturgemälde, die nach den Regeln der Malerei des vorangegangenen Jahrhunderts, vor allem nach Bildern Claude Lorrains, komponiert waren: begehbare Bilder, die nun wiederum zu bevorzugten Motiven der Zeichner und Maler wurden. Hier fanden sie – wie der zeichnende Werther – eine bereits inszenierte malerische Natur mit begrenzten Ausschnitten, Fernblicken, Hügeln, Seen und Bächen, die sie sich in der »wilden« Natur erst mühsam hätten zusammensuchen müssen.

Vergleicht man Goethes Zeichnungen aus dem Ilmpark oder der Umgebung von Weimar mit den Blättern seines Landsmannes Georg Melchior Kraus, bei dem er schon in Frankfurt Unterricht genommen hatte, dann erkennt man

Goethe: Erlen am Bach, 1777/78 ▷
Wie eine Weiterführung des Frankfurter Stammbuchblattes von 1769 wirkt diese Kreidezeichnung vom Ufer der Ilm. Meisterhaft hat Goethe die Stimmung der kahlen Flußlandschaft mit einem grafischen Netz aus kräftigen und zarten Linien eingefangen.

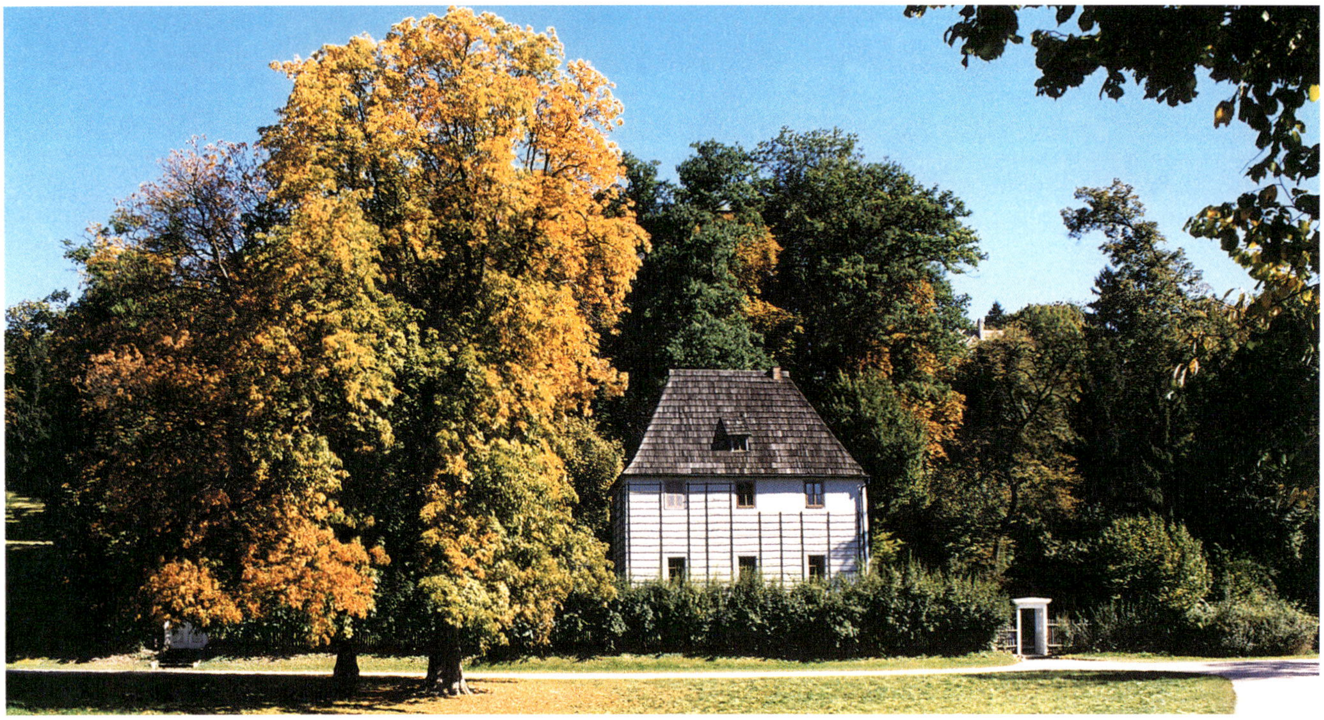

Goethes Gartenhaus nach der Restaurierung, 1996
Als Goethe Haus und Garten vom Herzog zum Geschenk erhielt, wurde er als Grundbesitzer zugleich auch Weimarer Bürger. Er ließ das ziemlich verrottete Gebäude vom Fußboden bis zum Dach renovieren. An einem Mai-Wochenende des Jahres 1776 zog er ein und verbrachte die ersten sechs Weimarer Jahre meist in seiner »Einsiedelei«. Für Herder war das Gartenhaus schon 1785 ein »deutsches Nationaleigentum«, 1841 wurde es Museum. Nach der grundlegenden Restaurierung von 1996 trägt es wieder den hellgrauen Anstrich, den Goethe ihm einst gegeben hatte.

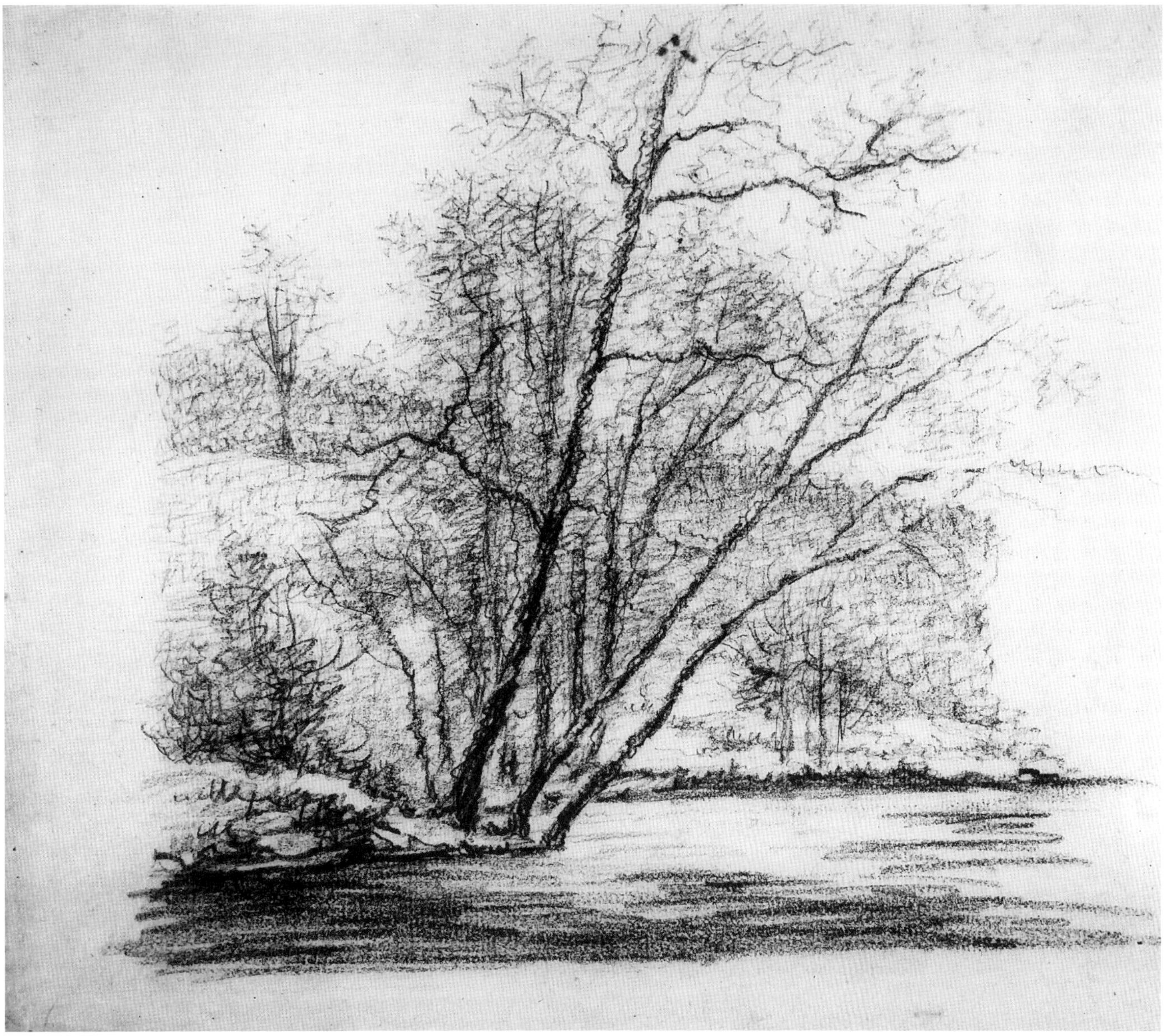

den Unterschied des künstlerischen Zugriffs: Kraus zeichnet Veduten, sachliche, aus der Distanz gesehene, detailreiche und gefällige Ansichten mit Staffage-Figuren unter einem immer gleichen heiteren Himmel. Goethe grenzt die Motive ein, bei ihm gibt es anfangs kaum Überblickslandschaften, er holt den Ausschnitt, der ihn als »malerischer Fleck« anspricht, näher heran, vor allem aber fängt er die Stimmung der Landschaft ein: Nebel, Mond, winterliche Kälte, das Licht der Morgensonne.

Erst während seiner Jahre im Ilmpark wurde Natur für ihn wirklich zur Landschaft.

Con amore: Goethe zeichnet für Charlotte von Stein

Sympathie, Enthusiasmus und Liebe waren für den Goethe des Sturm und Drang unabdingbare Voraussetzungen des bildenden Künstlers. Der zeichnende Werther besaß sie im Übermaß. »Was der Künstler nicht geliebt hat, nicht liebt, soll er nicht schildern kann er nicht schildern.«[9] In Weimar intensivierte sich Goethes Naturwahrnehmung, seine »Zärtlichkeit« für die Landschaft noch zusätzlich durch die komplizierte Liebesbeziehung zu Charlotte von

Felsentreppe
Die Treppe und das Felsentor, später das »Nadelöhr« genannt, gehören zu den zahlreichen Denkmälern der Empfindsamkeit, mit denen Goethe nach und nach den Ilmpark »möblierte«.

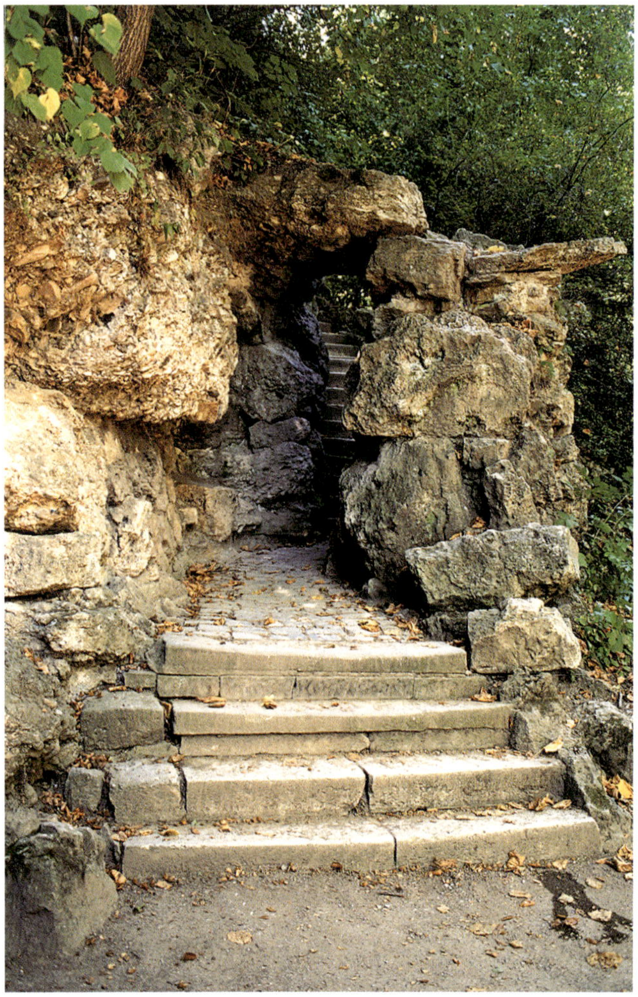

Stein. Um sie hat er nicht nur als Autor, sondern auch als Zeichner geworben. Die Gedichte und Skizzen waren Teil ihrer unvorstellbar dichten Kommunikation. 1600 Briefe und »Zettelgen« hat Goethe im ersten Weimarer Jahrzehnt an sie geschickt, oft aus dem Gartenhaus, obwohl er von dort zu ihrer Wohnung an der Ackerwand nur zwanzig Minuten brauchte.

Goethe hatte ihren Schattenriß schon im Juli 1775 in Straßburg bei dem Arzt und Schriftsteller Johann Georg Zimmermann gesehen, der ihm von Charlotte von Stein vorgeschwärmt hatte. Spontan schrieb Goethe damals unter das Porträt: »Es wäre ein herrliches Schauspiel zu sehen wie die Welt sich in dieser Seele spiegelt.«[10] Und dann, unter Lavaters Einfluß, formulierte er für dessen »Physiognomische Fragmente« eine kühne Interpretation ihres Wesens, deren Tiefblick heute noch erstaunt: »... Nachgiebige Festigkeit / Wohlwollen / Treubleibend / siegt mit Nezzen.«[11] Aber auch Frau von Stein kannte Goethes Bild, denn Zimmermann hatte nichts Eiligeres zu tun, als ihr ein Goethe-Porträt aus Lavaters »Physiognomik« zu schicken und sie, die Goethe unbedingt kennenlernen wollte, zugleich vor dessen »Adlerphysiognomie« zu warnen. »Sie wünschen ihn zu sehen, und Sie wissen nicht, bis zu welchem Punkte dieser liebenswürdige und bezaubernde Mann Ihnen gefährlich werden könnte.«[12]

Beide waren also neugierig aufeinander, als sie sich am 11. November 1775, vier Tage nach Goethes Ankunft in Weimar, zum ersten Mal begegneten. Schon ein halbes Jahr später schreibt er an

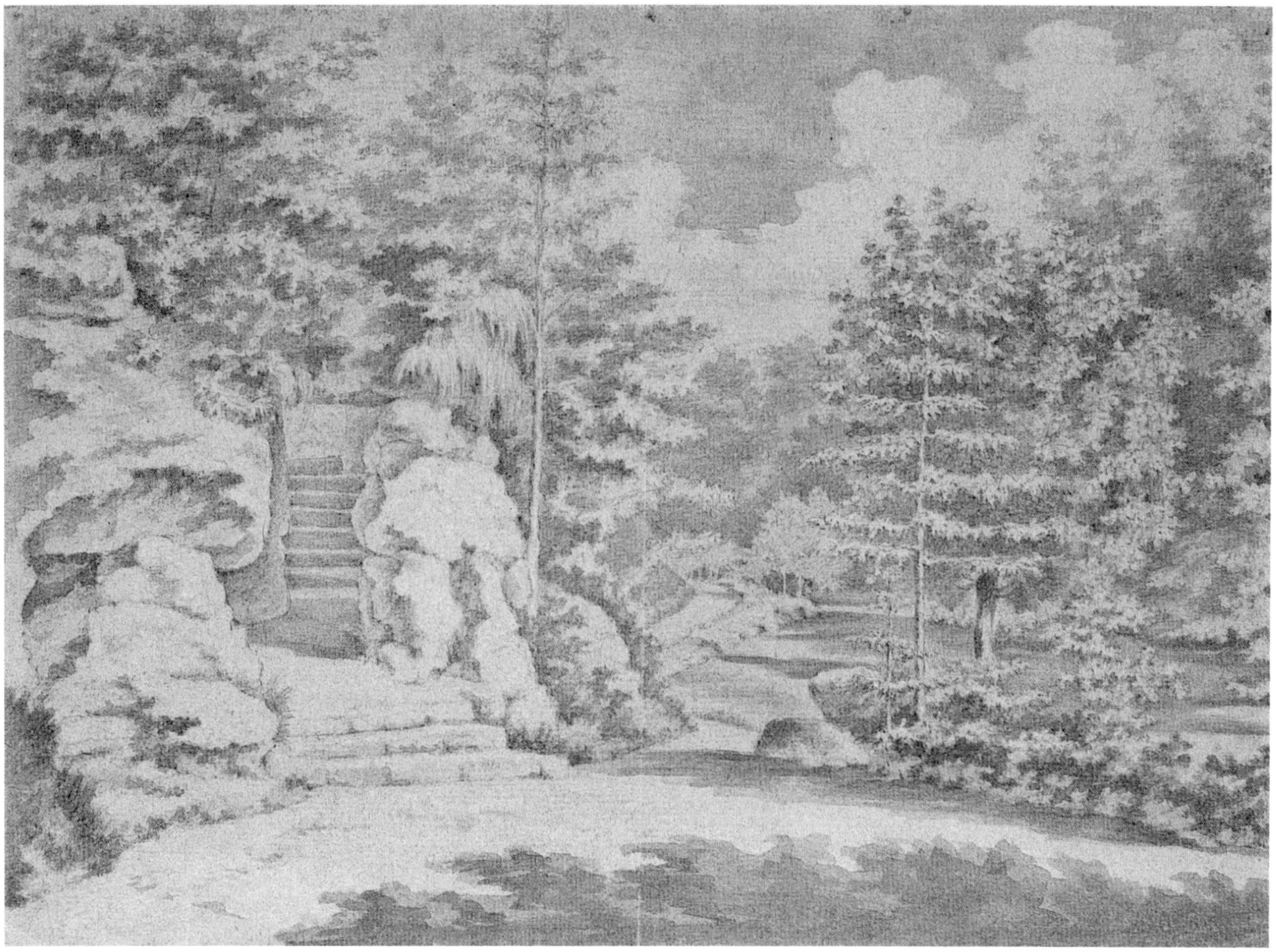

Wieland: »Ich kann mir die Bedeutsamkeit die Macht, die diese Frau über mich hat, anders nicht erklären als durch die Seelenwanderung. – Ja, wir waren einst Mann und Weib!«[13]

Die sieben Jahre ältere Charlotte von Stein wurde in den Weimarer Jahren das Zentrum seines Lebens, Schreibens und Zeichnens. Sie erzog ihn, half ihm sich »zusammenzufassen«, hat ihn psychisch stabilisiert als seine »liebe Seelenführerin«. In einer Unzahl von Variationen hat Goethe in seinen Briefen an sie ausgedrückt, wie sehr er im ständigen Bewußtsein seiner Liebe zu ihr gezeichnet hat, wie sich die Begeisterung für die Landschaftsmotive und die Zuneigung zu ihr ergänzten, vermischten und steigerten: »Ich sizze offt unter meinem Himmel in Gedancken an Sie, Sie helfen mir abwesend zeichnen, und einen

Goethe: Felsentreppe im Weimarer Park, 1777
Die sorgfältige Zeichnung hält eine Partie aus dem Ilmtal fest, die Goethe 1778 selbst mitgestaltet hat. Die Felsentreppe widmete er dem Andenken an Christel von Laßberg, einer jungen Frau der Weimarer Gesellschaft, die aus enttäuschter Liebe von der Floßbrücke in die Ilm gesprungen war, angeblich mit dem »Werther« in der Tasche. Mit Hilfe eines Gärtners und einiger Bauern schuf Goethe aus einem alten Steinbruch ein »seltsam Plätzgen«: eine Treppe und ein Felsentor. Über sein Denkmal für das unglückliche Mädchen schrieb er: »... man übersieht von da, in höchster Abgeschiedenheit, ihre lezte Pfade und den Ort ihres Tods.«

Augenblick wo ich Sie recht lieb habe seh ich die Natur auch schöner, vermag sie besser auszusprechen.«[14]

Es waren – wie schon in den Beziehungen zu Käthchen Schönkopf in Leipzig, zu Friederike in Sesenheim, Charlotte in Wetzlar und Lili Schönemann in Frankfurt – gerade das Krisenhafte, die Bindungsangst oder die Unmöglichkeit einer größeren Nähe, die Goethes Kreativität noch verstärkten.

In den ersten Weimarer Jahren, als Goethe nachdrücklich und übrigens auch äußerst raffiniert um sie warb, hielt Charlotte von Stein ihn auf Distanz. Sie verhängte Besuchsverbote, bestand, häufig vergeblich, auf dem »Sie«, versetzte ihn in einen Zustand »anhaltender Resignation«, der ihn zum Zeichnen und Schreiben förmlich animierte. Wie so oft lagen Zeichnen und Schreiben dicht nebeneinander; wenn er nicht zeichnete, schrieb er auf die Rückseite des Blattes oder kritzelte an den Rand zusätzliche Notizen. »Als ich für dich zeichnete an der Ilm. d. 29. Juni. 76. Zwischen Mittag und 1.

Hier bildend nach der reinen stillen
Natur, ist ach mein Herz der alten
Schmerzen voll
Leb ich doch stets um derentwillen
Um derentwillen ich nicht leben soll.«[15]

In den Weimarer Zeichnungen für Charlotte von Stein ist eine neue Intensität spürbar, eine größere Anstrengung, das Wesen einer Landschaft zu erfassen, ihrer Eigenart gerecht zu werden. An den Rand seines Blattes »Dampfende Täler bei Ilmenau« hatte er geschrieben: »Ewiges Denkmal. An jedem Gegenstand suche erst die Art ihn auszudrücken. Keine allgemeine Art gilt.«[16] Es ist das »Credo« seines Weimarer Zeichnens: nicht mit einer fertigen Handschrift, mit einer Manier an die Motive heranzugehen, sondern den jeweils individuellen Ausdruck zu su-

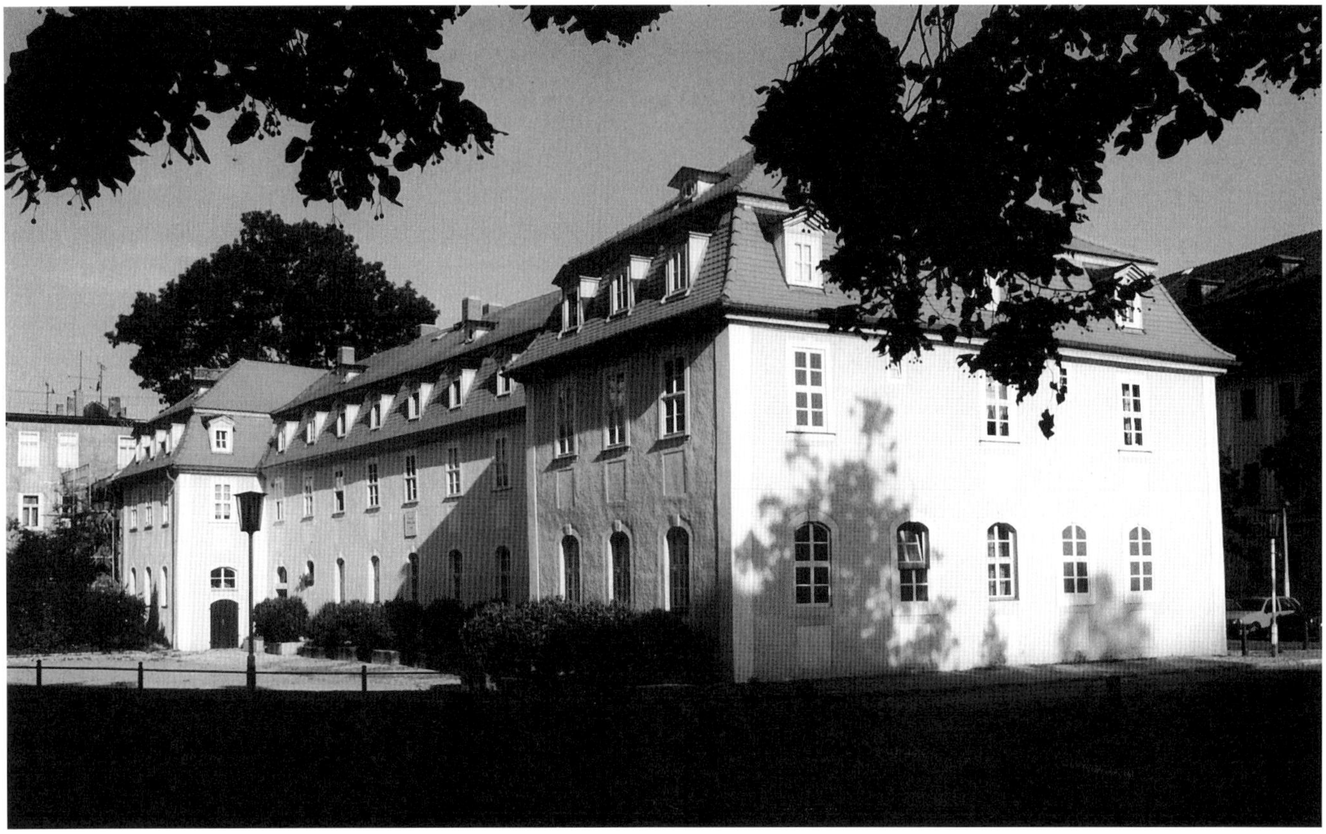

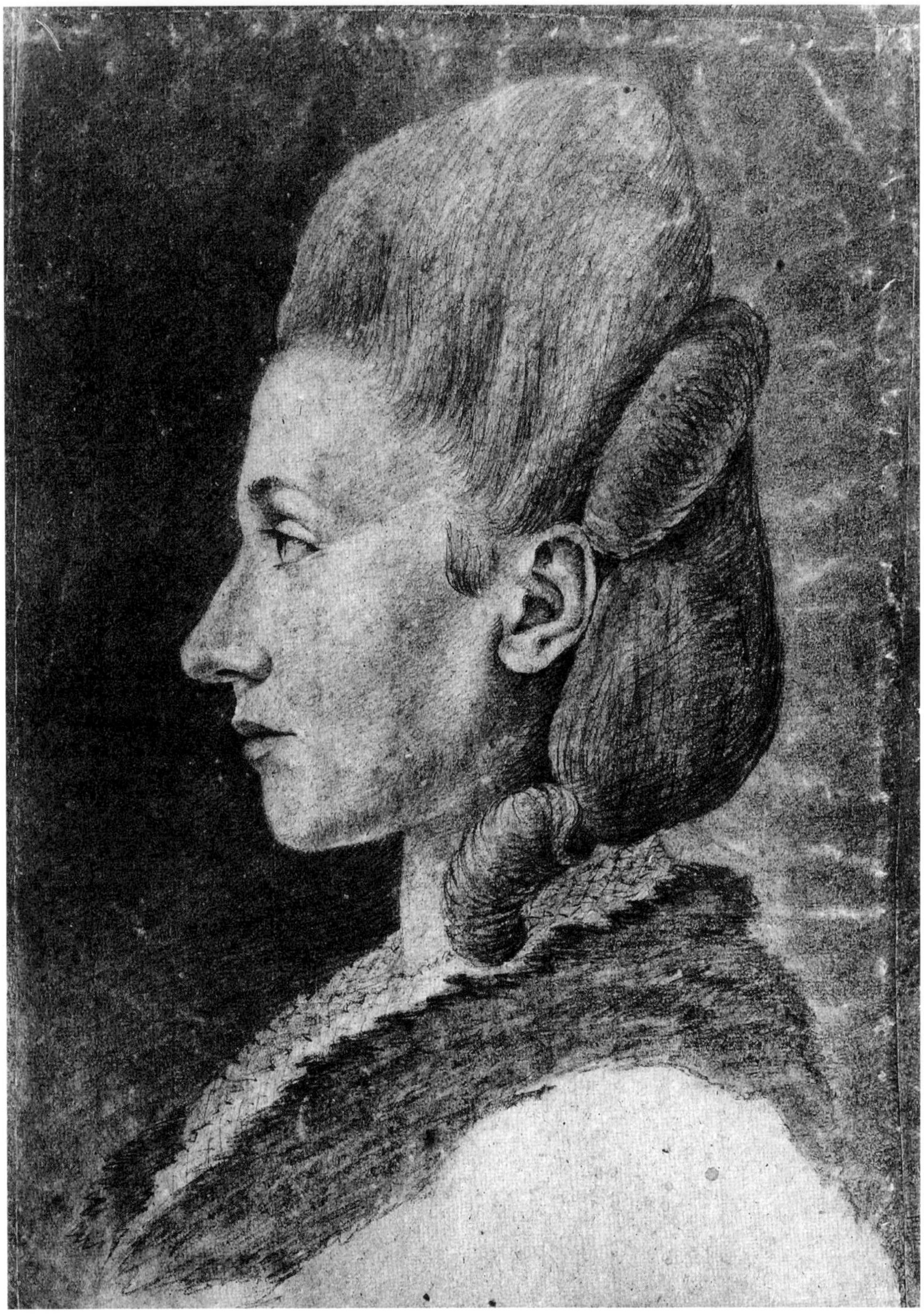

◁ ***Wohnhaus der Charlotte von Stein an der Ackerwand***
Im November 1777 war Charlotte von Stein mit ihrer Familie in das langgestreckte, spätbarocke Haus an der Ackerwand eingezogen. Goethe hatte ihr mit viel Liebe und Phantasie beim Einrichten geholfen. Ihre Wohnung im ersten Stock – auf der linken Seite des Hauses – muß ein kleines goethesches Zeichenkabinett gewesen sein, denn die meisten seiner »Blätter« gingen an diese Adresse.

Goethe: Frauenbildnis (Charlotte von Stein), 1777
Neben dem Porträt der Schwester gehört das besonders sorgfältig gezeichnete Bildnis der dreißigjährigen Charlotte von Stein zu Goethes besten Leistungen als Porträtist. Klar tritt das Profil, ganz im Sinne von Lavaters Physiognomik, aus dem dunklen Hintergrund hervor.

chen, auch wenn das mühsamer und manchmal sogar frustrierender war. Goethe hat Charlotte von Stein, wie niemanden sonst, an den Glücksgefühlen beim Zeichnen, aber auch am Unmut über das Mißlingen mancher Blätter teilnehmen lassen. Und häufig hat er auch mit ihr zusammen gearbeitet, denn sie war selbst eine talentierte Zeichnerin.

Am 15. März 1777 beginnt er ihr Porträt. Er arbeitet daran mit größter Ausdauer bis zum 2. April. Es entsteht das schönste Bild, das es von Charlotte von Stein gibt: mit dem geheimnisvollen, sanften, leicht spöttisch resignierten Zug um den hübschen Mund. Das Blatt hat Goethe ihr geschenkt, wie die meisten seiner Weimarer Zeichnungen, dazu sogar »alte Krizzeleien von Franckfurt«. Bei seiner sonstigen Neigung, »alte Schalen« zu verbrennen, ein ganz besonderer Liebes- und Vertrauensbeweis.

Exkurs: Sonne, Mond und Stimmungs-Zauber

Zeitlebens war Goethe vom Mond fasziniert. Bei Vollmond geboren, wie er in »Dichtung und Wahrheit« eigens vermerkt, begleitet ihn Klopstocks »stiller Gefährt der Nacht« durch alle Landschaften und Epochen seines Lebens – von den frühen Schlittschuhnächten in Frankfurt über die Mondgespräche in Wetzlar mit Lotte und Kestner bis zu den herrlichen Mondlicht-Schilderungen und -Zeichnungen aus Weimar.

Auch in Italien, in den Park- und Villen-Landschaften um Frascati, hat Goethe »Mondscheine« gezeichnet, hat in einer denkwürdigen Vollmondnacht von Rom Abschied genommen und später, im Alter, seine italienischen Sehnsuchts-Landschaften mit Mondlicht »illuminiert«.

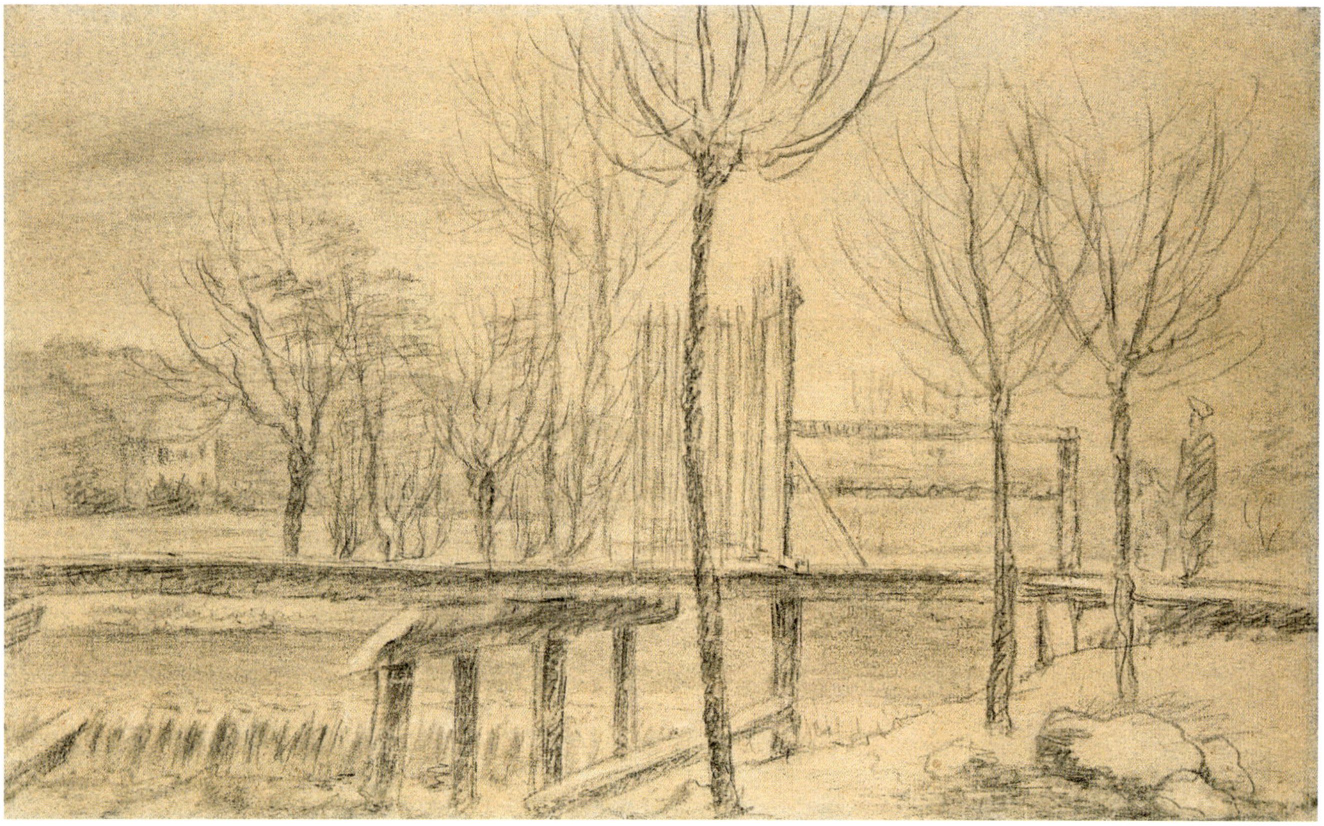

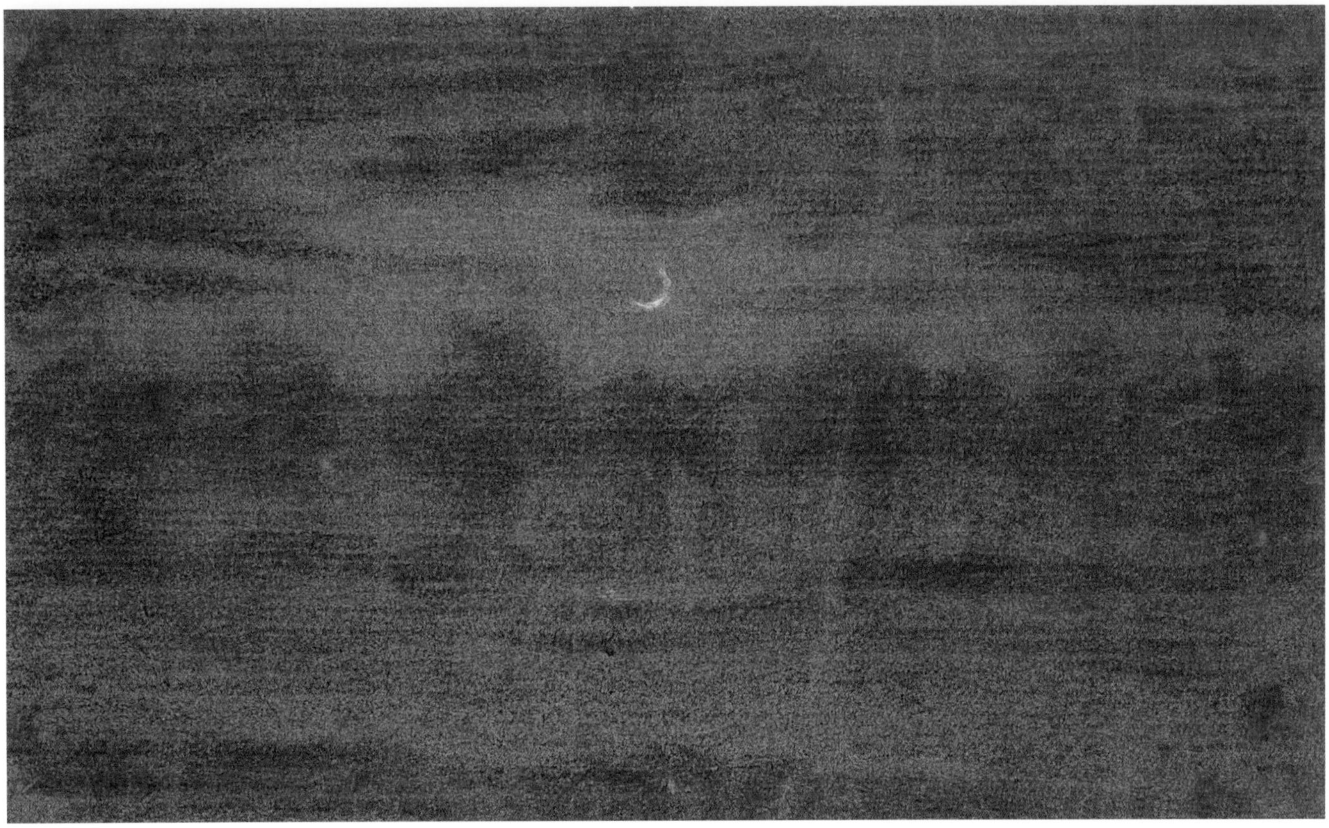

◁ *Goethe: Floßbrücke im Weimarer Park, 1776/79*
Eine weichgezeichnete, winterliche Landschaft, der Goethe durch die Horizontalen und Vertikalen von Brücke, Gatter und Baumstämmen ein festes Gerüst gegeben hat. Die Floßbrücke, ein schmaler Steg, damals noch ohne Geländer, führte über den Floßgraben zum Gartenhaus, das in der nebligen Ferne zu erkennen ist.

Seine intensivsten Mondnächte aber hat er im Ilmpark erlebt, ist über die Wiesen gelaufen, hat im Fluß gebadet und unter freiem Himmel, auf dem Altan seines Gartenhauses geschlafen. Seine Mondzeichnungen auf blauem oder ockerfarbigem Papier hat er Charlotte von Stein geschenkt, die diese Blätter besonders gern hatte und über ihrem Schreibtisch in Schloß Kochberg aufhängte.

Bis ins 18. Jahrhundert haben die Maler das Mondlicht meist nur dann gemalt, wenn sie eine Situation dramatisieren wollten oder wenn das Bildthema es unbedingt erforderte, etwa bei der »Anbetung der Hirten« oder der »Flucht nach Ägypten«. In Italien sind der junge Rubens und Adam Elsheimer zu Mondlicht-Malern geworden. In Deutschland beginnt die Zeit der Mondbilder eigentlich erst im späten 18. Jahrhundert und erreicht ihren Höhepunkt bei Caspar David Friedrich, der einmal ironisch angemerkt hat, er werde nach seinem Tod sicher in den Mond

Goethe: Mondsichel über nachtdunklen Bäumen, 1776/77
Schemenhaft tauchen im Mondlicht Wolkenbänke, ein Waldrand, vielleicht ein Flußufer auf. Das intensiv blaue Tonpapier, das Goethe damals vor allem für seine »Mondscheine« benutzte, verstärkt noch die magische Stimmung. Auch sein Zeitgenosse Johann Georg Dillis hat seine Wolkenstudien mit weißer Kreide auf blauem Papier skizziert, um die flüchtigen atmosphärischen Augenblicke schneller fixieren zu können.

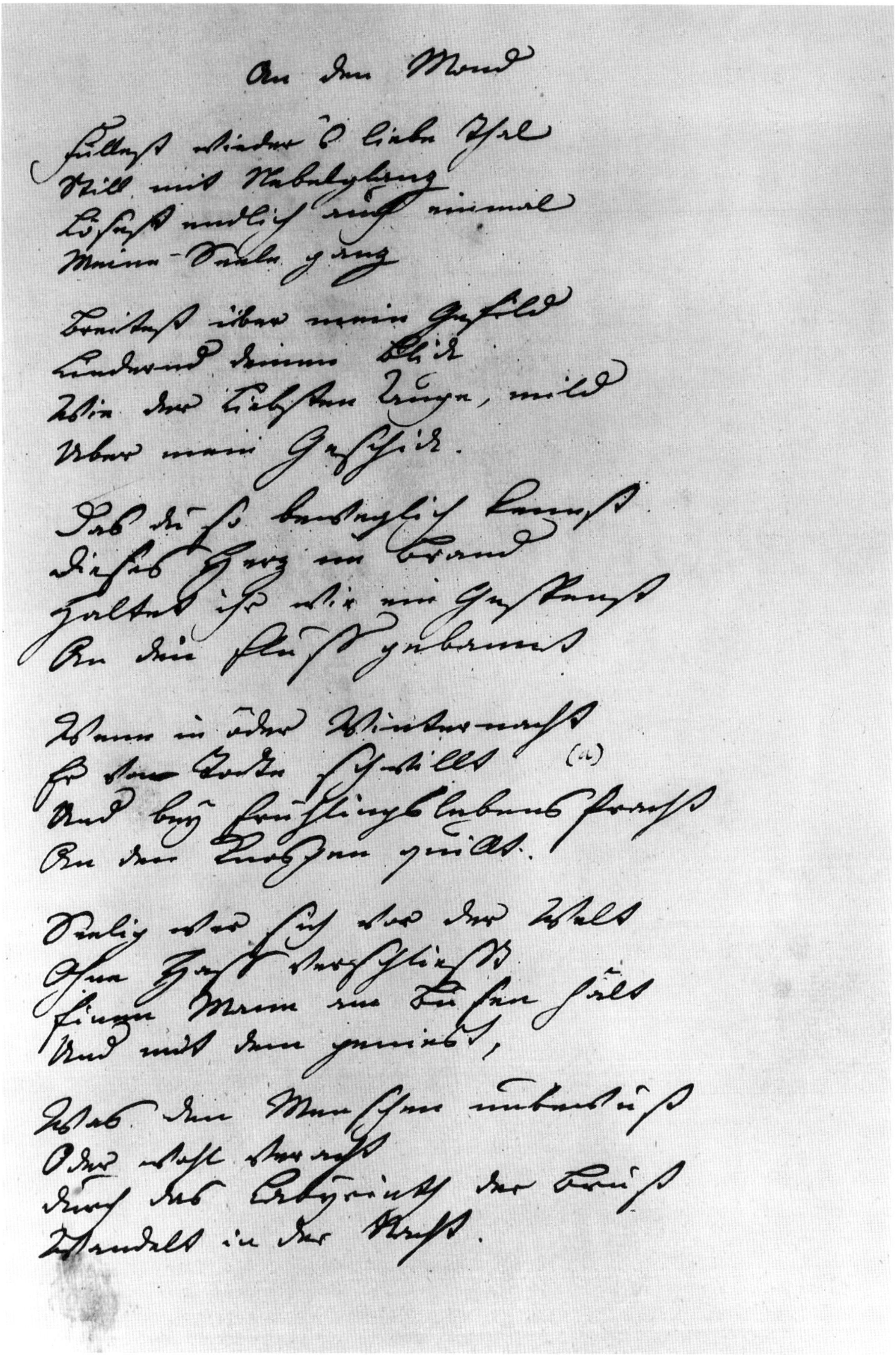

An den Mond

Füllest wieder 's liebe Thal
Still mit Nebelglanz
Lösest endlich auch einmal
Meine Seele ganz

Breitest über mein Gefild
Lindernd deinen Blick
Wie der Liebsten Auge, mild
Über mein Geschick.

Das du so beweglich kennst
Dieses Herz im Brand
Haltet ihr wie ein Gespenst
An den Fluß gebannt

Wenn in öder Winternacht
Er vom Tode schwillt (a)
Und bey Frühlingslebens Pracht
An den Knospen quillt.

Selig wer sich vor der Welt
Ohne Haß verschließt,
Einen Mann am Busen hält
Und mit dem genießt,

Was den Menschen unbewußt
Oder wohl veracht
Durch das Labyrinth der Brust
Wandelt in der Nacht.

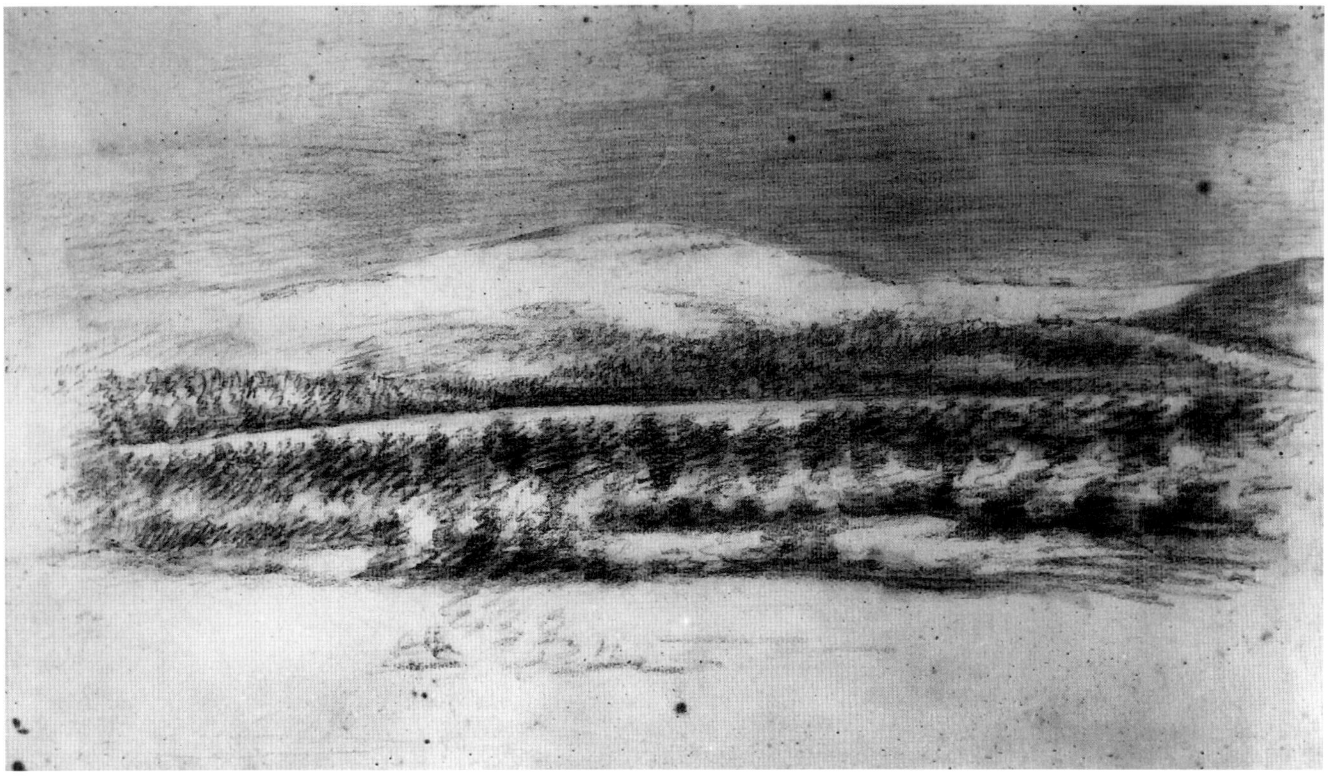

◁ ***Goethe: An den Mond*, 1776/78**
Goethe schrieb das Gedicht in seinem Gartenhaus und legte es einem Brief an Charlotte von Stein am 19. Februar 1778 bei. Er hat diese erste Fassung nie publiziert.

kommen, da er lauter Mondscheine male.[17] Goethe hat, im Vorgriff auf romantische Vorstellungen und Licht-Metaphern, die Magie des Mondlichts über der Landschaft als Begegnung mit dem Unendlichen, dem Göttlichen empfunden. Aus seinem Gartenhaus schreibt er an Frau von Stein: »Nachts halb eilf. der Mondschein war so göttlich ich lief noch ins Wasser. Auf der Wiese und Mond. Gute Nacht.«[18] Und in Rom versetzt ihn die Wirkung des Mondlichts in »einen Zustand wie von einer andern einfachern größern Welt«[19].

Aber weit wichtiger für den Zeichner ist in der Weimarer Zeit die Stimmung, die das Licht des Mondes über die Landschaft breitet. Ähnlich wie in der Dämmerung wird die Natur mit einem weichzeichnenden Schleier überzogen.

Goethes Mondbegeisterung hat aber noch eine weitere Komponente: er hat sich in diesen Jahren häufig selbst mit dem Mond identifiziert. Aus Frankfurt schrieb er im Oktober 1771 jenen stürmischen Werbe- und Bekenntnisbrief an

***Goethe: Brocken im Mondlicht*, 1777**
Das Blatt gehört zu Goethes schönsten Mond- und Gipfelbildern. »Nun Liebste tret ich vor die Thüre hinaus da liegt der Brocken im hohen herrlichen Mondschein über den Fichten vor mir …«, schreibt er an Frau von Stein. Er zeichnet die schneebedeckte Landschaft als Ausschnitt aus einem unbegrenzten, scheinbar unendlichen Panorama – wie später der romantische Maler Caspar David Friedrich.

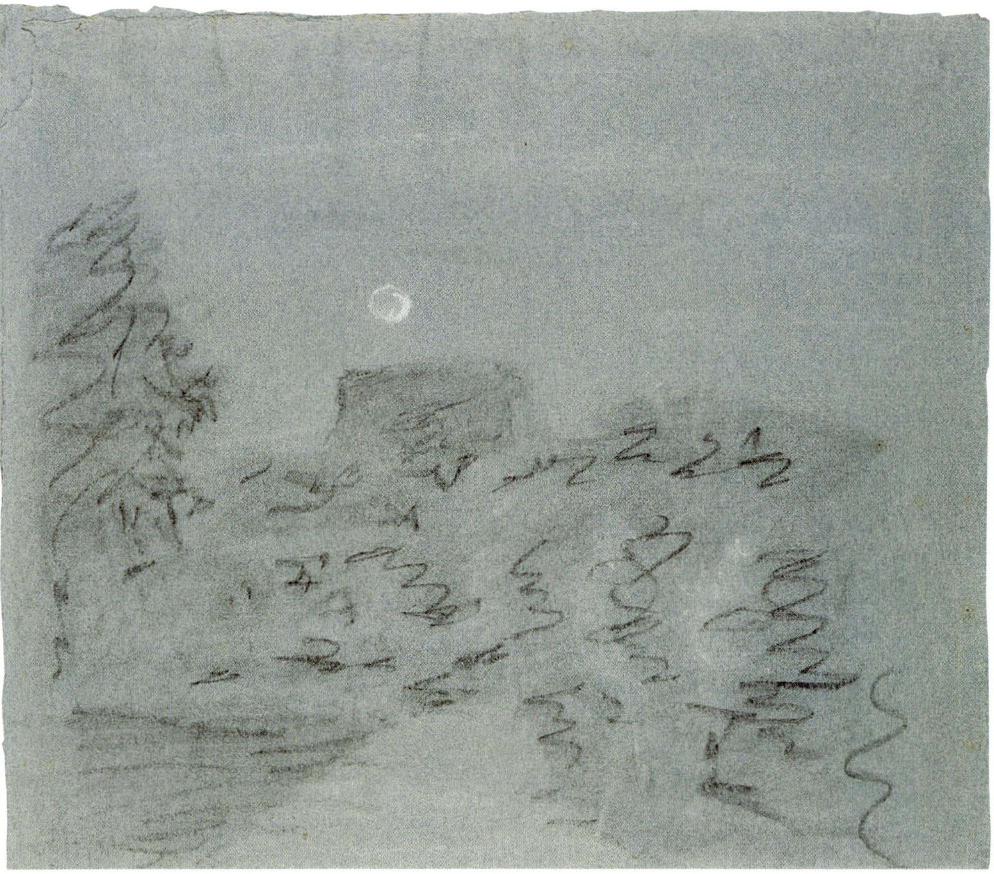

Goethe: Vollmondnacht im Thüringischen Gebirge, 1777
Mit einer Art Schnellschrift hat der Zeichner in seinen Weimarer Mondbildern die Sprache der nächtlichen Landschaft aufgeschrieben. Vielleicht ist dieses Blatt auf blaugrauem Papier bei seinem Herbstaufenthalt auf der Wartburg im Jahr 1777 entstanden, als er den Zauber des Mondlichts über dem Thüringer Wald besonders intensiv erlebte.

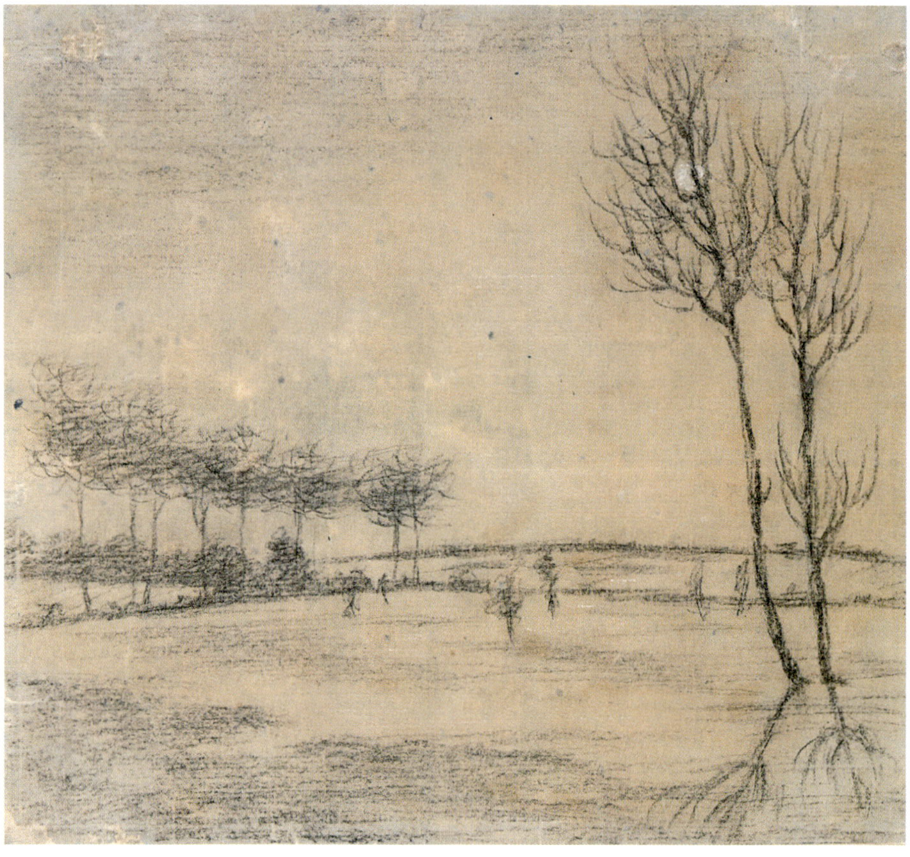

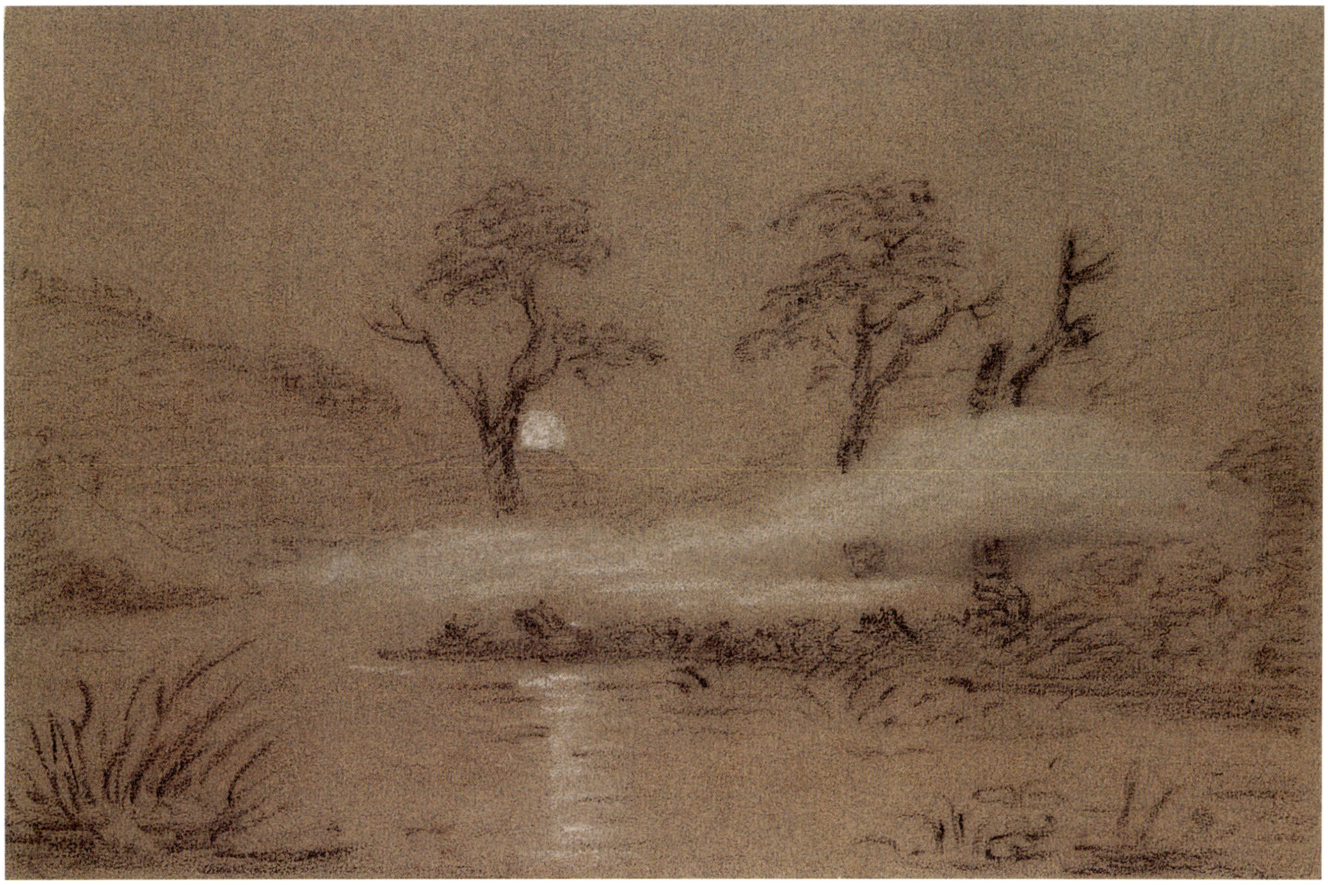

Goethe: Aufgehender Mond am Fluß, 1777
Die Flußlandschaft mit dem »Nebelstreif« und der Spiegelung des Mondlichts im Wasser ist mit weichen Kreidestrichen skizziert. Diese »Mondscheine« gehören zu den stimmungsvollsten Blättern der deutschen Zeichenkunst vor der Romantik.

◁ *Goethe: Winterliche Mondnacht am Schwansee, 1777/78*
Mit sparsamen Linien und Schraffuren hat der Zeichner die frostklare Mondnacht über der weiträumigen Landschaft festgehalten. Hier auf dem Schwansee pflegten die Weimarer Hofgesellschaft und die Bürger Schlittschuh zu laufen. Goethe hatte das Eislaufen 1775 aus Frankfurt mitgebracht. »Die verrückte Frau von Stein verbringt den ganzen Tag auf dem Eis ...«, schrieb die Gräfin Görtz an ihren Mann.

Herder, in dem es heißt: »Binn ich bestimmt Ihr Planet zu seyn so will ich's seyn, es gern, es treu seyn Ein freundlicher Mond der Erde.«[20] Und auch in seinem Verhältnis zu Charlotte von Stein übernimmt er freiwillig die Rolle des Mondes – entgegen allen herkömmlichen Vorstellungen der antiken und neuzeitlichen Symbol-Welt, die den Mann mit der Sonne, die Frau mit dem Mond gleichsetzt.

In seinem Weimarer Tagebuch erscheint Charlotte von Stein immer unter dem astronomischen Zeichen für die Sonne, einem Kreis mit einem Punkt in der Mitte. Besser konnte er nicht ausdrücken, wie sehr sie zum Mittelpunkt seines Lebens geworden war: »Sie sind immer gleich und ich wie der Mond in seinen Veränderungen sich auch gleich!«[21] Mit seiner Mond-Identifikation reservierte sich Goethe die Möglichkeit der proteushaften Verwandlungen, der Beständigkeit im Wechsel.

In den Weimarer Mondgedichten »Jägers Nachtlied« und »An den Mond« tritt der Planet dann allerdings wieder in seine traditionelle Konstellation: er wird dem Weiblichen zugeordnet und übt, wie Charlotte von Stein, seine »besänftigende Wirkung« aus. Auch die Mondgedichte sind – wie die Mondzeichnungen – für die Geliebte bestimmt. Und das Ilmtal, sein »Gefild«, ist der Ort, der ihn zu seinen Zeichnungen und lyrischen Bildern inspiriert. Besonders eindrucksvolle Landschaftsschilderungen im Mondlicht sind Goethe auch auf zwei seiner längeren Reisen von Weimar aus gelungen, auf denen er Abstand vom Hofleben suchte. Als er im Herbst 1777 auf der Wartburg wohnt, beschreibt er Frau von Stein die mondbeglänzte Thüringer Landschaft, die er von seinem Fenster aus überblicken kann. Gezeichnet hat er sie offenbar nicht. Erst einige Monate später, auf seiner winterlichen Harzreise, hält er den »Brocken im Mondlicht« fest. Vor seiner abenteuerlichen und gefährlichen Besteigung dieses Berges im tiefen Schnee schreibt er an Charlotte von Stein: »... ich hab einen Wunsch auf den Vollmond, wenn ihn die Götter erhöhren, wärs grosen Dancks werth. Ich nehm auch nur mit der Hälfte vorlieb.«[22]

Als er schließlich nur noch zwei Stunden vom Gipfel entfernt ist, »da liegt der Brocken im hohen herrlichen Mondschein über den Fichten«[23] vor ihm. Seine meisterhafte Zeichnung fixiert genau diesen Augenblick. Wieder faßt das Mondlicht die Landschaft zusammen, überzieht sie mit einem magischen Stimmungszauber, den Goethe mit ganz zart und weich über das Papier geführten Kohlestift-Schraffuren wiedergibt; ein Blatt, das immer noch von seiner »Ästhetik der Dämmerung« bestimmt ist.

Auf die Harzreise war Goethe als Zeichner gegangen, er hatte sich als »Zeichenkünstler von Gotha« ausgegeben, später als Darmstädter Maler Johann Wilhelm Weber (eine Übersetzung seines mütterlichen Familiennamens Textor). Das frühe Inkognito verrät nicht nur die zunehmende Intensität seines Malertraums, es macht ihn auch freier und offener auf Reisen: »... es ist mir als wenn ich mein Verhältniss zu den Menschen und den Sachen weit wahrer fühlte.«[24]

Die plötzliche und heimliche Harzreise, bei der er 500 Kilometer zu Pferd zurücklegte, wirkt fast wie ein Vorspiel zu seinem Aufbruch nach Italien neun Jahre später.

Die Entdeckung der Thüringer Landschaft

»Ich bin gesund, biß auf'n Einfluss des fatalen Wetters, streiche was ehrlichs in Thüringen herum und kenne schon ein brav Fleck davon. Das macht mir auch spaas ein Land so auswendig zu kennen.«[25]

Goethe war ein Reisezeichner: so nahm er auf seine Kreuz- und Querzüge durch Thüringen, die sich wie ein dichtes Netz über das Land legten, immer sein »Portefeuille«, die Zeichenmappe, mit, um auf den zahlreichen Jagdpartien und Dienstreisen mit dem Herzog oder allein, bei Wind und Wetter, oft während kurzer Pausen, ein Blatt »im Fluge zu schießen«. Manchmal verbiß er sich aber auch stundenlang in ein Motiv.

Goethe kann als der zeichnerische Entdecker der thüringischen Landschaft gelten. Er hat die Täler, Berge, Wälder, Wiesen, Dörfer seiner zweiten Heimat, in der er über ein halbes Jahrhundert leben sollte, eingefangen wie noch keiner vor ihm. Ilmenau und das Ilmtal gehören zu Goethes ersten Entdeckungen: »Du kannst denken, wie ich mich auf dem Thüringer Wald herumzeichne; der Herzog geht auf Hirsche, ich auf Landschaften aus ...«[26], schreibt er an Merck.

An einem verregneten Sommertag steht er auf dem Kickelhahn, dem höchsten Berg der Gegend, und blickt auf die dampfenden Täler bei Ilmenau. Er hat schon viel »gekrizzelt«, seit er

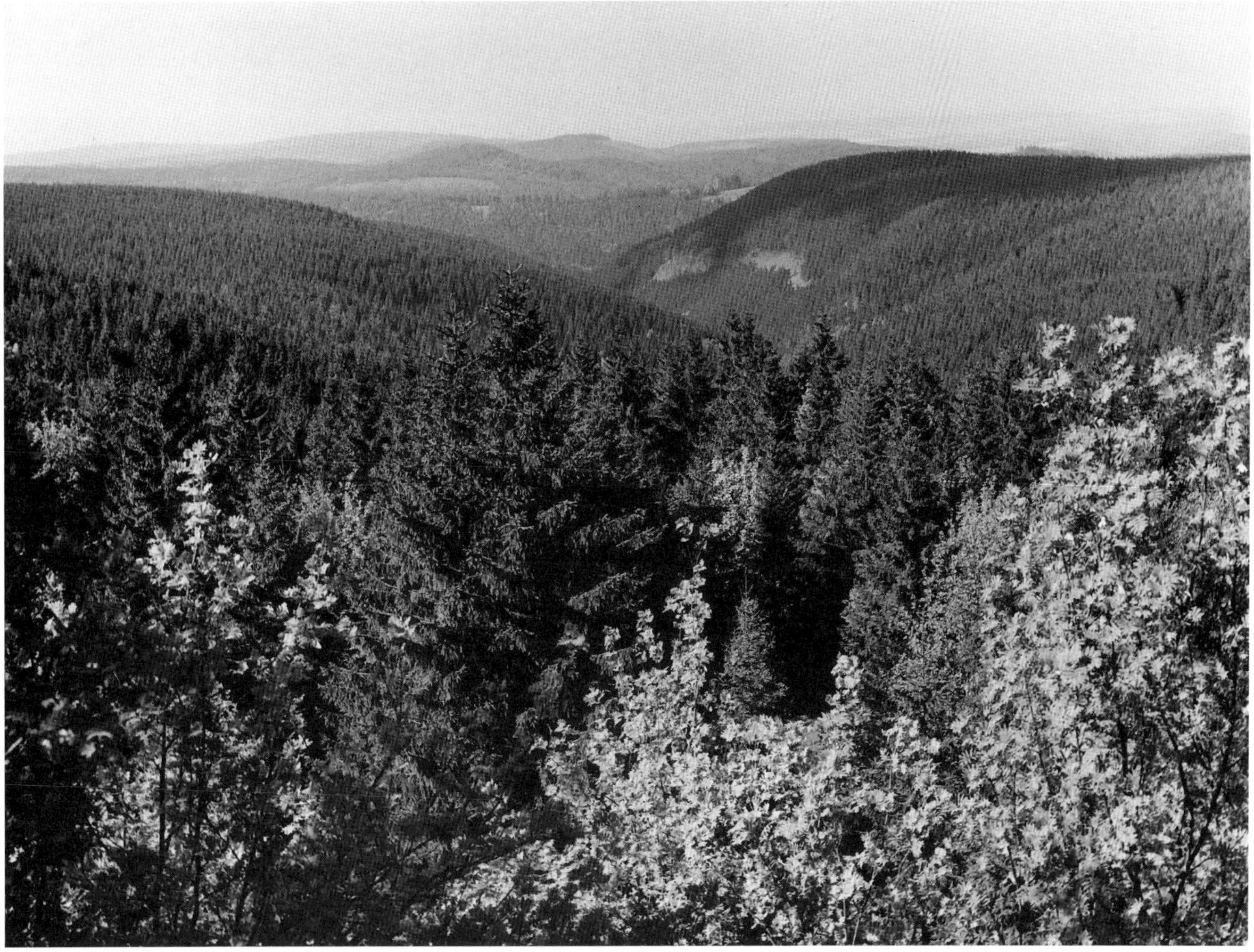

dort ist, zeigt sich wenig zufrieden mit dem Ergebnis, »… alles leider nur von Auge zur Hand, ohne durchs Herz zu gehen« [27], und nimmt sich wieder einmal vor, sich bei der Motivwahl auf einen Ausschnitt, eine Naheinstellung zu konzentrieren, wie beim »Mundloch des Kammerbergstollens«, den er am gleichen Tag gezeichnet hat. Aber dann gelingt ihm, vom Hang des Kickelhahn aus, seine schönste Thüringer Überblickslandschaft: »Dampfende Täler bei Ilmenau«. Eine ebenso charakteristische Physiognomie wie die sorgfältige Zeichnung vom Stützerbacher Schloßberg aus auf Dorf, Tal und Hügel.

»Hinter den Bergen«, südlich von Weimar, lag ein weiterer wichtiger Bezugsort Goethes: das alte Wasserschloß der Ritter von Kochberg; seit 1733 gehörte es den Freiherren von Stein.

Kickelhahn
Vom Hang des 861 Meter hohen Kickelhahn hat Goethe am 22. Juli 1776 die »Dampfenden Täler bei Ilmenau« gezeichnet. Der Berg gehörte zum Jagdgebiet des Herzogs, hier stand auch die Holzhütte, auf deren Bretterwand Goethe vier Jahre später sein Gedicht »Über allen Gipfeln ist Ruh'« schrieb.

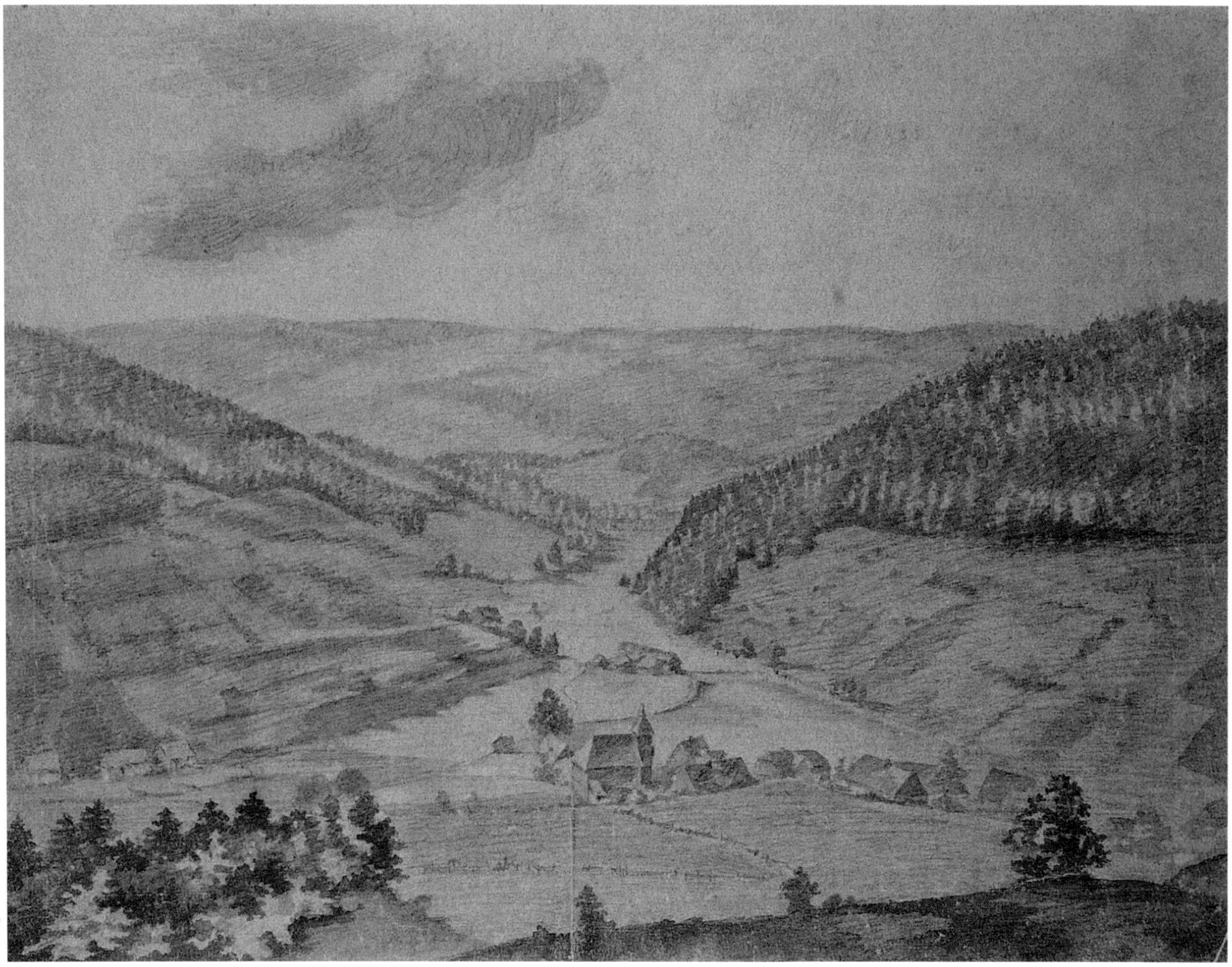

Goethe: Stützerbacher Grund, 1776
Das Ilmtal: eine seiner Thüringer Überblickslandschaften. Im August 1776 hatte ihn das Motiv mehrere Tage beschäftigt. An Frau von Stein schrieb er: »Ich hab heute den ganzen Tag für dich gezeichnet, nicht immer glücklich, aber immer warm. Heut aber sass ich wieder hier auf dem Schloßberg und hatte einen guten Augenblick. Wie erwünscht lag eben der Sonnenblick den Moment da ich aufstieg im Thal wie ich ihn aufs Papier fesseln mögt.«

Charlotte blieb häufig den Sommer über dort, manchmal bis in den Oktober. Von Weimar brauchte Goethe zu Pferd drei Stunden. Zu Fuß legte er die 26 Kilometer in fünf Stunden zurück. Am 6. Dezember 1775 war er zum ersten Mal in Kochberg. In und um Kochberg hat er viel gezeichnet: den Park, die umliegenden Bauernhäuser und das Schloßgebäude selbst.

Häufig wurden seine Thüringer Reisen nun auch zu kleinen Fluchten, auf denen seine »eingeschnürte Seele« Abstand vom Weimarer Hof, der »polierten« Gesellschaft und dem Staub der Akten suchte. Dazu gehörte auch sein erster längerer Aufenthalt auf der Wartburg im Herbst 1777. In einem Tag war er mit dem Herzog von Weimar nach Eisenach geritten. Eigentlich war

Goethe: Mundloch des Kammerbergstollens, 1776 ▷
An sein Motiv, den fast zugewachsenen Stolleneingang eines alten Steinkohleschachts bei Ilmenau, ist der Zeichner ganz nah herangegangen. Das auf dem blaugrauen Papier ausgesparte Laubwerk der Sträucher und Bäume und die schwungvolle Lavierung geben der Landschaft eine flimmernde, fast impressionistische Bewegung aus Licht und Schatten.

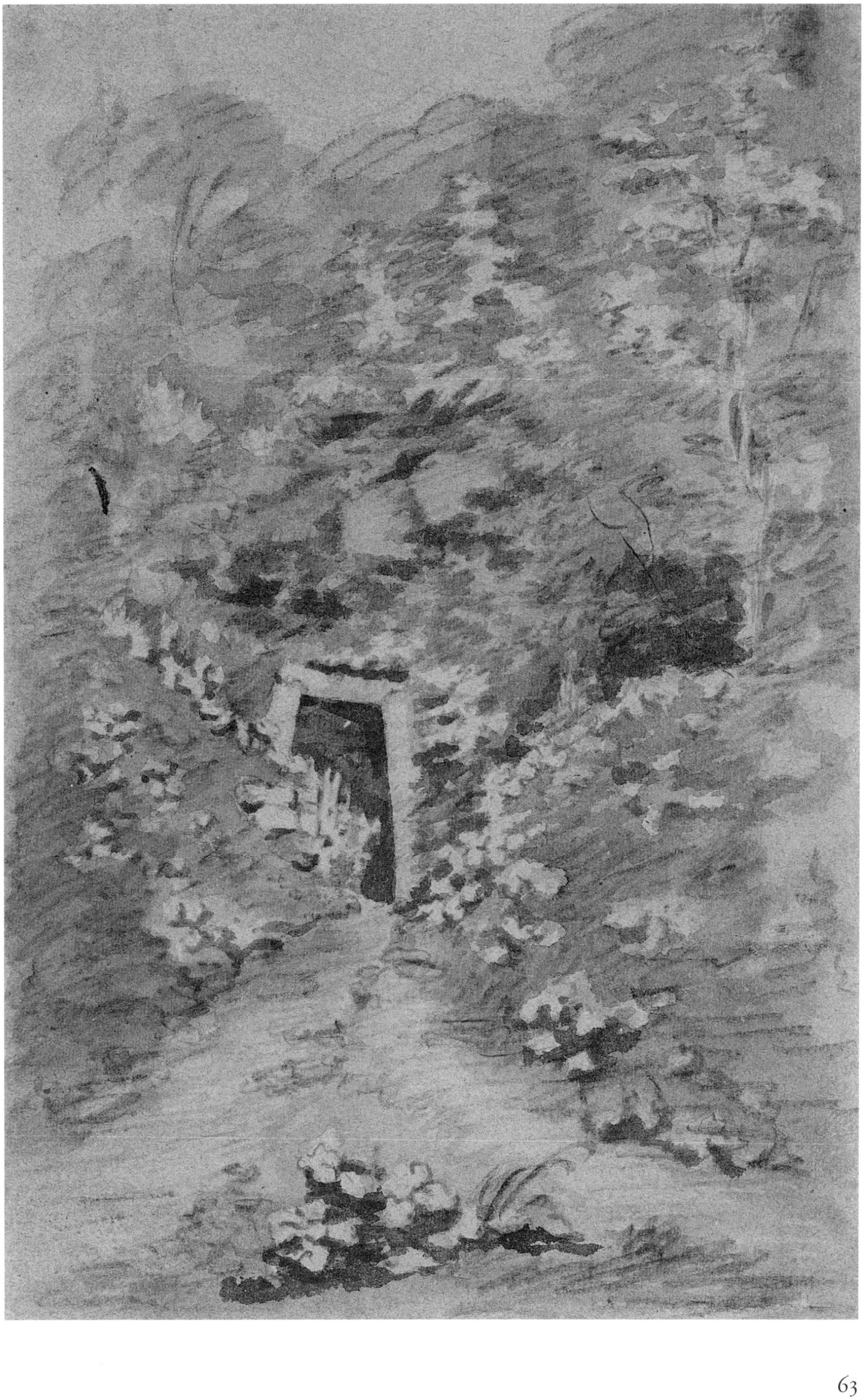

es eine Dienstreise zu Verhandlungen mit den Landständen, aber Goethe, dem sein zugewiesenes Quartier mißfiel und der überdies Zahnschmerzen hatte, zog kurzerhand auf die damals halb verfallene Wartburg. Hier oben, auf »Luthers Pathmos«, bei Vollmond und im »Rauschen des Herbstwinds« schaut er über das weiträumige Thüringer Land. Der Blick von der Höhe wird zugleich zum Rückblick auf das eigene Leben. In dieser Abgeschiedenheit fühlt er seine beginnende Entfremdung von den Menschen besonders deutlich.

Auf der Wartburg hat Goethe einen seiner Anfälle von »Zeichenfieber«. Zunächst schreckt ihn die »überherrliche Gegend« eher ab: »Wenns möglich ist zu zeichnen, wähl ich mir ein beschränckt Eckgen, denn die Natur ist zu weit herrlich hier auf ieden Blick hinaus!«[28] Aber dann wagt er sich doch an eine Art Panoramabild. Er schaut am frühen Morgen aus dem Fenster und sieht ein Motiv, das ihm entgegenkommt: »... es lagen unten alle Thäler im gleichen Nebel, und es war völlig See, wo die vielen Gebürge, als Ufer, hervorsahen. Darnach hab ich gezeichnet. wenn ichs fertig nicht verderbe werden Sie Freude dran haben.«[29] Von den vielen Zeichnungen, die er erwähnt, sind nur wenige erhalten. Sie zeigen die Wartburg aus den unterschiedlichsten Blickwinkeln.

Wie sehr Goethe seine Wahlheimat Thüringen lieben gelernt hat, drückt ein Brief an Charlotte von Stein aus, geschrieben nach einem nächtlichen Ritt von Apolda nach Weimar: »Da fiel mir's auf wie mir die Gegend so lieb ist, das Land! Der Ettersberg! Die unbedeutenden Hügel! und mir fuhrs durch die Seele – Wenn du nun auch das einmal verlassen musst! das Land wo du so viel gefunden hast, alle Glückseeligkeit gefunden hast die ein Sterblicher träumen darf ... wenn du auch das zu verlassen gedrungen würdest mit einem Stab in der Hand, wie du dein Vaterland verlassen hast. Es kamen mir die Trähnen in die Augen, und ich fühlte mich starck genug auch das zu tragen ...»[30]

In diesem Brief werden auch Goethes Selbstmitleid, seine leicht pathetische Selbststilisierung und das Lebensgefühl des ewigen »Emigranten« deutlich, der sich eigentlich nirgends zu Hause, immer auf der Flucht fühlt. So verstand Goethe offenbar seinen freiwilligen Ortswechsel von Frankfurt nach Weimar als eine Art »Vertreibung«, wie später seine Abreise aus Rom als »Verbannung«.

Vom Auge durch das Herz zur Hand

»Ich bin den grosen Gefühlen nicht ewig aufgestimmt und ohne sie vergänglich«[31], hatte Goethe schon 1775 in Frankfurt notiert. Der Weimarer Goethe blieb in seiner Erfahrung der Inspiration, wie auch in seiner Produktionsweise beim Schreiben und Zeichnen seiner Genie-Zeit verbunden, in der er das »dämmernde«, »nachtwandlerische« oder »träumerische« Strömen der Einfälle mit einer raschen Niederschrift abschloß. Dabei konnte er seine Ideen lange fertig im Kopf mit sich herumtragen, ehe er sie ausführte: den »Werther« hatte er in vier Wochen fertig, für den »Clavigo« brauchte er nur eine. Die besten Einfälle kamen ihm in freier Luft, beim Reisen zu Pferd, zu Fuß oder auf dem Schiff; dann konnte er hinreißend Gedichte und Balladen improvisieren, wie auf der Rheinreise

Goethe: Schloß Großkochberg, 1777
Das alte Wasserschloß war für die Familie von Stein und deren Freunde eine ideale Sommerresidenz. Schon einen Monat nach seiner Ankunft in Weimar hat Goethe Charlotte von Stein zum ersten Mal dort besucht. Den Westflügel mit seinem Frührenaissance-Giebel zeichnete Goethe vom Park aus und wählte mit der Spiegelung im Wassergraben und den von oben ins Bild ragenden Zweigen einen besonders malerischen Bildausschnitt.

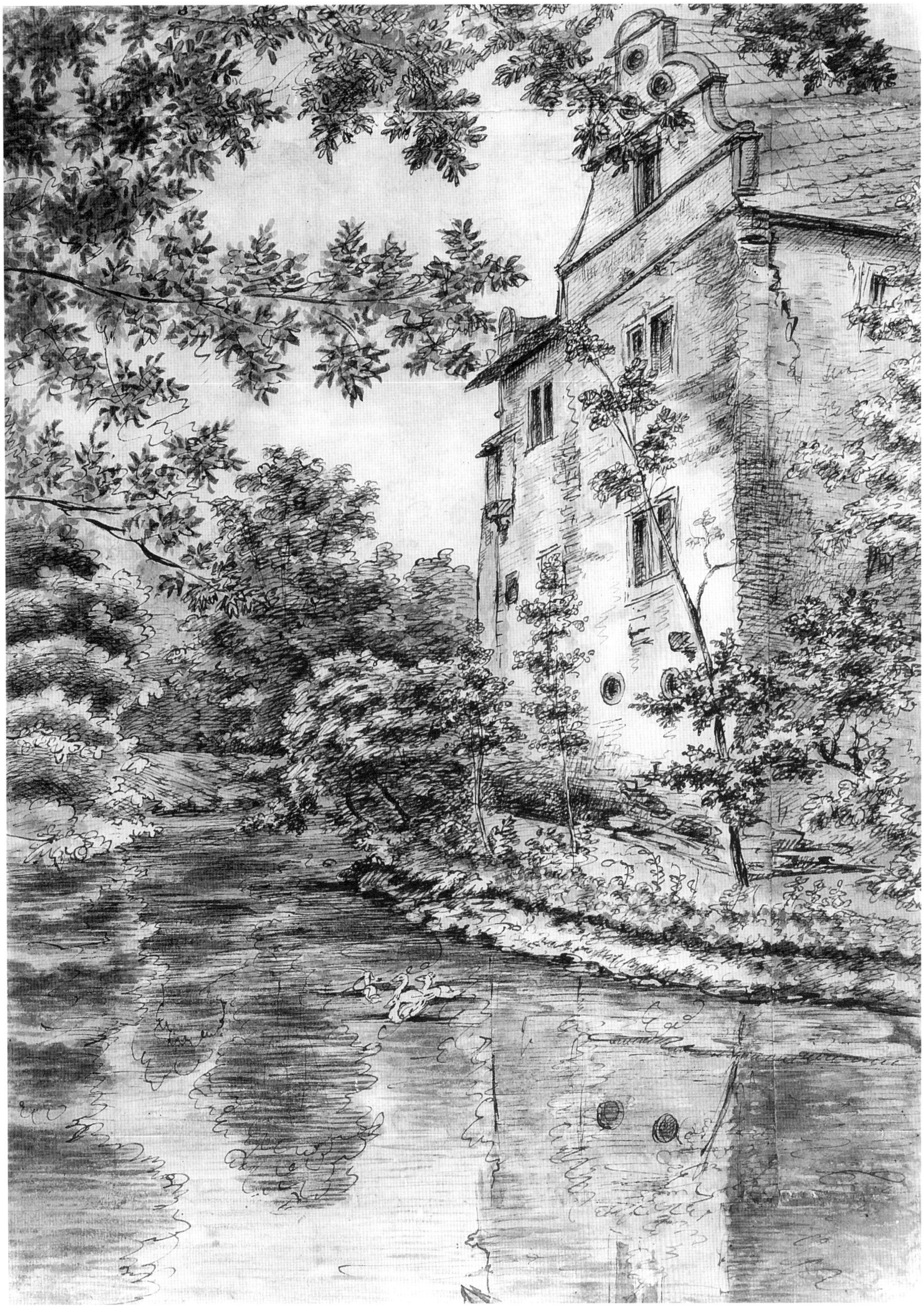

»Seh' ich eine gezeichnete, eine gemahlte Landschaft, so entsteht eine Unruhe in mir, die unaussprechlich ist. Die Fußzehen in meinen Schuhen fangen an zu zucken, als ob sie den Boden ergreifen wollten, die Finger der Hände bewegen sich krampfhaft, ich beiße in die Lippen, und es mag schicklich oder unschicklich sein, ich suche der Gesellschaft zu entfliehen, ich werfe mich der herrlichen Natur gegenüber auf einen unbequemen Sitz, ich suche sie mit meinen Augen zu ergreifen, zu durchbohren, und kritzle in ihrer Gegenwart ein Blättchen voll, das nichts darstellt und doch mir so unendlich werth bleibt, weil es mich an einen glücklichen Augenblick erinnert, dessen Seligkeit mir diese stümperhafte Übung ertragen hat. Was ist denn das, dieses sonderbare Streben von der Kunst zur Natur, von der Natur zur Kunst zurück? Deutet es auf einen Künstler, warum fehlt mir die Stätigkeit?«

mit Lavater. Immer wieder staunt man über die Schnelligkeit und Lebhaftigkeit seines Arbeitens, seine kreative Unruhe, die die ganze Person erfaßt. Deshalb empfindet er auch die spontane Skizze, die »im Fluge geschossene« Zeichnung als die ihm angemessene Form. Er lebt in dem Gefühl, die Flüchtigkeit einer Stimmung könne ihm in einem länger dauernden Zeichenprozeß entgleiten. Sehr oft ist sein »Zeichenfieber« vom Wohlgefühl des Gelingens begleitet, aber zunehmend erlebt er nun auch Momente des Mißlingens: »Heut wollt ich zeichnen, ein lieblich Fleck, es ging gar nicht. Mir ists ein vor allemal unbegreiflich, dass ich Stunden habe wo ich so ganz und gar nichts hervorbringe.«[32] Für Goethe mußte der künstlerische Prozeß beim Zeichnen (und beim Schreiben) vom Auge durch das Herz zur Hand gehen, wenn ein Blatt gelingen sollte. Das galt zumindest bis zur Reise nach Italien: »Ich hab' viel gekrizzelt seit ich hier bin«, schreibt er im Sommer 1776 aus dem Thüringer Wald an Charlotte von Stein, »alles leider nur von Auge zur Hand, ohne durchs Herz zu gehen, da ist nun wenig draus worden. Es bleibt ewig wahr: Sich zu beschränken, Einen Gegenstand, wenige Gegenstände, recht bedürfen, so auch recht lieben, an ihnen hängen, sie auf alle Seiten wenden, mit ihnen vereinigt werden, das macht den Dichter den Künstler – den Menschen –«[33]. In der Konzentration auf wenige, überschaubare Motive, ja in der Identifikation mit ihnen, sah Goethe damals den richtigen Weg zur Kunst. Das Mißlingen führte er auf eine Art »Kurzschluß« zwischen Auge und Hand zurück, bei dem das Herz sozu-

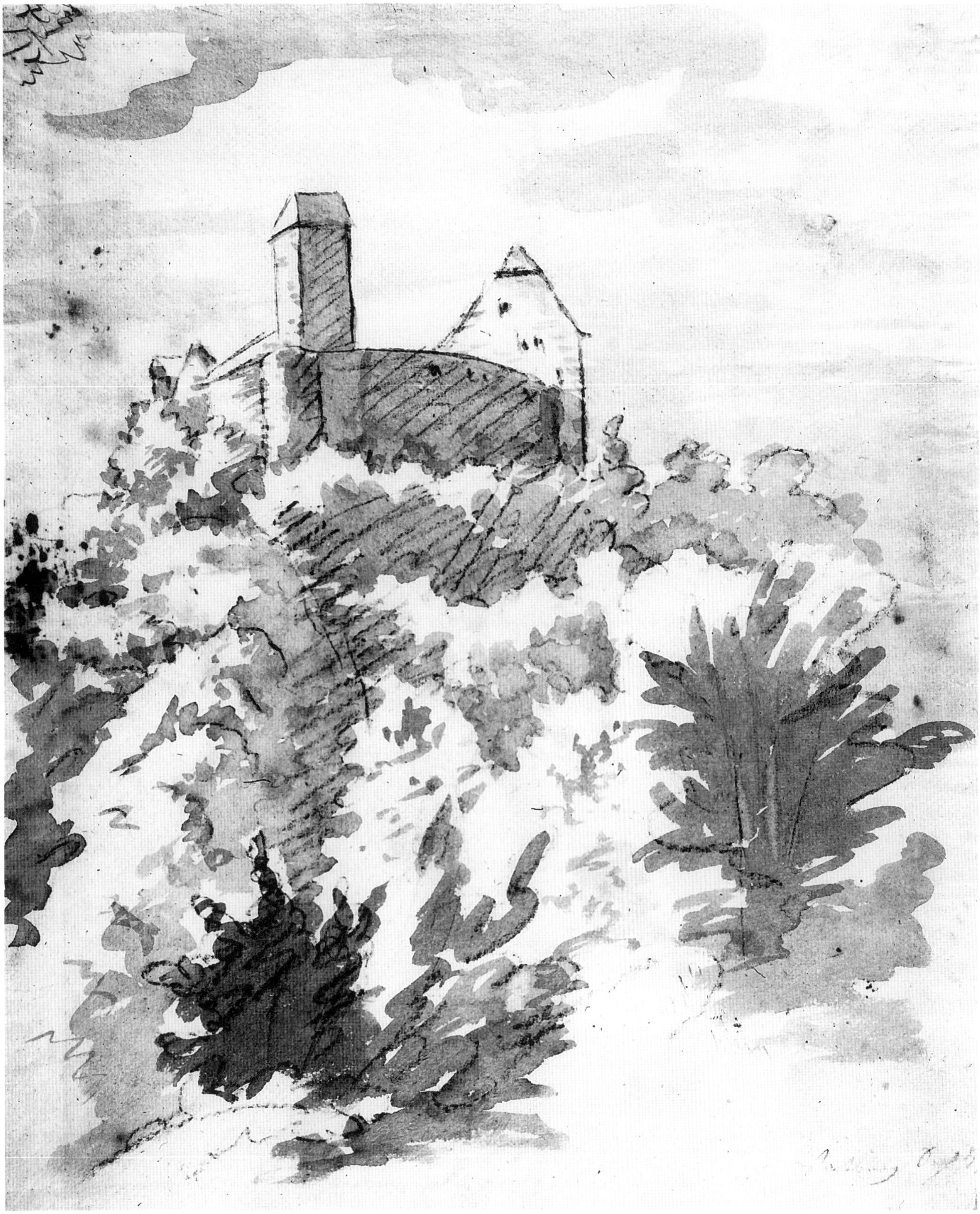

***Goethe: Wartburg von Süden,** 1777*
Goethes freieste Wartburg-Zeichnung kommt mit wenigen Strichen, Schraffuren und großzügigen Lavierungen aus.

sagen übersprungen wird[34]. In Italien, während des »Zweiten Römischen Aufenthalts«, wird dann aus der »Dreieinigkeit« von Auge, Herz und Hand das Herz plötzlich verschwinden: »Mein Auge bildet sich unglaublich, und meine Hand soll nicht ganz zurückbleiben«[35], heißt es Ende Juni 1787 aus Rom, als er sich ganz dem klassizistischen Zeichen-Programm unterworfen hat.

In Weimar aber nahm er zunächst Zuflucht zu allerlei Hilfsmitteln. Hatte er bisher das Unfertige einfach liegen lassen, holte er sich nun, um die »Iphigenie« voranzutreiben, über der er den ganzen Tag gebrütet hatte, ein Quartett ins Gartenhaus, um sich »durch die lieblichen Töne aus den Banden der Protokolle und Ackten«[36] zu lösen. Der Zeichner versuchte es mit geduldigem, diszipliniertem Vorgehen, mußte aber erleben, daß er seine schönen Skizzen damit eher verdarb. »Ich habe mich heut den ganzen Tag geplagt Ihnen was zu zeichnen. durch plagen kommt man zu nichts seh ich wohl.«[37] Er suchte die Gründe, außer in seinen politischen und administrativen Pflichten, jetzt auch in seinem mangelnden Fleiß, seiner fehlenden »mechanischen Übung«, war aber immer von neuem bereit zu lernen: er kopierte Blätter von Everdingen und Kobell, er ging zu Kraus in die Weimarer Zeichenschule. Manchmal bedauerte er nun sogar, von einer seiner wichtigsten Inspirationsquellen, der Liebe, allzu abhängig zu sein: »Liebste ich habe viel gezeichnet sehe nur aber zu wohl dass ich nie Künstler werde. Die Liebe gibt mir alles und wo die nicht ist, dresch ich Stroh.«[38]

Allmählich verändert sich seine Produktionsweise, wird die Abwendung von der Genie-Ästhetik und der Aufbruch zur klassischen Kunst sichtbar: er sucht nach einer Zeichentechnik, die ihn von den kurzen Momenten der Inspiration unabhängig macht, ihm immer und überall eine adäquate Darstellung der Landschaft ermöglicht.

In seinen 1779 konzipierten, erst siebzehn Jahre später veröffentlichten »Briefen aus der Schweiz« hat sich Goethe zum ersten Mal gefragt, was denn eigentlich der tiefste Grund seines Zeichentriebes sei. Erst im Alter hat er darauf eine Antwort gefunden.

Hofnoth, Ekel, Politik

Voller Hoffnung, aber auch mit dem vollen Bewußtsein des Risikos war Goethe 1775 an den Weimarer Hof gekommen. Schon früh durchschaute er »das durchaus Scheisige dieser zeitlichen Herrlichkeit«[39].

Trotz seiner anfänglichen Zweifel entschloß er sich doch zu bleiben, um zu »Regieren!!«, wie er noch 1777 auf der Wartburg mit zwei Ausrufezeichen bekräftigte. Gleichzeitig spürte er bereits seine Entfremdung von der »Armuth des Hof treibens, überhaupt der Sozietät«[40]. Dagegen setzte er, als eine Art Krisentherapie, das Zeichnen: »Da hab ich einen Einfall: mir ists als wenn das Zeichnen mir ein Sauglāppgen wäre, dem Kind in Mund gegeben, dass es schweige, und in eingebildeter Nahrung ruhe.«[41]

Hatte er sich bisher mit seiner ganzen Person für seine Aufgaben eingesetzt, sich buchstäblich um alles gekümmert – von den neuen Fleischständen auf dem Weimarer Markt bis zur Bestrafung eines trunksüchtigen Jenaer Studenten –, so begann er nun, um sich innerlich treu zu bleiben, ein »Doppelleben«: er trennte sein politisch-gesellschaftliches vom moralisch-künstlerischen Dasein. Je mehr die poetische Produktion stagnierte, desto enger hielt er sich ans Zeichnen, weil er von jung an wußte, daß ihm gerade die praktische Arbeit des Skizzierens zum »heimlichen Frieden der Seele« verhelfen konnte: »Wenn nichts gehn wollte gezeichnet«[42], vermerkt er lakonisch im Tagebuch am 20. November 1780. Mit wachsender Bitterkeit registriert er

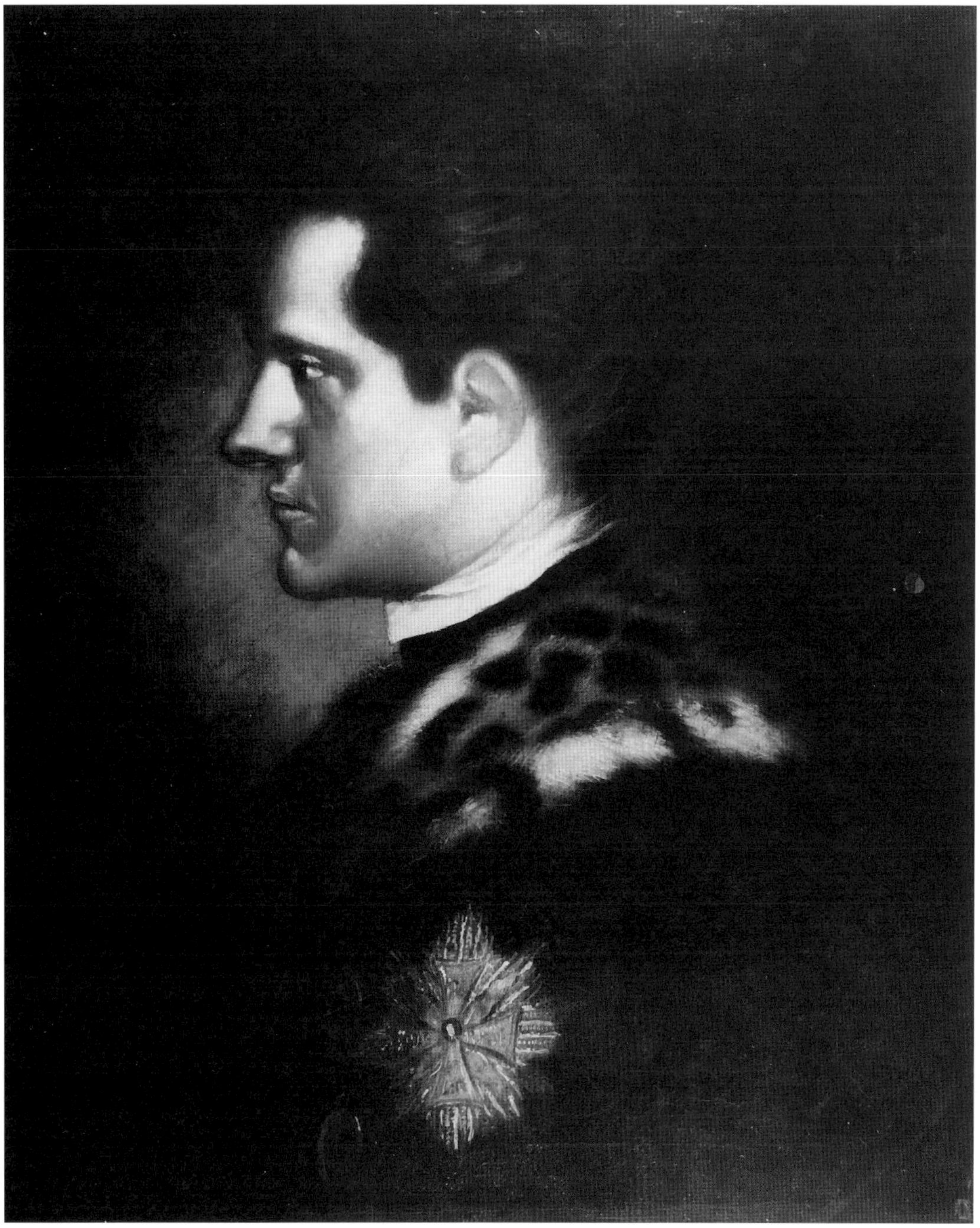

Johann Ernst Heinsius:
Herzog Carl August von Sachsen-Weimar-Eisenach, 1781
Ein schöner Mann war Carl August nicht. Auf den meisten Porträts wirkt er ein wenig derb und dickschädelig. Spontan hatte der junge Herzog im Herbst 1775 den früh berühmten Autor Goethe nach Weimar eingeladen. Aus der gegenseitigen jugendlich-ungestümen Sympathie wurde, trotz mancher Krisen, eine lebenslange Freundschaft.

auf einer Dienstreise zu den thüringischen Höfen seine geringen Einflußmöglichkeiten auf die Politik, die verbreitete Mißwirtschaft und die lächerlichen Duodez-Rituale der regierenden Fürsten, übrigens auch die seines eigenen Herzogs Carl August. »… die Hofnoth steh ich nicht den ganzen Tag mit aus«[43], schreibt er einmal an Frau von Stein, als ihn der Herzog zu sich auf das Schloß Belvedere beordert und er die Hoffnung auf einen Tag mit ihr aufgeben muß. Gefühle von Ekel und Grauen stellen sich ein. Wie schon im Frankfurter Elternhaus, legt er sich dann einfach ins Bett: »... mein gewöhnlich Mittel, wenn mir's in der Welt unheimlich wird ...«[44]

Seine Situation faßt er wieder in eine einprägsame Tier-Metapher: »Doch ist mirs wie einem Vogel der sich in Zwirn verwickelt hat ich fühle, dass ich Flügel habe und sie sind nicht zu brauchen.«[45]

Ab 1781 dachte er immer häufiger an Flucht. Seine dunklen Andeutungen, die versteckten, manchmal aber auch erstaunlich deutlichen Hinweise auf seine wachsende Italien-Sehnsucht nahmen zu. In seinen letzten Briefen aus Karlsbad – umittelbar vor seinem heimlichen Aufbruch nach Italien – kündigte er Charlotte von Stein geheimnisvoll für Ende September ein »Röllgen« mit seinen Zeichnungen an, die sie aber niemandem zeigen solle. Offenbar hatte er sich vorgenommen, als Zeichner auf diese wichtigste Reise seines Lebens zu gehen.

V. Salto Mortale

(1786 – 1788)

»Viele Hundert
ja tausend solcher Blätter und Blätgen
könnte man im Bezirck einer Stunde
hier zeichnen«

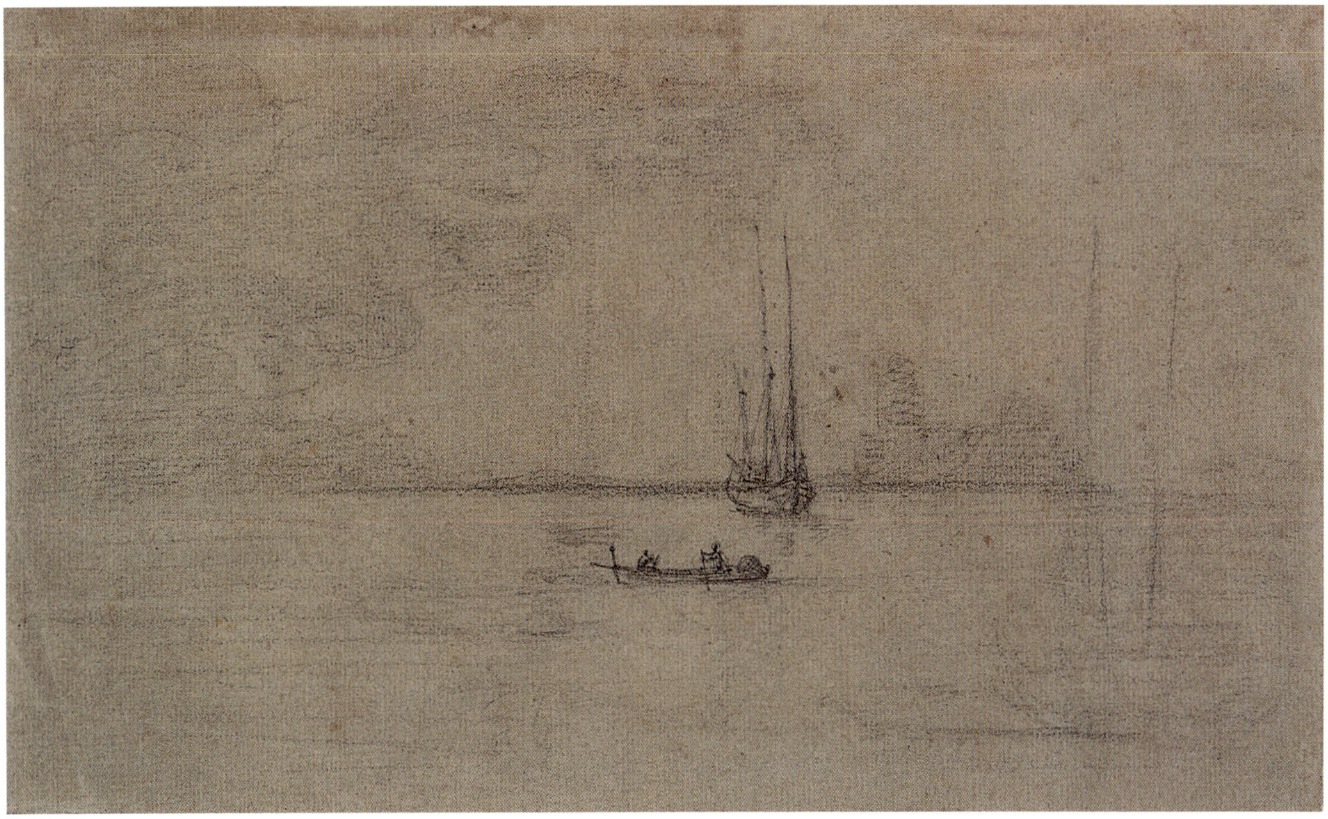

Goethe: Venedig, 1786
»Heute Abend war herrlicher Mondschein. Ein Gewitter kam übers Meer von Südost, also von den Dalmatinischen Gebürgen, wetterleuchtete, zog am Mond vorbey zertheilte sich und ging nach dem Tyroler Gebirg … Einige Striche hab ich auf grau Papier gemacht von dieses Abends Erscheinung auf dem Wasser.«

33

Wirthschaft der Eltern schädlich,
die Haare gehen nach u. die Wa-
den sieht man nackt.
Die Weiber tragen an einem Bügel
oder Bogen von geschwungenem
Holz, Körbe, Eimer, was sie
zu tragen haben.

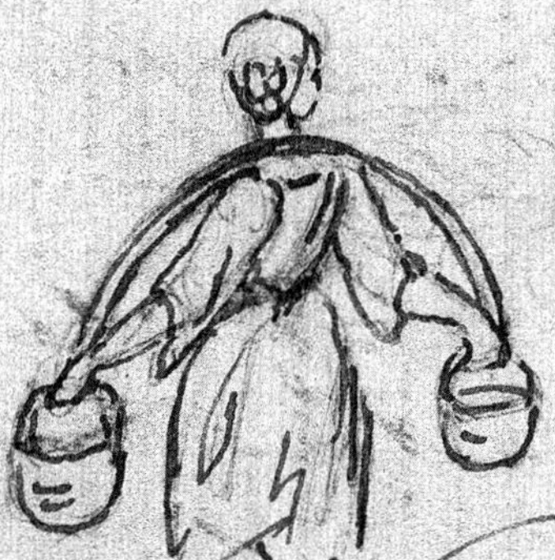

Sie können sich es sehr bequem machen,
indem sie, wenn es schwere Sachen
sind, auch zugleich die Hände
mit den Händen fassen können,
wie nebenstehende Figur ausweist.
Das Volk selbst ist gewiß vom Grund
aus gut, ich habe mir die Kinder an
und gebe mich mit ihnen ab, auch mit
den Alten. In meiner Figur, zu der
ich noch keinen Unterstrümpfe zu

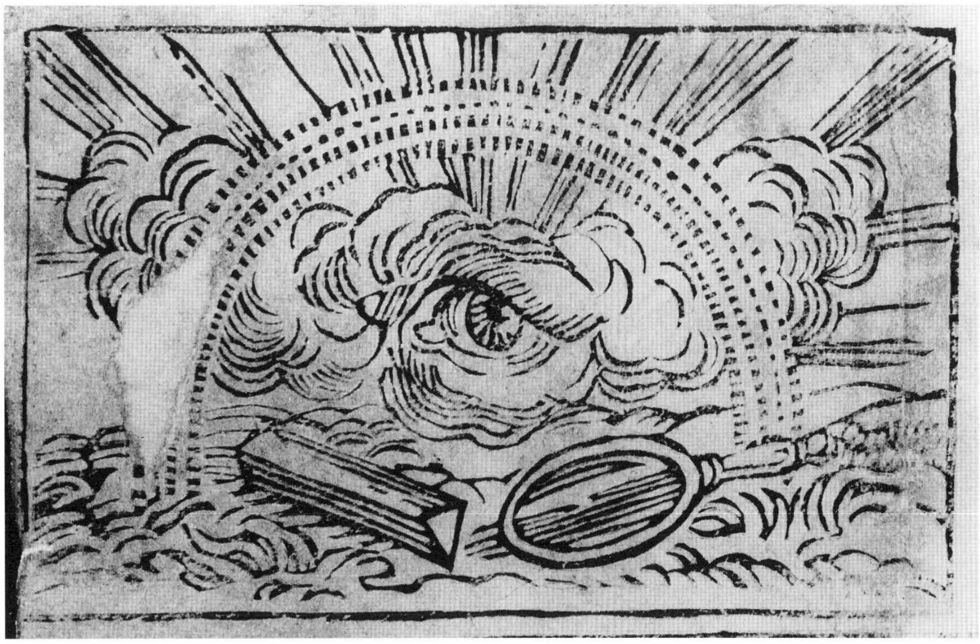

Goethe: Augenvignette, 1791
Der Holzschnitt nach einer verschollenen Handzeichnung Goethes war für den Umschlag des »Optischen Kartenspiels« zur »Farbenlehre« bestimmt. Goethe hatte sein rechtes Auge aus dem Spiegel abgezeichnet: die einzige »Selbstdarstellung«, die von ihm sicher bezeugt ist, und eines der ersten deutschen Augen-Selbstporträts überhaupt. Daß Goethe tatsächlich auffallend große Augen hatte, haben nicht nur zahlreiche spätere Untersuchungen und Messungen ergeben – es wird auch in den Berichten der Zeitgenossen immer wieder hervorgehoben. »Das Auge war vor allen anderen das Organ, womit ich die Welt faßte.«

◁ ***Goethe: Seite aus dem Reisetagebuch für Frau von Stein, 1786***
Eine der wenigen, direkt in den Text eingestreuten Zeichnungen des italienischen Reisetagebuchs – unter dem Datum vom 22. September 1786 aus Vicenza: »Die Weiber tragen an einem Bügel oder Bogen von schwankendem Holze Körbe, Eimer pp. was sie zu tragen haben.«

Die Flucht nach Italien

Goethes »Flucht« nach Italien – am 3. September 1786 früh um drei Uhr bricht er von Karlsbad auf – ist die ebenso spontane wie gut vorbereitete Reise eines Künstlers in das Land der Kunst. Der größte deutsche Naturdichter seiner Zeit wollte sich in Italien auch zum respektablen Landschaftsmaler ausbilden. Er hatte sich vierzehn Tage vor seiner Abreise extra eine größere Zeichenmappe machen lassen: »... die kleine ist zu sehr außer meinem Format«[1], schreibt er an Charlotte von Stein. Vom ersten Tag an hat Goethe gezeichnet: wie immer intensivierte sich seine Landschafts-Wahrnehmung, seine Zeichenlust auf Reisen, besonders in den Flucht- und Trennungs-Situationen seines Lebens. Fast tausend Blätter wird er aus Italien mitbringen, mehr, als in den zwanzig Jahren zuvor entstanden sind. Sein Tagebuch sollte nicht nur ein geschriebenes, sondern auch ein gezeichnetes Diarium der Reise werden: es gibt allerdings nur fünf Federskizzen im Text selbst, sonst zeichnete er auf Extrablättern, die er anfangs noch sorgfältig im Tagebuch durchnumerierte. Aber schon in Venedig gab er das auf. Das Reisetagebuch – Goethe führte es nur bis Rom – liest sich wie eine Folge von Briefen an Charlotte von Stein, ist für sie geschrieben und gezeichnet. Anfangs bittet er sie, die Zeichnungen niemandem zu zeigen. Später in Rom wird sich seine Geheimniskrämerei verlieren.

Zunächst aber ist der siebenunddreißigjährige sächsisch-weimarische Staatsminister bestrebt, seine Reise – vor allem aber das Reiseziel Rom – fast abergläubisch vor seinen Weimarer Freunden geheimzuhalten. Einzig sein zuhausegebliebener Diener Philipp Seidel wußte, wohin sein Herr ging.

Der reiseerfahrene Goethe war gut vorbereitet. Seit seiner Kindheit stand ihm Italien als Sehnsuchtsland vor Augen, beherrschte er die Sprache. Er reiste allein, ohne Diener, mit kleinem Gepäck, Mantelsack und Dachsranzen (in Regensburg kam noch ein Koffer dazu) und legte sich von Anfang an ein Inkognito zu. Zunächst gab er sich als Kaufmann Jean Philippe Moeller aus, offenbar ein bewährter Reisetrick für Italienfahrer.[2] In Rom wurde er dann zum »pittore Giovanni Filippo Miller«.

Als er am 8. September auf dem Brenner angekommen ist, der Wasserscheide zwischen Deutschland und dem »Welschland«, erinnert er sich an seine beiden Abschiedsblicke nach Süden auf dem Gotthard-Paß 1775 und 1779. Diesmal aber schafft er den doppelten Übergang: nach Italien und in eine neue Existenz. »Gedenck an mich in dieser wichtigen Epoche meines Lebens«[3], heißt es im Tagebuch für Charlotte von Stein. Er hat einen Rasttag eingelegt, um ihr zu schreiben: »Am 9. Abends als ich mein erstes Stück an dich geschlossen hatte, wollte ich noch die Herberge zeichnen, aber es ging nicht, ich verfehlte die Formen und ging halb mißmutig nach Hause.«[4] Sein Ärger spiegelt noch die alte Verkrampfung, die er als Zeichner aus Deutsch-

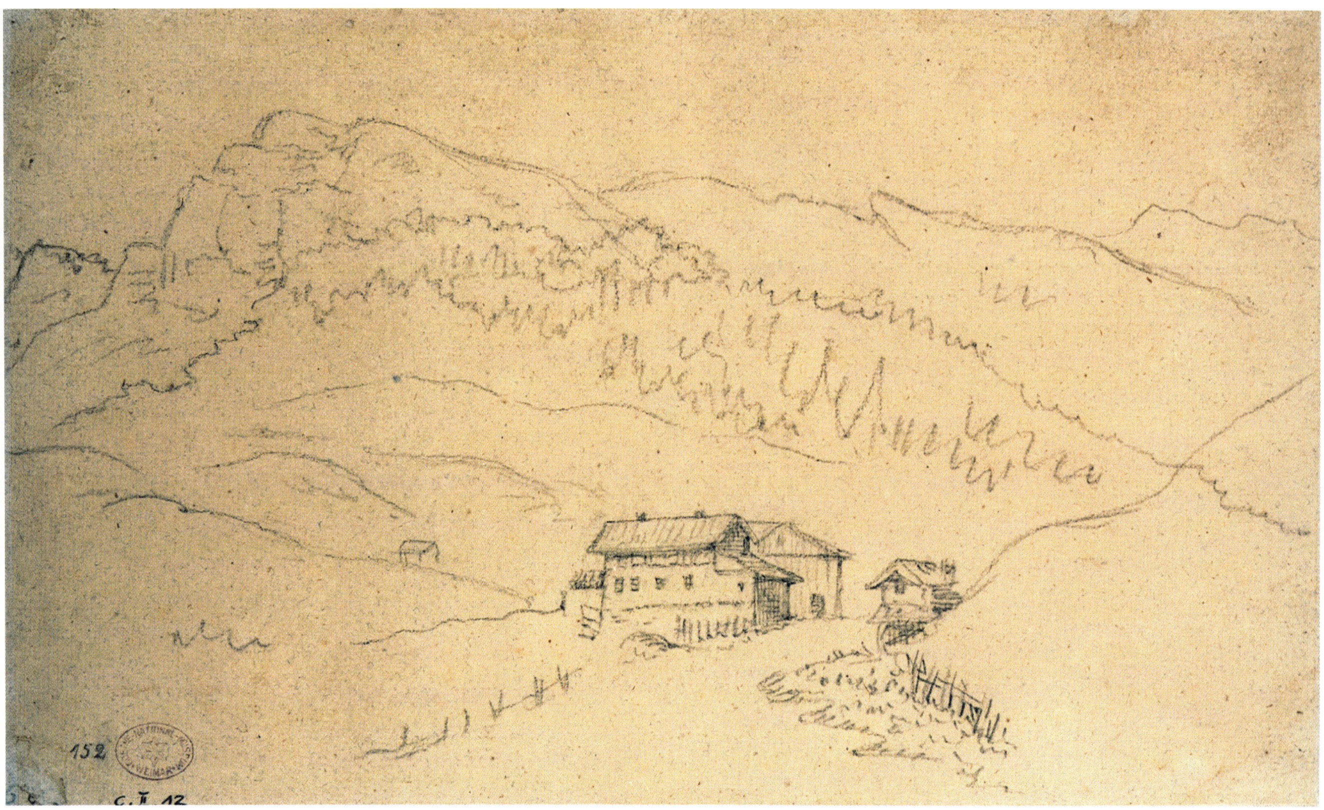

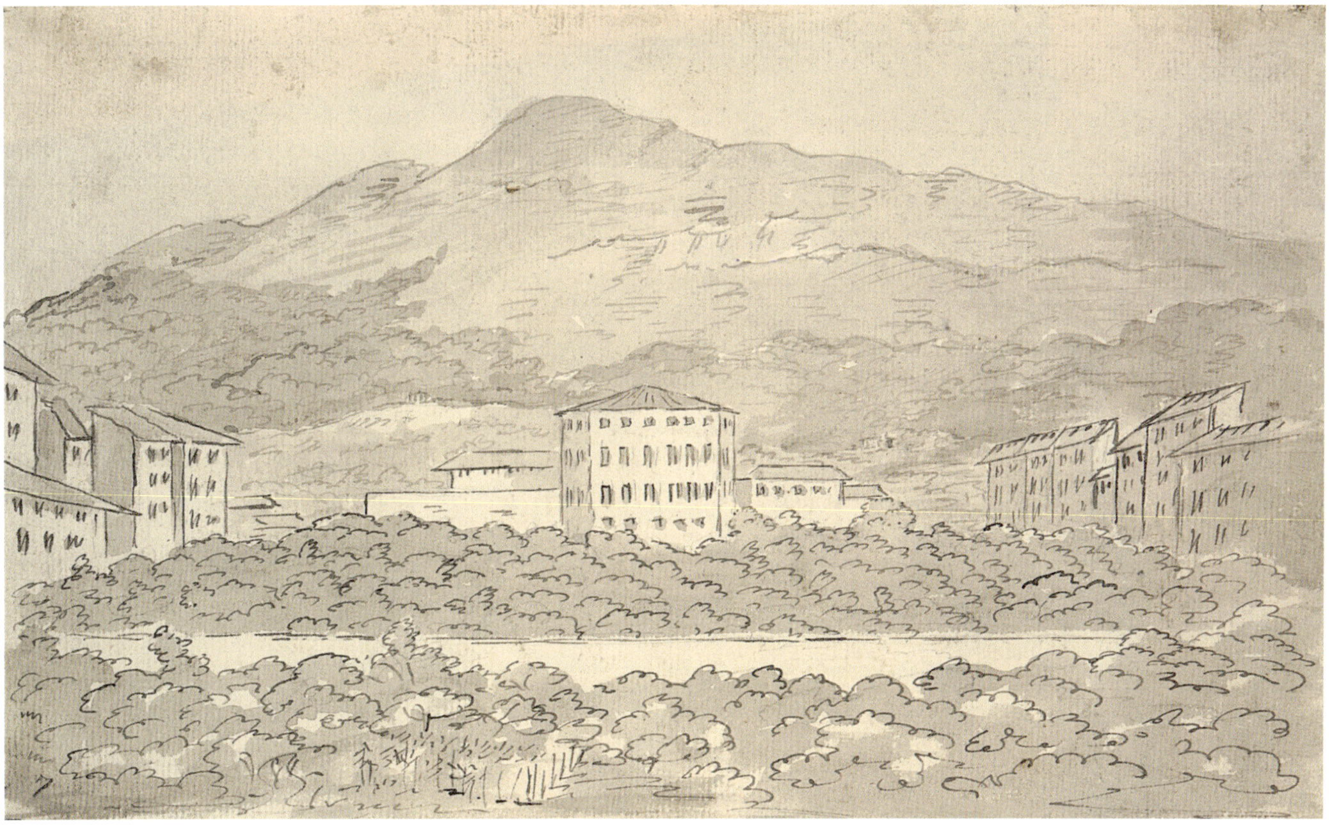

◁ *Goethe: Brenner-Paß, 1786*
Am 9. September 1786 abends notiert Goethe in sein Reisetagebuch für Frau von Stein: »Hier oben in einem wohlgebauten, reinlichen, bequemen Hause seh ich nun noch einmal nach dir zurück. Von hier fliesen die Wasser nach Deutschland und nach Welschland, diesen hoff ich morgen zu folgen. Wie sonderbar daß ich schon zweymal auf so einem Punckte stand, ausruhte und nicht hinüber kam!«

land bis hierher mitgebracht hat. Aber mit der Bleistiftzeichnung der Brenner-Paßhöhe gelingt ihm eine klare und bestimmte Komposition. Der Zeichner ist ein Stück zurückgegangen, um Straße, Gehöft und Berghänge auf das Blatt zu bekommen.

Als Goethe nach Italien hinunterfährt, lockert sich auch sein Verhältnis zum Zeichnen: für beinahe ein Jahr verschwindet aus seinen Briefen nach Weimar der Ton der Unzufriedenheit. Vom Brenner bis Sterzing reiste Goethe schnell, die Postillone fuhren auch bei Nacht, daß einem Hören und Sehen verging, er kam sich wie ein »Schuhu« vor, der seinen Flug erst in der Dunkelheit beginnt. Wieder stand der volle Mond am Himmel, auch in Italien hat Goethe ihn immer im Auge behalten, als ein glückhaftes Gestirn über seiner ganzen Reise: »Der Mond ging auf und beleuchtete ungeheure Gegenstände. Einige Mühlen über dem reißenden Strom waren völlige Everdingen. Wenn ich dir sie nur vor die

Goethe: Rovereto, 1786
In Rovereto fing für Goethe Italien an: mit seinem klaren Blick für das Andersartige der italienischen Landschaft und Architektur setzt er in seiner Zeichnung die kubischen Baukörper der Häuser mit ihren Pultdächern vor die sanfte Linie des Berges, konfrontiert die strengen vertikalen und horizontalen Linien der Architektur mit dem Organischen, »Wolligen« der Vegetation.

Augen hätte stellen können.«[5] Immer noch sieht er die Landschaft durch die Brille der holländischen Zeichner und Maler. Erst später wird er sie mit italienischen Augen – wie der Franzose Claude Lorrain – aufnehmen.[6]

Goethes Reisetagebuch, geschrieben in schwarzer und brauner Tinte, verrät schon in den frei schwingenden Schriftzügen etwas von der »Leichtigkeit des Seins«, die ihn in Italien vom ersten Tag an verändert und glücklich gemacht hat. Die Unbefangenheit dieser Aufzeichnungen bezaubert bis heute, denn nie wieder ist Goethe so mitreißend offen, so ungeschützt froh und kindlich: »Wie glücklich mich meine Art die Welt anzusehn macht ist unsäglich, und was ich täglich lerne! … Es spricht eben alles zu mir und zeigt sich mir an. Und da ich ohne Diener bin, bin ich mit der ganzen Welt Freund.«[7] Wie ein »fahrender Schüler« organisiert er zum ersten Mal alles selbst: er kauft allein ein, er wechselt Geld und sucht sich ein Quartier für die Nacht. Und seine Birnen, Feigen und Trauben ißt er am liebsten auf Straßen und Plätzen.

Vor allem aber lernt er neu sehen – die wichtigste Voraussetzung für einen Zeichner. »… mir ists nur jetzt um die sinnlichen Eindrücke zu thun, die mir kein Buch und kein Bild geben kann, daß ich wieder Interesse an der Welt nehme und daß ich meinen Beobachtungsgeist versuche und auch sehe wie weit es mit meinen Wissenschaften und Kenntnissen geht, ob und wie mein Auge licht, rein und hell ist, was ich in der Geschwindigkeit fassen kann und ob die Falten, die sich in mein Gemüth geschlagen und gedruckt haben, wieder auszutilgen sind.«[8] Was Goethe hier, am Morgen des 11. September 1786 in Trient formuliert, ist nichts Geringeres als das »Programm« seiner gesamten Reise. Sie dient der systematischen Suche nach dem richtigen Sehen: ständig spricht er von seinen Augen, die sich üben oder bilden, davon, daß er »große Augen« mache, daß seine Augen »gut ausgewischt« seien, in Venedig ist gar von seinem »stillen feinen Auge« die Rede. Er absolviert ein regelrechtes Seh-Training. Dazu gehört einmal die Erweiterung des Blickfeldes: schon in München, später dann in Venedig, Cento und Bologna steigt er auf Türme, um sich einen Überblick zu verschaffen. Zum anderen aber braucht er zum angemessenen Sehen einen entspannten Seelenzustand. Nicht mehr, wie im Sturm und Drang, Begeisterung und Gefühlserregung, sondern im Gegenteil Gemütsruhe, Gelassenheit, ja Phlegma. Er will sich von Landschaften und Kunstwerken nicht mehr völlig überwältigen lassen: »Ich … laß es sachte angehn«[9], schreibt er aus Vicenza, er lebe sehr diät und halte sich ruhig, »damit die Gegenstände keine erhöhte Seele finden, sondern die Seele erhöhen.«[10] Vor allem aber erkennt Goethe, daß richtiges Sehen und Zeichnen sich gegenseitig bedingen: »Erstaunend

»Mit dem, was man classischen Boden nennt, hat es eine andere Bewandtniß. Wenn man hier nicht phantastisch verfährt, sondern die Gegend real nimmt, wie sie daliegt, so ist sie doch immer der entscheidende Schauplatz, der die größten Thaten bedingt, und so habe ich immer bisher den geologischen und landschaftlichen Blick benutzt, um Einbildungskraft und Empfindung zu unterdrücken und mir ein freies klares Anschauen der Localität zu erhalten.«

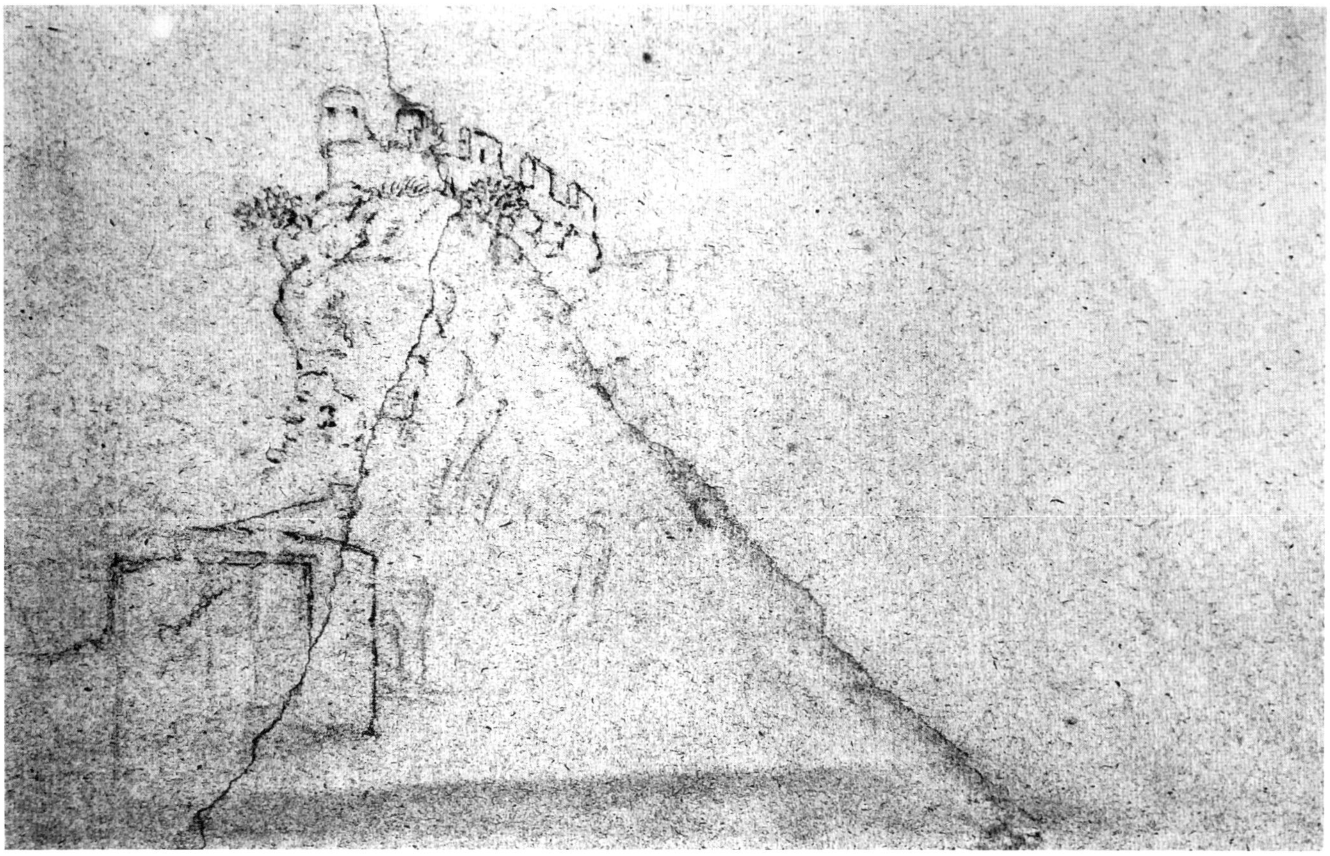

Goethe:
Castel Malcesine, 1786
Das zerrissene Blatt hat Goethe sorgfältig zusammengeklebt und später beim Erzählen seines Malcesine-Abenteuers gerne als Beweisstück vorgezeigt.

schwer ist sehen zu lernen ohne selbst Hand anzulegen.«[11]

Je weiter er nach Italien hineinfährt, ein »nordischer Bär vom Gebirge«[12], desto wohler fühlt er sich: die Luft wird milder, ihm wird warm, er packt seinen schweren deutschen Mantel in den Koffer und beschließt, sich allmählich wie die Leute aus dem italienischen Mittelstand zu kleiden. Am Abend hört er das »Glocken oder vielmehr Schellengeläute der Heuschrecken«[13], und zum ersten Mal taucht hier, irgendwo zwischen Bozen und Trient, das Gefühl der »Wiedergeburt« auf, das von nun an wie ein Leitmotiv die italienische Reise durchzieht, das Gefühl der Heimkehr eines lange Verbannten in das Land seiner Kindheit: »Es ist mir als wenn ich hier gebohren und erzogen wäre und nun von einer Grönlandsfahrt Von einem Wallfischfang zurückkäme.«[14]

Am 11. September ist er in Rovereto. Aufmerksam registriert er die kulturelle Wasserscheide: »... nun hatt ich einen stockwälschen Postillon. Der Wirth spricht kein deutsch und ich muß nun meine Künste versuchen.«[15] Auch Landschaft und Architektur ändern sich. Und hier macht er seine erste »italienische« Zeichnung, stellt sich sofort auf eine klare, seinen späteren Klassizismus vorwegnehmende Zeichensprache um.

Von Rovereto aus geht er nicht direkt nach Verona, sondern wählt den Umweg über den Gardasee. Wie für viele Reisende bis heute wird es die erste Begegnung mit der Weite, dem Licht und der Vegetation des Südens.

Der zeichnende Spion: Das Abenteuer von Malcesine

Mit dem Segelboot kommt er an einem frühen Morgen in Malcesine an. Das Motiv der malerisch am See-Ufer gelegenen Burg fasziniert ihn. Er zeichnet sie vom Wasser aus. Als er an Land geht, um aus der Nähe zu skizzieren, und er einen bequemen Platz zum Zeichnen gefunden hat, gerät er in eine heikle Situation. In der »Italienischen Reise« wurde daraus dreißig Jahre später ein kleines novellistisches Meisterwerk: »Ich saß nicht lange, so kamen verschiedene Menschen in den Hof herein, betrachteten mich und gingen hin und wider. Die Menge vermehrte sich, blieb endlich stehen, so daß sie mich zuletzt umgab. Ich bemerkte wohl, daß mein Zeichnen Aufsehen erregt hatte, ich ließ mich aber nicht stören und fuhr ganz gelassen fort. Endlich drängte sich ein Mann zu mir, nicht von dem besten Ansehen, und fragte, was ich da mache? Ich erwiderte ihm, daß ich den alten Thurm abzeichne, um mir ein Andenken von Malcesine zu erhalten. Er sagte darauf: es sei dieß nicht erlaubt und ich sollte es unterlassen. Da er dieses in gemeiner venezianischer Sprache sagte, so daß ich ihn wirklich kaum verstand, so erwiderte ich ihm, daß ich ihn nicht verstehe. Er ergriff darauf mit wahrer italiänischer Gelassenheit mein Blatt, zerriß es, ließ es aber auf der Pappe liegen.«[16] Der Bürgermeister wird gerufen, Goethe muß sich rechtfertigen, erklären, warum er das verfallene Gemäuer gezeichnet habe. Der Hintergrund des Mißtrauens gegen den Zeichner: Malcesine war damals der erste, zur Republik Venedig gehörende Ort am Ostufer des Gardasees. Dort verlief die Grenze zu Österreich, man hielt Goethe also für einen kaiserlichen Spion. Das gute Ende der Geschichte: als die Leute hören, er sei aus Frankfurt, holt man einen »Gastarbeiter« herbei, der dort beschäftigt gewesen war, und nun wird der Fremde freundlich überall im Ort herumgeführt und gebeten, etwas für den »Tourismus« in Malcesine zu tun. Zu Hause möge er die Vorzüge der schönen Gegend herausstreichen.

Daß Zeichner damals in Italien gefährlich lebten, hatte schon Goethes späterer Lehrer Jakob Philipp Hackert in Sizilien erfahren. Auch ihm warf man vor, einen Wachturm an der Küste »konspirativ« abgezeichnet zu haben.[17]

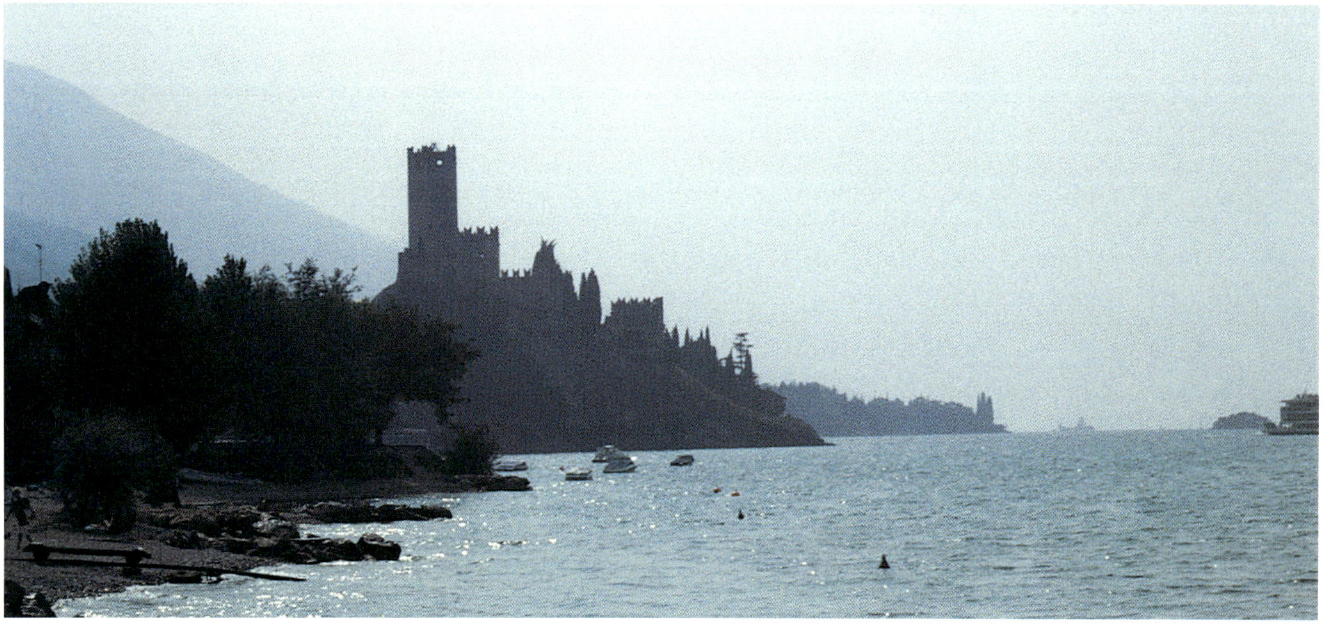

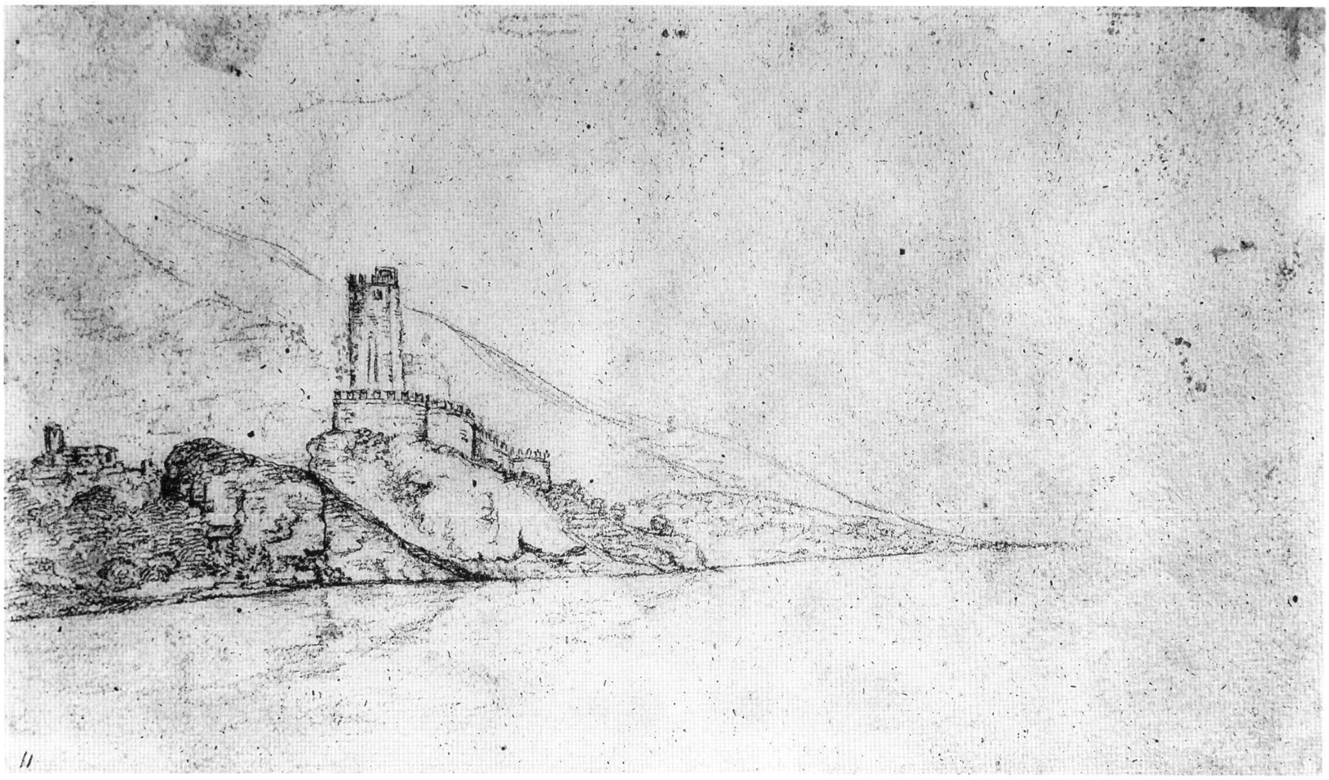

Goethe: Castel Malcesine am Gardasee, 1786
Burgen und verfallende Gemäuer – das waren Motive, die der Zeichner Goethe seit seiner Frankfurter Zeit schätzte und »konnte«. Deshalb reizte ihn auch das Kastell am See als »schöner Gegenstand«: »Heute im Vorbeyfahren nahm ich eine Idee davon mit.«

◁ **Kastell von Malcesine**
Die Ruinen des alten Scaliger-Kastells liegen auf einem 35 Meter hohen Kalkfelsen direkt am Gardasee-Ufer. Im Burghof befindet sich heute eine kleine Goethe-Gedenkstätte.

Venezianische Selbstbefragung

Über Verona, Vicenza und Padua erreicht Goethe am 28. September das erste Hauptziel seiner Reise: Venedig, »diese wunderbare Inselstadt, diese Biber Republick«[18], wie er sie mit einer kühnen Metapher nennt. Hier zieht er die Bilanz seiner bisherigen Reise, hier werden ihm Notwendigkeit und Risiko seines Unternehmens erst richtig bewußt; schließlich war der Geheimrat bereits mehr als einen Monat seinen Dienstgeschäften ferngeblieben, hatte alles aufgegeben, was er in Weimar erreicht hatte. Offen spricht sein Tagebuch vom Leidensdruck der letzten Jahre, von seiner »Krankheit« und den entsetzlichen Schmerzen, wenn er nur an Italien gedacht habe: »Hätt ich nicht den Entschluß gefaßt den ich jetzt ausführe; so wär ich rein zu Grunde gegangen und zu allem unfähig geworden ...«[19] Goethe hat seine Reise als »Salto Mortale« empfunden, als einen Kampf »mit Todt und Leben«[20], als Sturz, der ihn zu sich selber gebracht habe. Und damit meinte er vor allem die Wiedergewinnung seiner Kreativität: denn in Weimar hielt er sich als Künstler eigentlich bereits für tot.

In Venedig sieht er zum ersten Mal das Meer: er ist auf den Markus-Turm gestiegen und kann ohne Fernglas über dem schmalen Streifen des Lido die weite Fläche der Adria erkennen. Ein paar Tage später fährt er zum Lido hinaus, um das Meer auch aus der Nähe zu sehen. Am Strand sammelt er Muscheln, die er zum Malen gut gebrauchen kann: er schüttet Sepia-Flüssigkeit hinein und läßt sie eintrocknen, um sie bei Bedarf mit Wasser wieder aufzulösen. In Rom und Sizilien hat Goethe später aus solchen Tusch-Muscheln gemalt und oft auch geschrieben.[21]

In Venedig fasziniert ihn ein ganz neues Motiv: er wagt sich an eine große Wasserfläche. Im leichten Dunst der im Mondlicht wie bleiern daliegenden Lagune erkennt man eine Gondel, ein Segelboot, hohe, sich spiegelnde Masten und die Silhouette einer Kirche, wahrscheinlich San Giorgio Maggiore, gesehen vom Molo di San Marco aus.

Auf der Weiterreise von Venedig nach Rom packt ihn plötzlich die Ungeduld. Mehr als einen Monat lang scheint er sein eigentliches Ziel aus den Augen verloren zu haben. Nun, nach dreißig Jahren Rom-Sehnsucht, kann er plötzlich keinen Tag mehr warten: »Rom! Rom! – Ich ziehe mich gar nicht mehr aus um früh gleich bei der Hand zu sein.«[22] Aber immer noch hat er Angst, es könne etwas dazwischen kommen, bevor er die »Hauptstadt der Welt« endlich erreicht.

VI. Als Maler-Lehrling in Rom

(29.10.1786 – 21.2.1787)

»Wo man geht und steht ist ein Landschafft Bild«

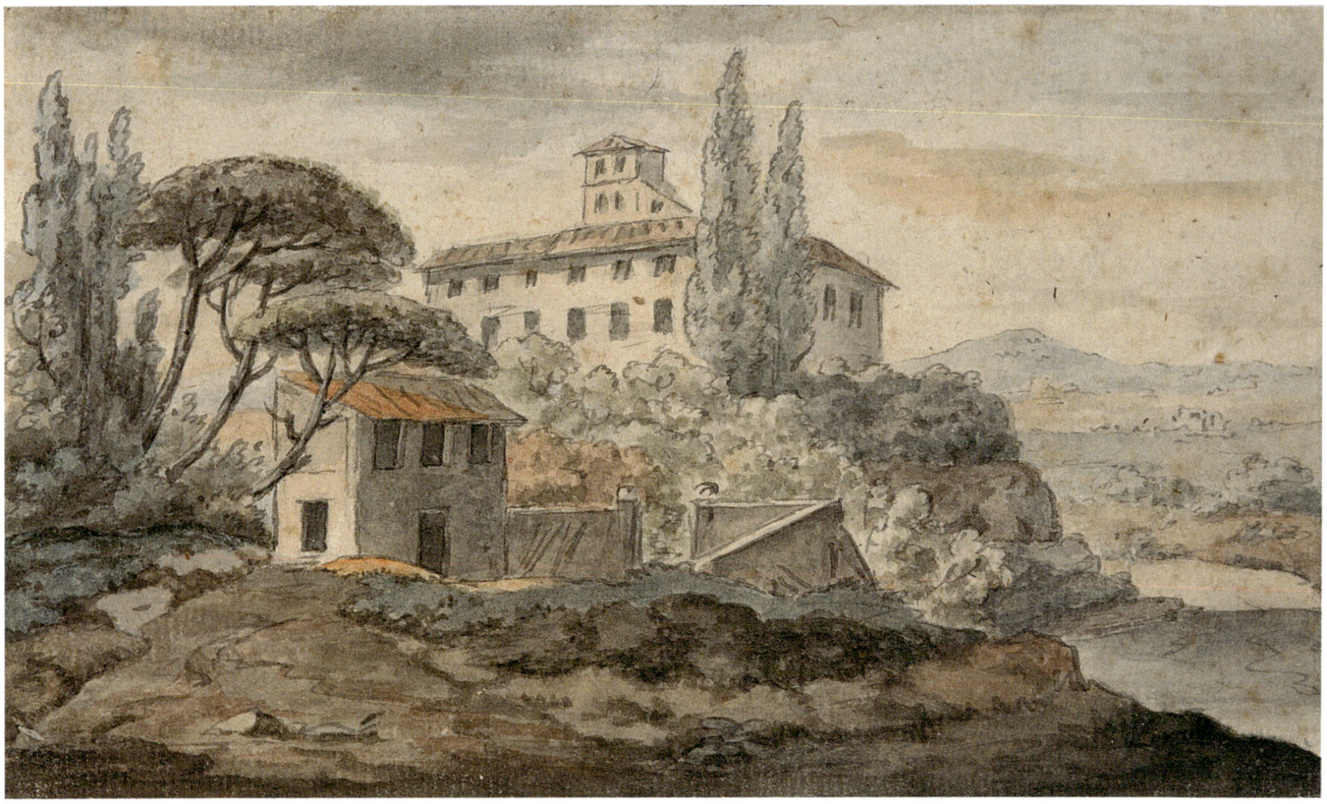

Goethe: Landgut Apollinare, 1787
Nördlich der Villa Borghese sah man 1787 den fast noch ländlichen Gutshof Apollinare liegen. Pinien und Zypressen gaben den Blick frei auf das Hauptgebäude mit der turmartigen Aussichtsloggia. Goethe hat dieses Motiv gewählt, weil es ihm typisch für Rom und Italien erschien: es verkörpert den Ursprung der Villen- und Casino-Architektur, die aus der landwirtschaftlichen Bauweise entstanden ist.

Am 29. Oktober 1786 kommt Goethe in Rom an, durch die Porta del Popolo, wie fast alle Reisenden aus dem Norden: »Endlich bin ich in dieser Hauptstadt der alten Welt angelangt! … Nun bin ich hier und ruhig und wie es scheint auf mein ganzes Leben beruhigt. Denn es geht, man darf wohl sagen, ein neues Leben an, wenn man das Ganze mit Augen sieht, daß man Theilweise in und auswendig kennt. Alle Träume meiner Jugend seh ich nun lebendig … es ist alles wie ich mir's dachte und alles neu.«[1]

Noch am Abend seiner Ankunft läßt Goethe den Maler Tischbein zu sich rufen, in den »Albergo dell Orso«, wo er abgestiegen ist. Viele

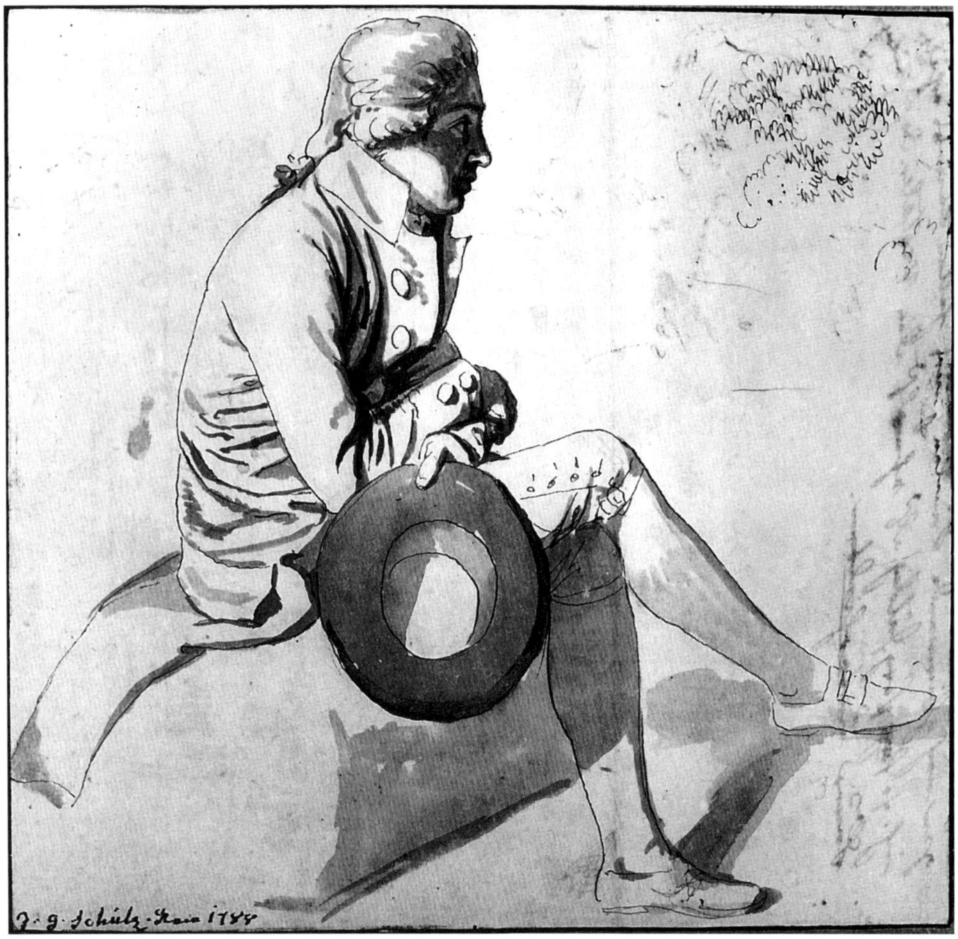

Johann Georg Schütz: Selbstbildnis, 1789
Schütz war mit Christoph Heinrich Kniep 1784 nach Rom gekommen und gehörte ebenfalls zur »Commune am Corso«. Das Selbstporträt ist eine Vorzeichnung zu einem Gruppenbild, auf dem Schütz nach Goethes Abreise noch einmal dessen Freunde versammelt hat.

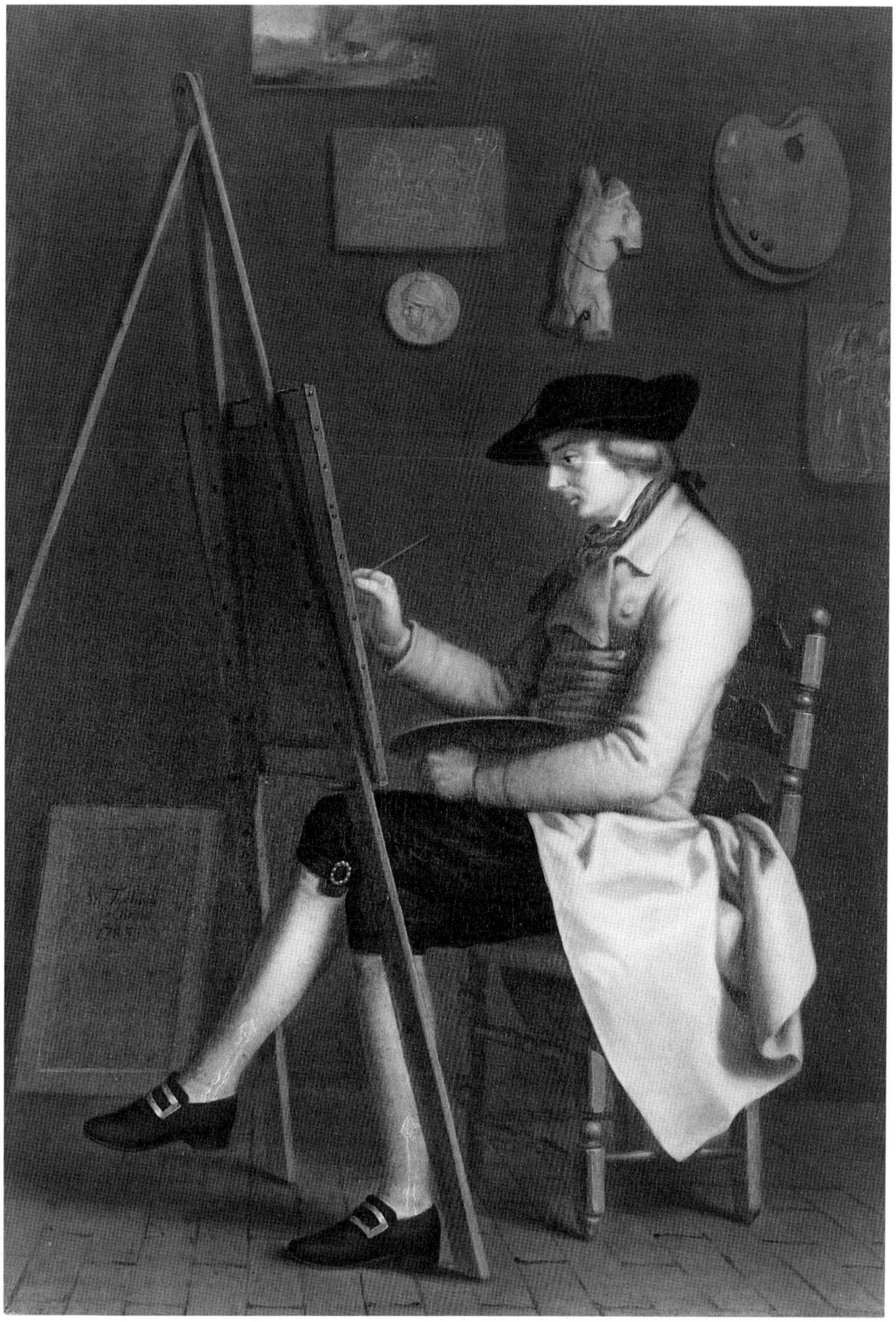

J. H. W. Tischbein:
Selbstbildnis an der Staffelei, 1785
Das Selbstporträt in ganzer Figur ist ein Jahr vor Goethes Ankunft in Tischbeins römischem Atelier entstanden. Der Maler wohnte damals noch nicht am Corso, sondern in der nahegelegenen Via Babuino. Tischbein stellt sich als nachdenklichen und fleißigen Künstler dar, der sich, wie übrigens auch Goethe, am protestantischen Arbeits-Ethos des aufstrebenden Bürgertums orientierte.

Jahre später hat sich Tischbein an diese erste Begegnung erinnert: »Sie saßen in einem grünen Rock am Kamin, gingen mir entgegen und sagten: ich bin Goethe!«[2] Beide kannten sich aus der Ferne schon länger. Goethe hatte sich in Weimar beim Herzog von Gotha für den Maler eingesetzt: so konnte Tischbein mit einem kleinen Stipendium ein zweites Mal nach Rom reisen. Seit kurzem wohnte er als Untermieter in der Casa Moscatelli am Corso (heute Nr. 18). Dort hatte er zwei Wohnräume und ein Gästezimmer, das er Goethe spontan anbot.

Gleich am nächsten Tag installierte sich Goethe in seinem »kleinen einfachen Stübchen«: »Ich

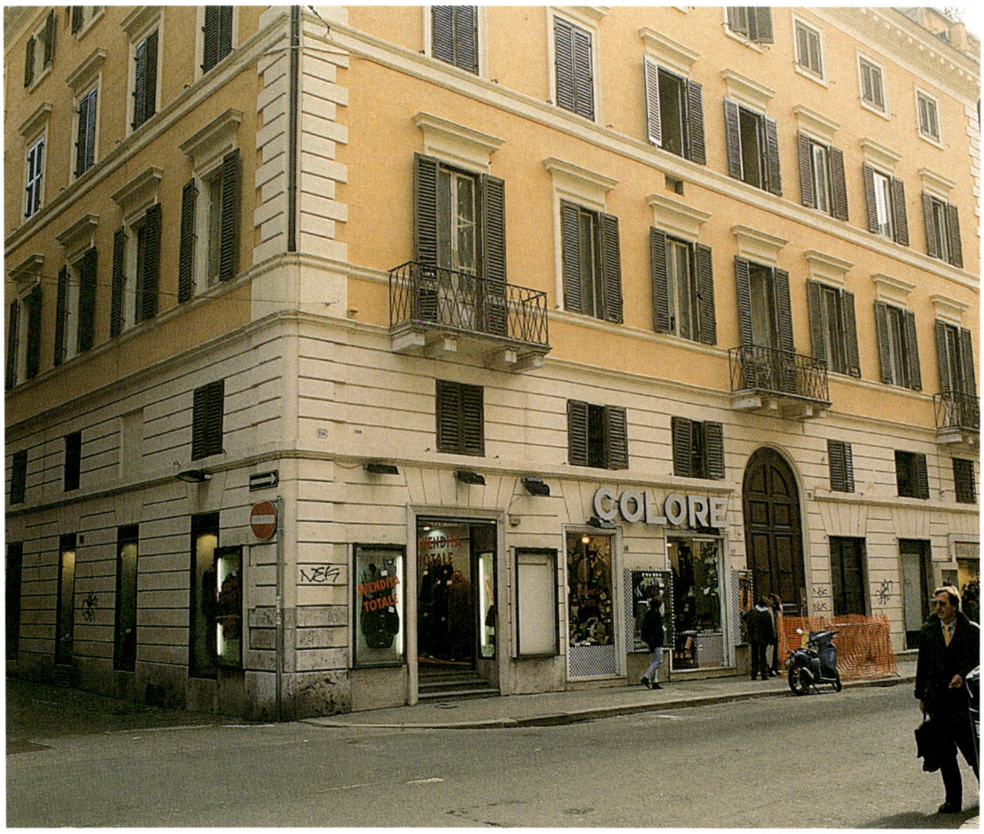

Goethes Wohnhaus am Corso in Rom
Die Casa Moscatelli am Corso Nr. 18, Ecke Via della Fontanella. Goethe wohnte anfangs im ersten, später im zweiten Stock. Der lange und schmale Corso war damals die wichtigste Verbindungsstraße der Stadt, Flaniermeile der eleganten Welt und Schauplatz des römischen Karnevals. Seit Mai 1997 befindet sich hier die »Casa di Goethe«, das römische Goethe-Museum.

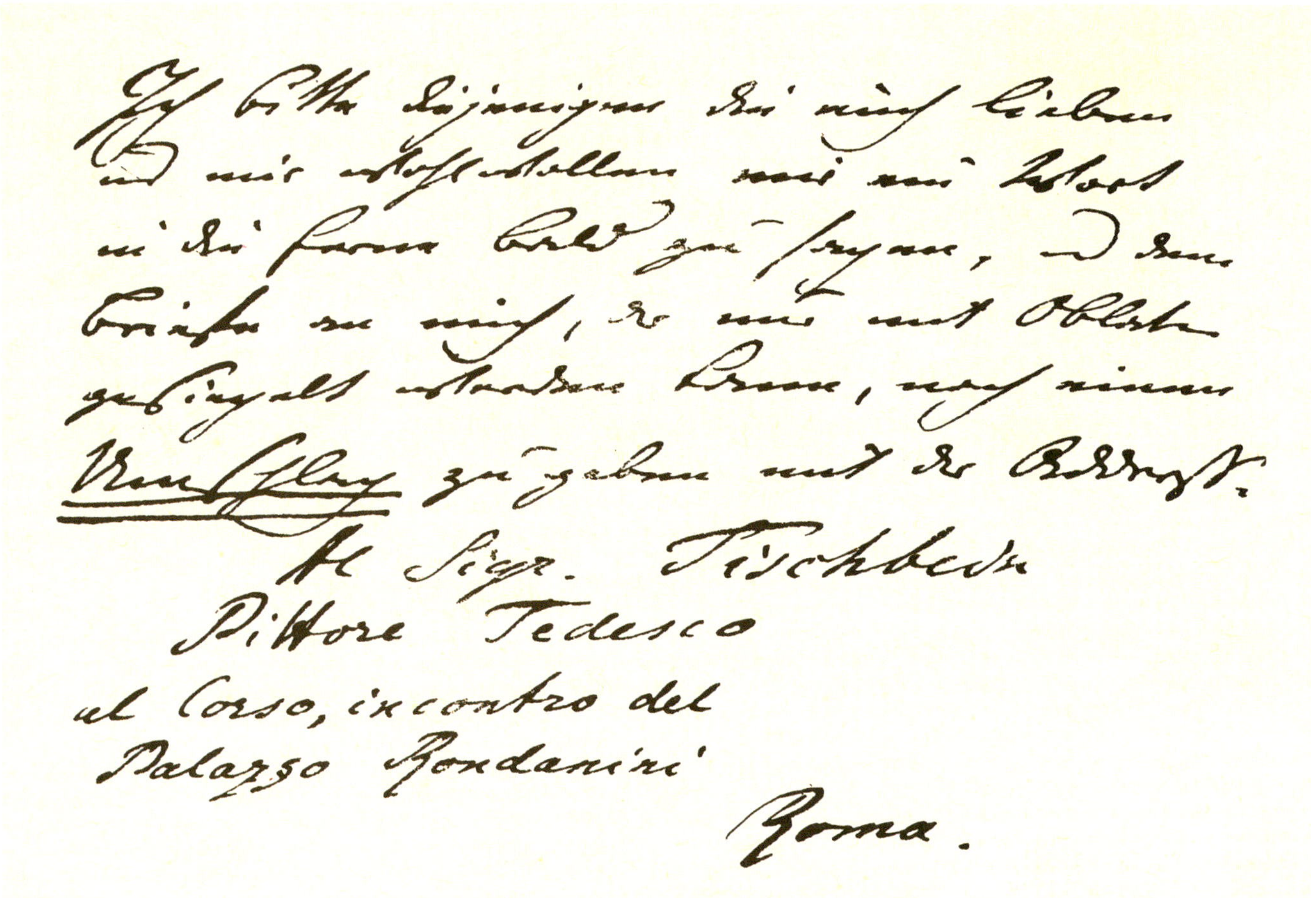
Ich bitte diejenigen die mich lieben
und mir wohlwollen mir ein Wort
in die Ferne bald zu sagen, und den
Briefen an mich, so wie mit Oblaten
gesiegelt werden kann, noch einen
Umschlag zu geben mit der Addresse.
Al Sigr. Tischbein
Pittore Tedesco
al Corso, incontro del
Palazzo Rondanini
Roma.

Friedrich Bury: Selbstbildnis, 1782
Bury war dreiundzwanzig, als Goethe in die Wohnung am Corso zog. Der Maler lebte bereits seit 1782 in Rom. Goethe liebte sein heiteres, kindliches Wesen, er erinnerte ihn an seinen Schützling Fritz von Stein, deshalb nannte er ihn auch den »zweiten Fritz«. Bury galt als vorzüglicher Aquarellist. 1790 trafen beide erneut in Venedig zusammen, zehn Jahre später kam Bury für einige Zeit als Hausgast zu Goethe nach Weimar.

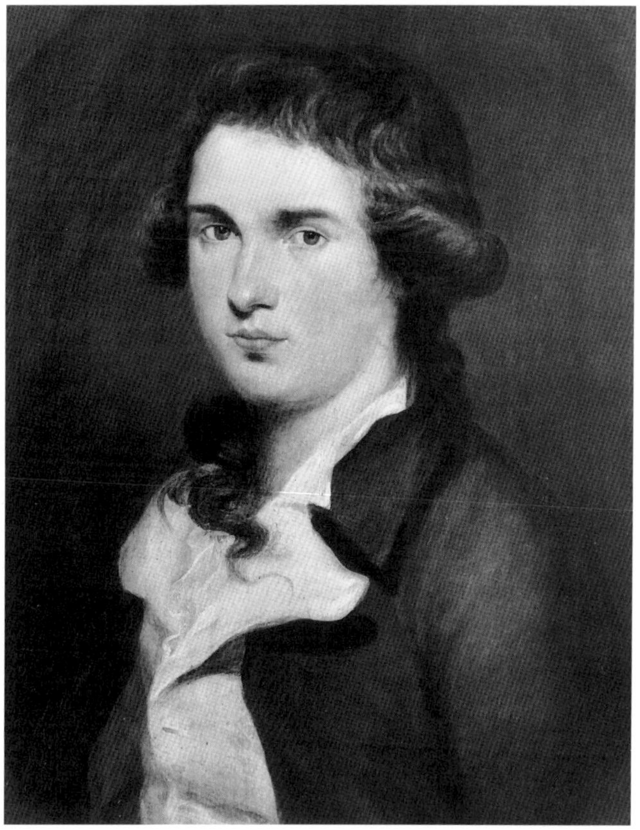

bin zu Tischbein gezogen und habe nun auch Ruhe von allem Wirthshaus und Reiseleben.«[3] Tischbein war erstaunt, den berühmten Autor so anspruchslos zu finden, der mit einem ganz bescheidenen Essen zufrieden war, und wunderte sich über Goethes Gesetztheit und Ruhe. Wie viele andere sah Tischbein in ihm immer noch den Dichter des Sturm und Drang, des »Götz« und des »Werther«. Die beiden anderen Mitglieder der kleinen Wohngemeinschaft waren die Maler Friedrich Bury aus Hanau und Georg Schütz aus Frankfurt am Main, zwei Landsleute Goethes also. Goethe war der Älteste in diesem Künstlerhaushalt, in dem er von nun an als Maler unter Malern leben und arbeiten wollte. Er behielt sein Reise-Inkognito Johann Philipp Möller bei, gab sich nun aber als Maler, als »pittore« aus: er wollte in Italien sein »eingebohrnes Talent« als Zeichner weiterentwickeln und endlich ernsthaft ausprobieren, wie weit er als bildender Künstler kommen konnte.

◁ ***Goethe: Eigenhändiges, undatiertes Billet mit der Angabe seiner römischen Adresse***
»Ich bitte diejenigen die mich lieben und mir wohlwollen mir ein Wort in die ferne bald zu sagen, und dem Briefe an mich, der nur mit Oblaten gesiegelt werden kann, noch einen Umschlag zu geben mit der Adresse

Al Sigr. Tischbein
Pittore Tedesco
al Corso, incontro del
Palazzo Rondanini
Roma«

Diese umständliche Adressenangabe beruhte darauf, daß es in Rom damals noch keine Hausnummern gab. Außerdem war sie offenbar auch Teil seines Inkognitos. Heute wissen wir, daß Goethe als sächsisch-weimarischer Minister vom österreichischen Gesandten bespitzelt wurde. Auch seine Post wurde überwacht.

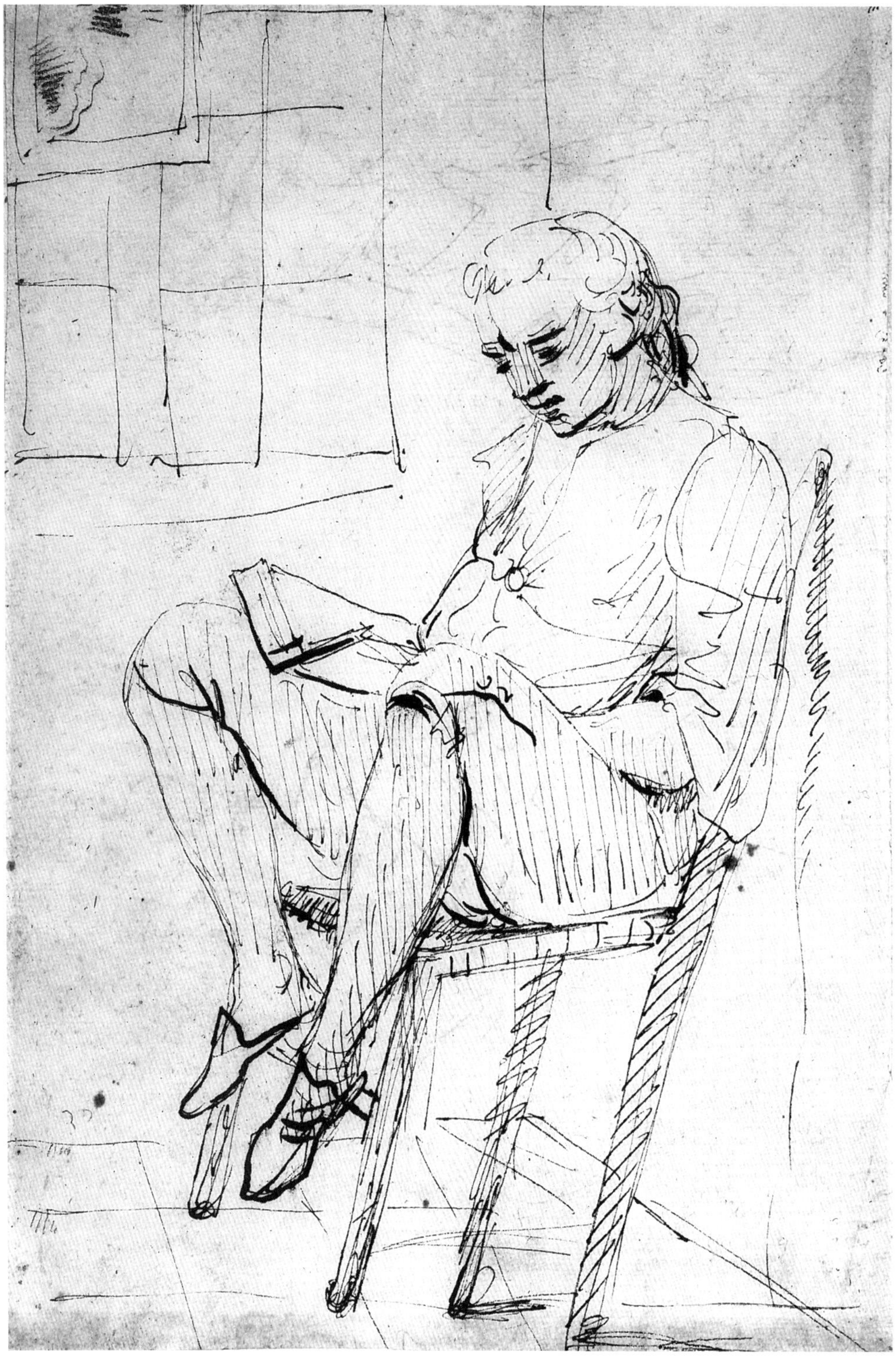

J. H. W. Tischbein: Goethe auf einem Rohrstuhl am Fenster seiner römischen Wohnung, 1786/87
Was mag Goethe hier auf dem zurückgekippten Binsenstuhl lesen? Seinen Reiseführer Volkmann oder Titus Livius' »Römische Geschichte«? Beide Bücher gehörten zu seiner römischen »Pflichtlektüre«.

Das Inkognito war für Goethe mehr als ein im 18. Jahrhundert Mode gewordenes Versteckspiel auf »Kavaliersreisen«.[4] Die Berufsangabe »pittore« ist für ihn eine Art Beschwörungsformel, ein Wechsel auf die Zukunft. Rom war ja seit dem 17. Jahrhundert weit mehr ein Ort für Maler und Bildhauer als für Schriftsteller, die meist ziemlich desillusioniert von ihren Romreisen zurückkehrten.[5]

In der Künstler-Kommune am Corso fühlte Goethe sich gut aufgehoben, auch als »pittore« akzeptiert. »... mein Leben mit den Künstlern ist einzig dießem Ort angemessen.«[6] Alle halfen

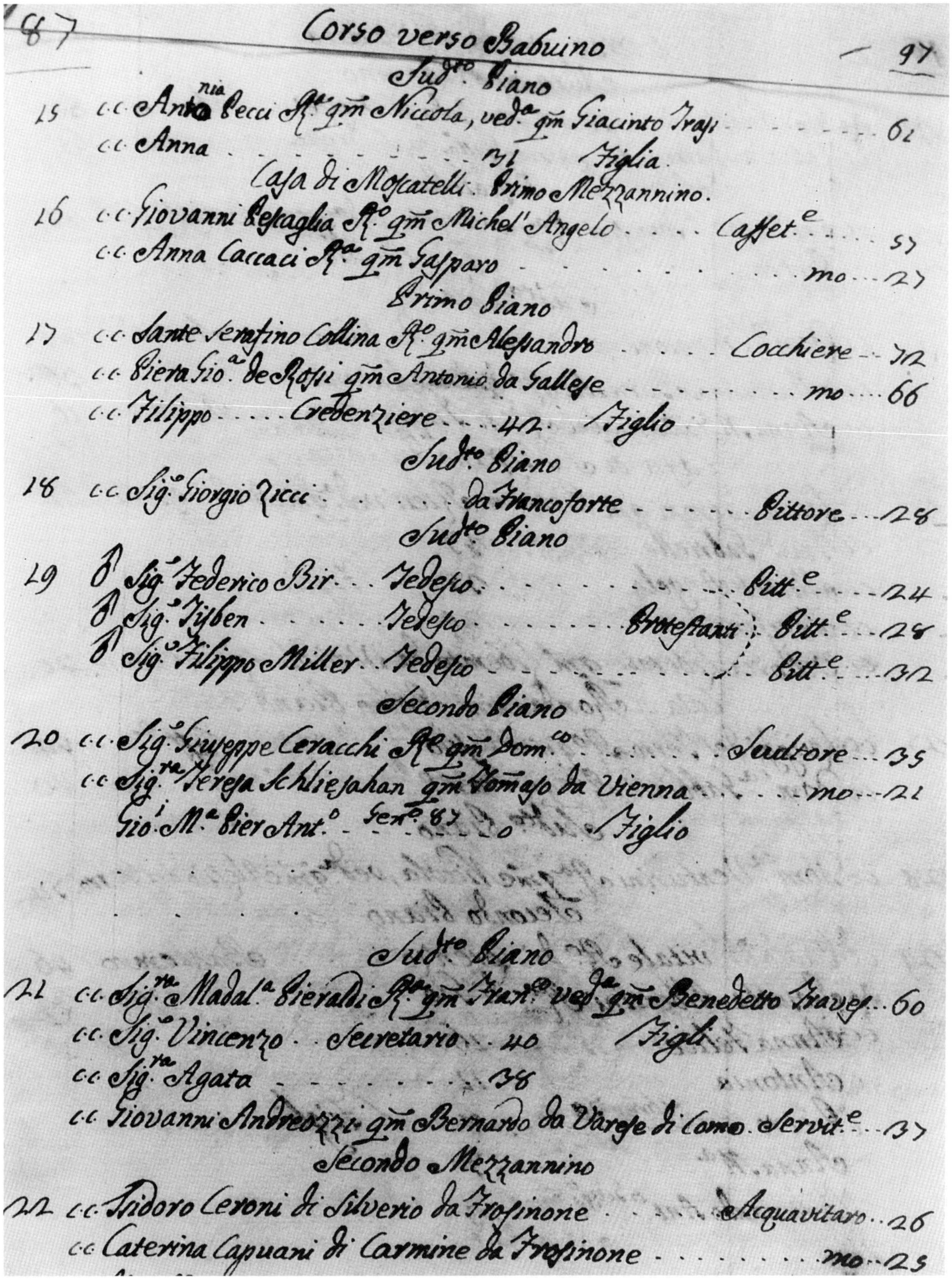

87 Corso verso Babuino 97

Sud.to Piano

15 c.c. Ant.nia Pecci R.ta q.m Niccola, ved.a q.m Giacinto Trasi ... 62

c.c. Anna ... 31 Figlia

Casa di Moscatelli Primo Mezzannino.

16 c.c. Giovanni Pesaglia R.o q.m Michel'Angelo ... Caffet.e ... 57

c.c. Anna Caccaci R.a q.m Gasparo ... mo ... 27

Primo Piano

17 c.c. Sante Serafino Collina R.o q.m Alessandro ... Cocchiere ... 72

c.c. Pieta Gio.a de Rossi q.m Antonio da Gallese ... mo ... 66

c.c. Filippo ... Credenziere ... 42 Figlio

Sud.to Piano

18 c.c. Sig. Giorgio Zicci ... da Francoforte ... Pittore ... 28

Sud.to Piano

19 P Sig. Federico Bir ... Tedesco ... Pitt.e ... 24

P Sig. Tisben ... Tedesco ... Protestanti ... Pitt.e ... 28

P Sig. Filippo Miller ... Tedesco ... Pitt.e ... 32

Secondo Piano

20 c.c. Sig. Giuseppe Ceracchi R.o q.m Dom.co ... Scultore ... 35

c.c. Sig.ra Teresa Schliesahan q.m Tomaso da Vienna ... mo ... 21

Gio. M.a Pier Ant.o Gen.o 87 ... 0 Figlio

Sud.to Piano

21 c.c. Sig.ra Madal.a Pieraldi R.ta q.m Fran.co ved.a q.m Benedetto Traves ... 60

c.c. Sig. Vincenzo ... Secretario ... 40 Figli

c.c. Sig.ra Agata ... 38

c.c. Giovanni Andreozzi q.m Bernardo da Varese di Como. Servit.e ... 37

Secondo Mezzannino

22 c.c. Isidoro Ceroni di Silverio da Frosinone ... Acquavitaro ... 26

c.c. Caterina Capuani di Carmine da Frosinone ... mo ... 23

Status Animarum, Anno 1787 usque ad 1791
Im Register der zuständigen Kirchengemeinde von Santa Maria del Popolo sind die Namen der deutschen Künstler am Corso auf köstliche Weise verballhornt: aus Friedrich Bury ist »Signor Federico Birr«, aus Tischbein »Signor Tisbe«, aus Georg Schütz »Giorgio Zicci« – und aus Goethes Inkognito »Signor Filippo Miller, protestante, pittore« geworden. Alter 32 Jahre. Rom hat ihn also gleich um fünf Jahre jünger gemacht.

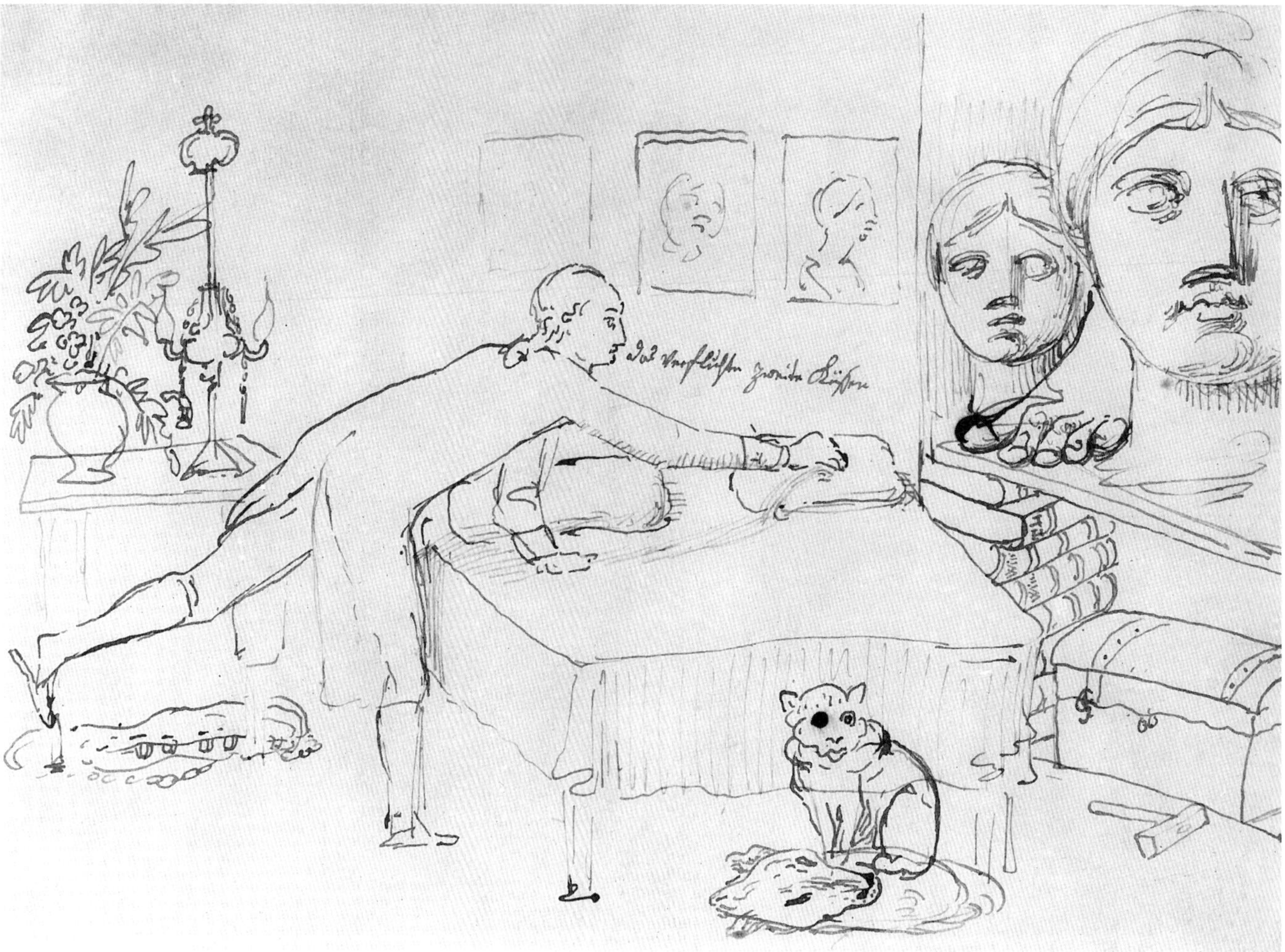

J. H. W. Tischbein: »Das verfluchte zweite Küssen«, Goethe in seiner römischen Wohnung, 1787/88
Wie eine Sprechblase hat Tischbein Goethes Stoßseufzer über das mühselige Bettenmachen in dem engen Stübchen auf das Blatt geschrieben. Auf dem improvisierten Regal aus Büchern und Brettern stehen seine Gipsabgüsse. Vor dem Bett die Hauskatze der Familie Collina, die sich in Goethes »Studentenbude« besonders wohlfühlte.

ihm beim Zeichnen, sein Inkognito ermöglichte ihm ein zurückgezogenes, selbstbestimmtes Leben: er mußte keine Anstandsvisiten bei Reichen und Adeligen machen, ging fast nur zu Künstlern und nahm selbst keine Besuche an, obwohl natürlich viele das »fremde Murmelthier«[7] sehen wollten. Seine wahre Identität hatte sich unter den Deutschen in Rom nämlich bald herumgesprochen: »Jeder Teutsche schreibt nach Hause daß ich hier bin ...[8], berichtete Goethe, nicht ohne Stolz, nach Weimar. Trotzdem hielt er noch eine ganze Weile an seinem »wunderlichen und vielleicht grillenhaften Halbincognito«[9] fest, weshalb ihm der Hofrat Reiffenstein, der als Kunstkenner und Fremdenführer schon lange in Rom lebte, den Titel »der Baron gegen Rondanini über«[10] verpaßte.

J. H. W. Tischbein: Goethe am Fenster der römischen Wohnung am Corso, 1787 ▷
Neugierig lehnt Goethe am Fenster und schaut in den hellen römischen Tag hinaus. Sein Blick geht nicht, wie oft zu lesen ist, auf den Corso, sondern auf die kleine Nebengasse, die Via della Fontanella. Man spürt, obwohl man ihn nur von hinten sieht, in seiner entspannten Haltung das Wohlgefühl seiner neuen Lebensform, die er als »Wiedergeburt« empfunden hat.

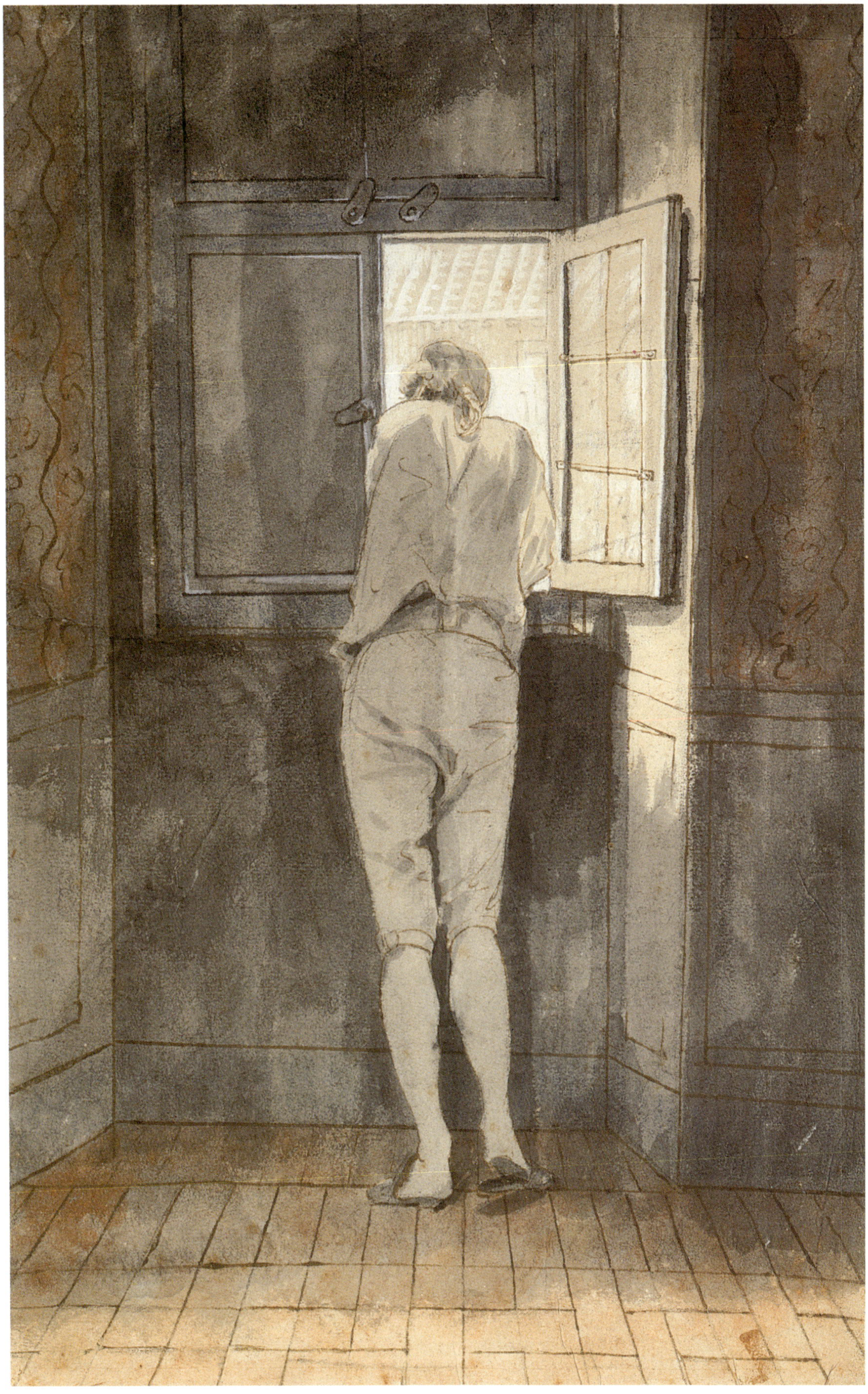

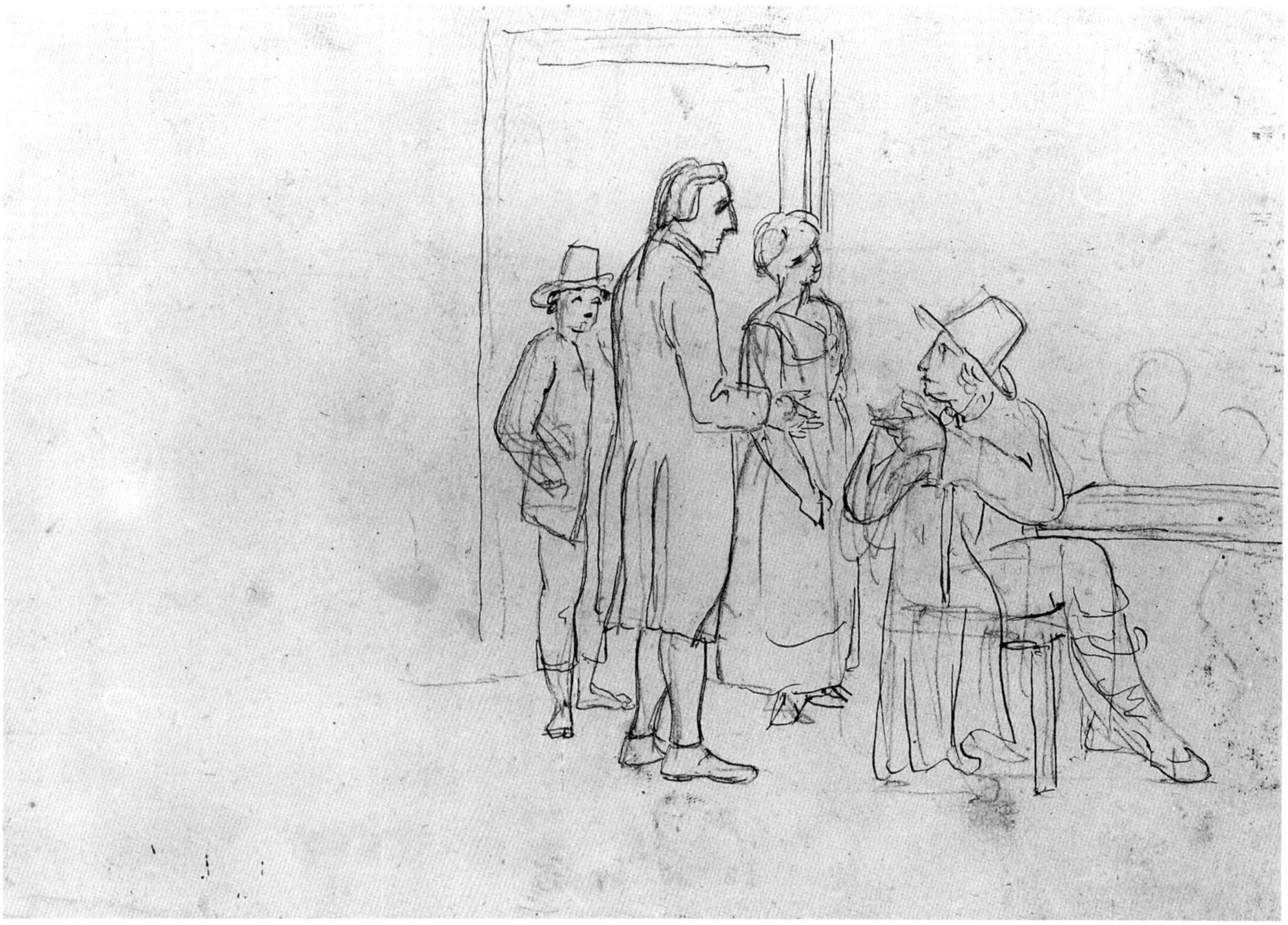

J. H. W. Tischbein:
Goethe mit seinen Wirtsleuten in Rom, 1786/87
»Die Hausleute sind ein redliches altes Paar, die alles selbst machen und für uns wie für Kinder sorgen«, schrieb Goethe gleich nach seinem Einzug. Die beiden Wirtsleute waren der Kutscher Sante Serafino Collina und seine Frau Piera Giovanna.

Goethe hat später eine ganze Liste solcher Spitznamen angelegt, die sich die Maler in Rom füreinander ausgedacht hatten.[11] Auch sie sind ein Indiz für den heiteren, spielerischen Umgangston im »Studio de tedeschi«[12] am Corso. Schütz wurde wegen seiner behäbigen Lebensweise »Conte« genannt, manchmal auch »Il Barone«; Bury, der jüngste aus dem Kreis, »Pastorello« (kleiner Hirt); Tischbein hieß »Naso storto Flemmatico« (der schiefnasige Phlegmatiker); Heinrich Meyer war der »Villano filosofo serio« (der ernste ländliche Philosoph). Dann kam die Gruppe der »Heiligen Familie«: an oberster Stelle stand Rat Reiffenstein, der wegen seiner guten Beziehungen als »Dio Padre Omnipotente« (Gottvater der Allmächtige) firmierte; es folgte Hackert, der »Dio Figlio Redentore a causa di pranzi« (Sohn Gottes, der Erlöser, wegen der Mittagessen – der wohlhabende Maler war offenbar sehr gastfrei); zuletzt »Madonna«, Angelika Kauffmann, und ihr Mann Antonio Zucchi als »St. Giuseppe« (der heilige Joseph), eine leicht anzügliche Anspielung auf den Altersunterschied des Paares.

Natürlich gab es auch den Neid der anderen Künstler in Rom, die den Eindruck hatten, Goethe werde wie ein »Staatsgefangener« im engen Kreis seiner Malerfreunde festgehalten: »… dieser große Löwe läßt sich durch die Hasen an der Nasse herumführen«[13], schrieb der Bildhauer Alexander Trippel, der später die berühmte Goethe-Büste in Rom modellierte.

Immerhin hat Goethe von den etwa achtzig damals in Rom lebenden deutschen Künstlern rund ein Drittel kennengelernt, darunter auch Angelika Kauffmann und Heinrich Meyer, die allerdings erst beim zweiten römischen Aufenthalt für ihn wichtig wurden, ebenso wie Johann Heinrich Lips, den Goethe bereits bei seinem Besuch Lavaters in Zürich getroffen hatte.

Schon auf der Reise und erst recht in Rom entfernte sich Goethe vom herkömmlichen Lebensstil seines Standes; er wohnte als Untermieter in einem leicht heruntergekommenen Haus, in einer bohèmehaften Künstlergesellschaft, kleidete und gab sich betont lässig. Goethe habe »wie ein Künstlerbursche«[14] hier gelebt, schrieb der Weimarer Superintendent Herder abfällig und ärgerlich aus Rom, weil Goethe ihm abgeraten hatte, den eleganten schwarzen Rock des Kirchenmannes mitzunehmen.

Im Spiegelkabinett

Anschaulicher als die meisten Schilderungen geben die spontanen Federzeichnungen Tischbeins etwas von Goethes römischem Alltag am Corso wieder. Goethes Körpersprache, in seiner ersten Weimarer Zeit und auch nach Italien häufig als steif und geheimrätlich beschrieben[15], verrät hier etwas vom Glück und von der Leichtigkeit seiner römischen Existenz, ganz gleich, ob er fluchend sein breites Bett macht, mit dem Binsenstuhl kippelt, mit seinen italienischen Wirtsleuten plaudert oder einfach nur neugierig aus dem Fenster schaut. Nie wieder ist ein Zeichner Goethe so nahe gekommen wie Tischbein. Fünfzehn dieser »römischen Scherze« hat Goethe mit nach Weimar genommen, sorgfältig aufbewahrt und beschriftet.

Auch von Schütz und Bury gibt es solche Momentaufnahmen, als »Gruppenbild mit Goe-

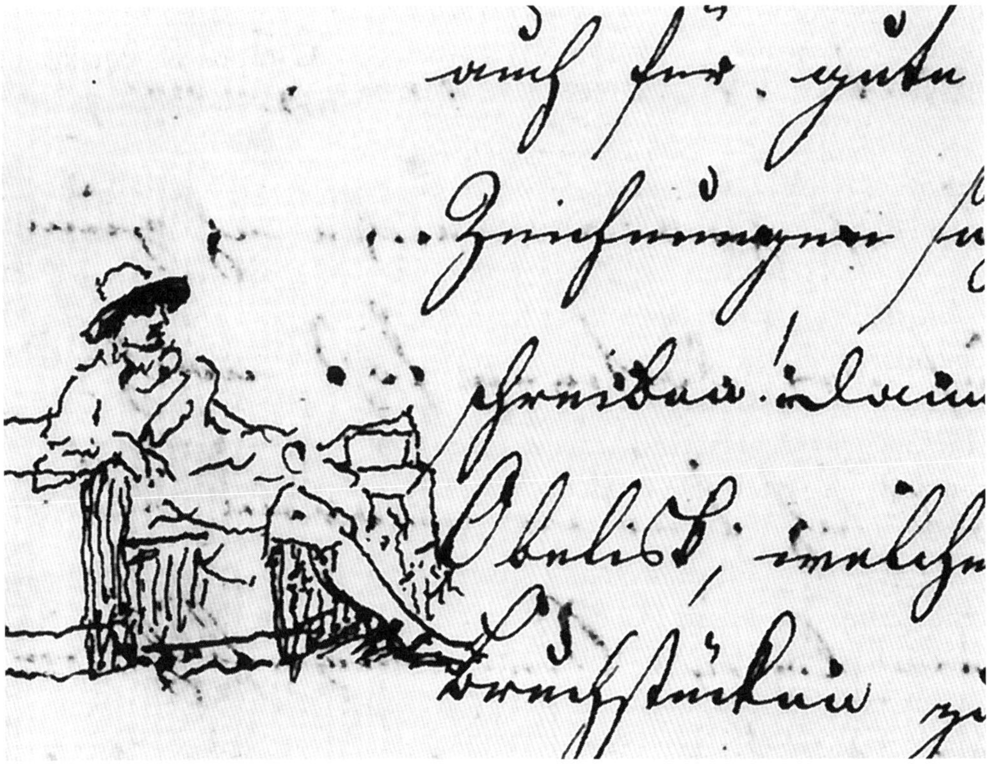

J. H. W. Tischbein: Zeichnung zum Campagna-Bild, im Brief an J. W. Goethe vom 7. 1. 1822
Erst 1821, als Goethe und Tischbein ihre gestörte Beziehung wieder aufgenommen hatten, bat Goethe den alten Freund um eine kleine Zeichnung des »Reisenden im weißen Mantel, auf dem Obelisk ausgestreckt …«. Da Tischbein das Bild offenbar nicht mehr besaß, zeichnete er an den Rand seines Antwortbriefes diese kleine Erinnerungsskizze.

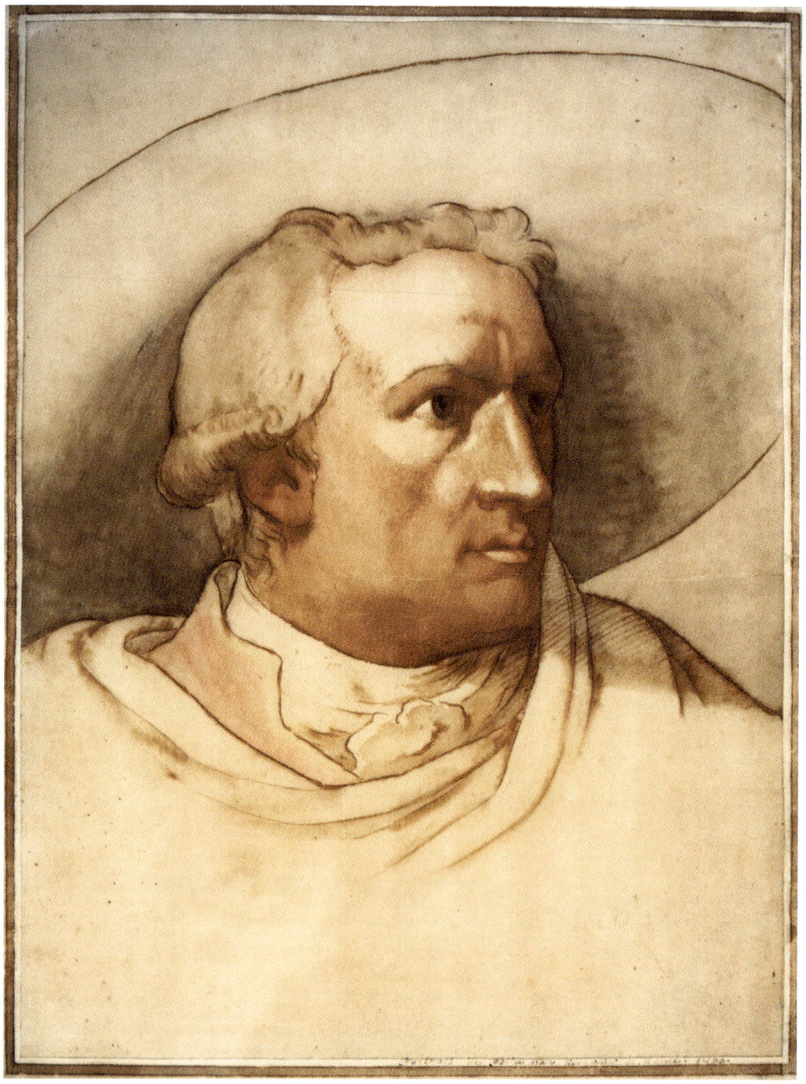

J. H. W. Tischbein: Aquarellstudie J. W. Goethe, 1786/87
Die schöne großformatige Kopfstudie zum Campagna-Bild ist möglicherweise porträtähnlicher als das monumentale Gemälde: »... sein Gesicht will ich recht genau und wahr nach zeichen. Den man kan wohl keinen glückligern und austrucksvolleren Kopf sehen«, schrieb Tischbein an Lavater. Auch hier ist Goethe, wie auffallend oft bei Tischbein, ganz auf das Schauen konzentriert.

the«. Merkwürdigerweise ist Goethe aber nirgends zeichnend zu sehen, was sicher ein reizvolles Motiv gewesen wäre. Er blieb wohl für seine Malerfreunde in erster Linie immer der geniale Schriftsteller.

Als er Ende Dezember 1786 aus der gerade umgearbeiteten »Iphigenie« vorliest, bemerkt er, daß Tischbein ihn immer wieder verstohlen beobachtet. »In diesem Künstlerwesen«, schreibt er später in der »Italienischen Reise«, »lebt man wie in einem Spiegelzimmer, wo man auch wider Willen sich selbst und andere oft wiederholt sieht.«[16] Es zeigte sich, daß Tischbein seit längerem ein großes Goethe-Bildnis plante – ohne Auftrag, ein reines Freundschaftsbild. Er hat ihn wie einen jener Rom-Reisenden dargestellt, der sich nach einer anstrengenden Wanderung durch die Ruinen an der Via Appia auf einem Trümmerstück halb liegend, halb sitzend ausruht. »Der Wanderer auf'm Obelisken«, hat Goethe selbst das Bild später genannt. Intuitiv hat Tischbein Goethes römisches Lebensgefühl erfaßt: er malt ihn als Künstler in Reisekleidung, der sich frei von höfisch-konventionellen Zwängen fühlt, und er zeigt die ruhige Intensität des Sehens, die sich Goethe in Italien von Anfang an zum Programm gemacht hatte. Sein Blick richtet sich nicht auf die antiken Sehenswürdigkeiten, sondern geht in die Ferne: auf diese Weise sieht man die Landschaft unwillkürlich mit Goe-

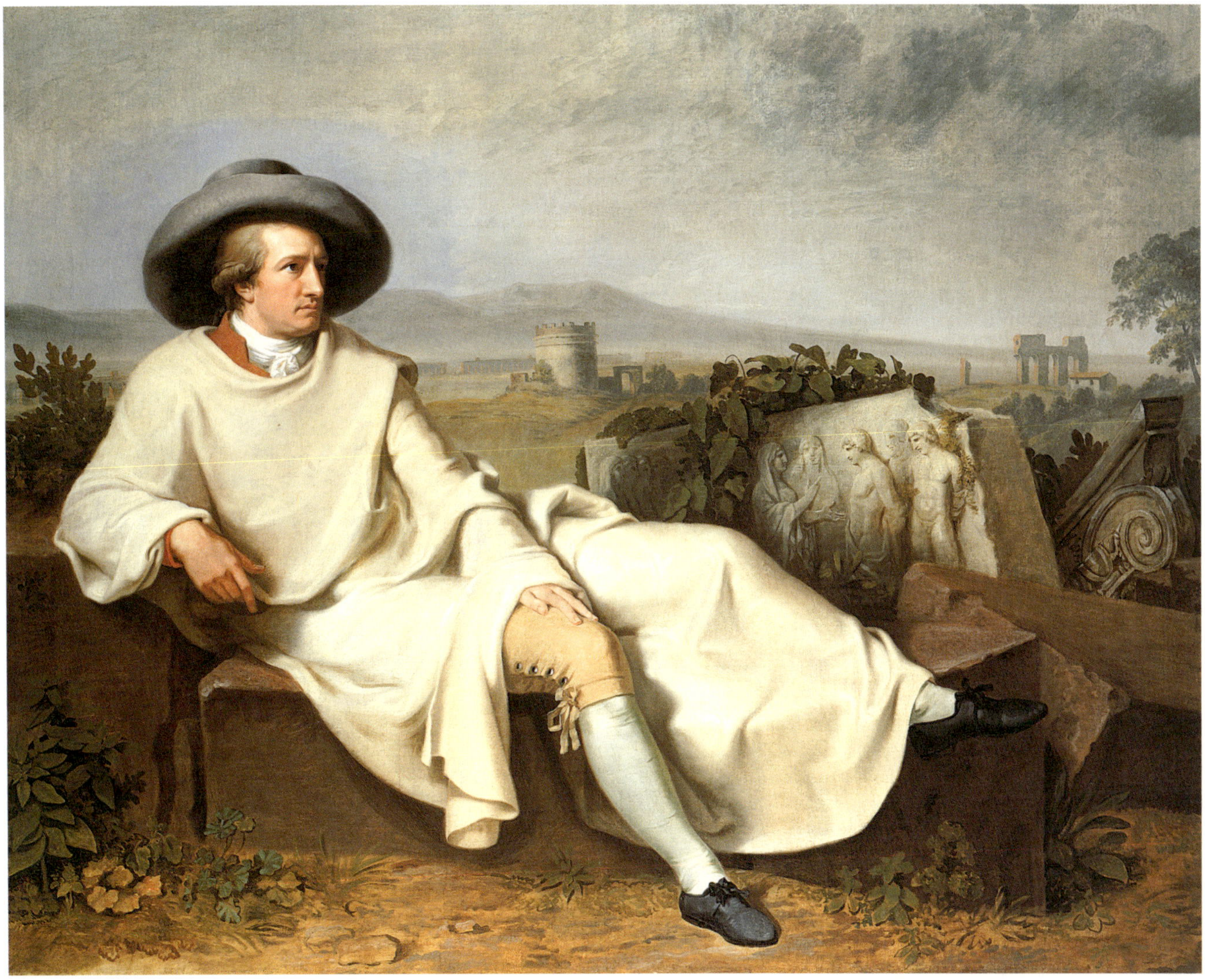

thes Augen.[17] Goethe gefiel das sehr langsam entstehende Bild: »Mein Porträt wird glücklich, es gleicht sehr und der Gedanke gefällt jedermann ...«[18] Er zog es dem späteren Bildnis von Angelika Kauffmann und der Büste von Alexander Trippel entschieden vor.

Während der ersten Monate war Tischbein Goethes wichtigster Freund, Gesprächspartner und Führer durch Rom. »Wir passen zusammen als hätten wir zusammen gelebt«[19], schreibt er an Charlotte von Stein. Sie besuchten die bedeutendsten Kunstsammlungen, streiften durch die Parks und Villen und aßen zusammen ihre Weintrauben im Schatten des Obelisken auf dem Petersplatz. Schon im Dezember hatte Goethe den

J. H. W. Tischbein: ***Goethe in der Campagna di Roma, 1786/88***
»Tischbein mahlt mich jetzo. Ich laße ihn gehn, denn einem solchen Künstler muß man nicht einreden. Er mahlt mich Lebensgröße, in einen weisen Mantel gehüllt, in freyer Luft auf Ruinen sitzend und im Hintergrunde die Campagna di Roma. Es giebt ein schönes Bild, nur zu groß für unsre Nordische Wohnungen.« Goethe hat das wohl erst nach 1788 vollendete Bild, heute das berühmteste seiner Porträts, nie fertig gesehen.

»Einführungskurs«, das damals übliche Besichtigungsprogramm der Rom-Reisenden, zum ersten Mal absolviert. Natürlich hat Tischbein mit seinem »Künstlerauge« ihn auf lohnende Motive zum Zeichnen aufmerksam gemacht, aber Goethe war in den ersten beiden römischen Monaten viel zu sehr damit beschäftigt, »das alte Rom aus dem neuen heraus zu suchen«[20], die Augen aufzutun und »anzustaunen«. Zwar erkennt er mit sicherem Blick den malerischen Reiz der römischen Stadtlandschaft, die damals teilweise wie ein großer, ziemlich verwilderter Ruinen-Park ausgesehen haben muß; das Forum war noch nicht ausgegraben, es wurde »campo vacchino« genannt, weil auf dem grünen, baumbestandenen Trümmergelände friedlich die Kühe weideten. Aber Goethe traut sich als Zeichner noch nicht an eine so vielgestaltige, weiträumige Rom-Vedute heran, wie er sie für Charlotte von Stein so treffend in Worte fassen kann: »Wo man geht und steht ist ein Landschafft Bild aller Arten und Weisen. Palläste und Ruinen, Gärten und Wildniß, Fernen und Engen, Haüsgen, Ställe, Triumphbögen und Säulen, offt alles zusammen auf Ein Blatt zu bringen. Doch werd ich wenig zeichnen, die Zeit ist zu kostbar, ob ich gleich lernen und manches mitbringen werde.«[21]

Frascati: Unter Mond und Messinglampe

Mitte November fährt er zum ersten Mal für ein paar Tage mit Tisch bein nach Frascati, in die Parks und Villen südlich von Rom. Sie sind Gäste von Hofrat Reiffenstein, der dort eine Sommerwohnung besitzt. Bei schönem und außerordentlich mil-

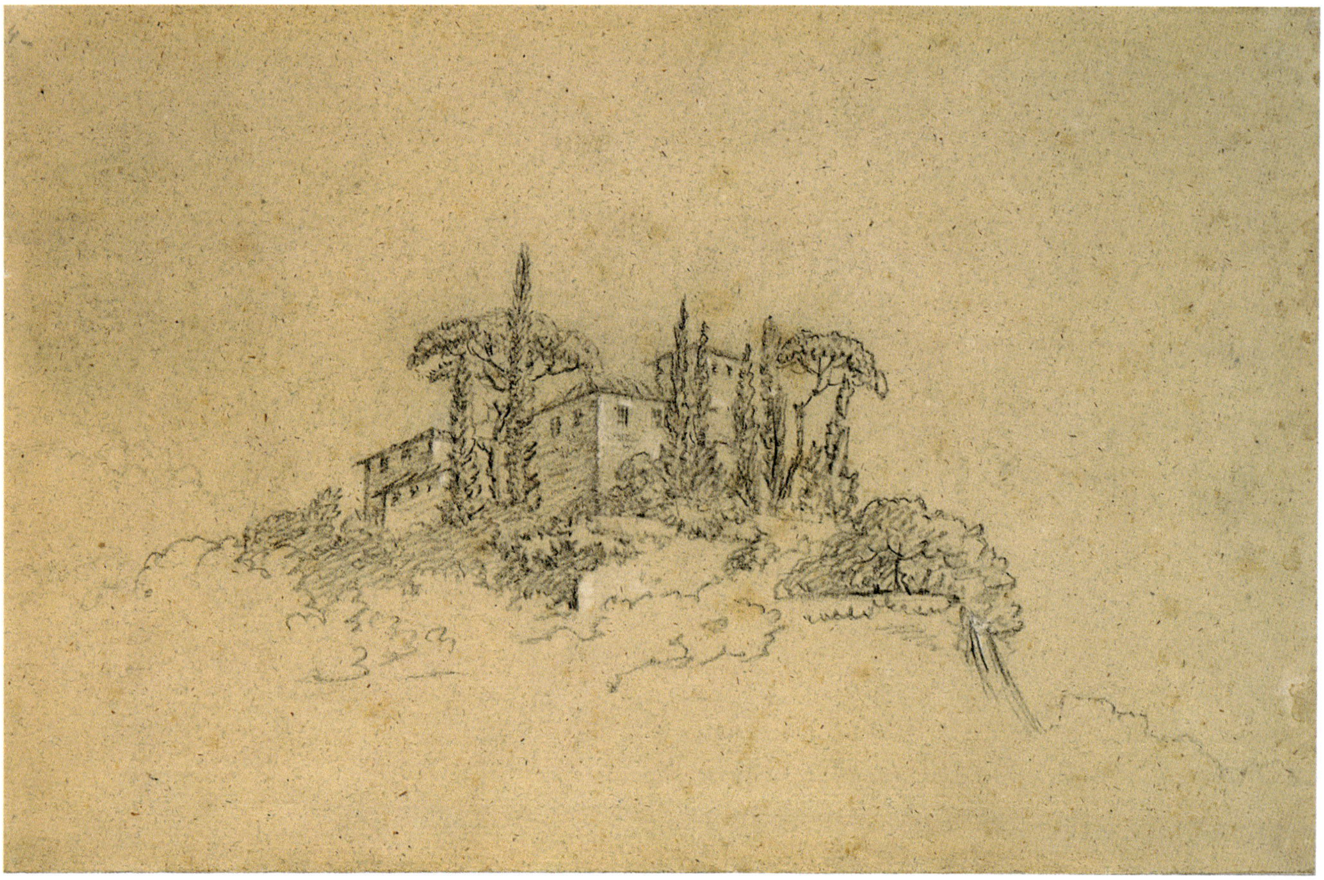

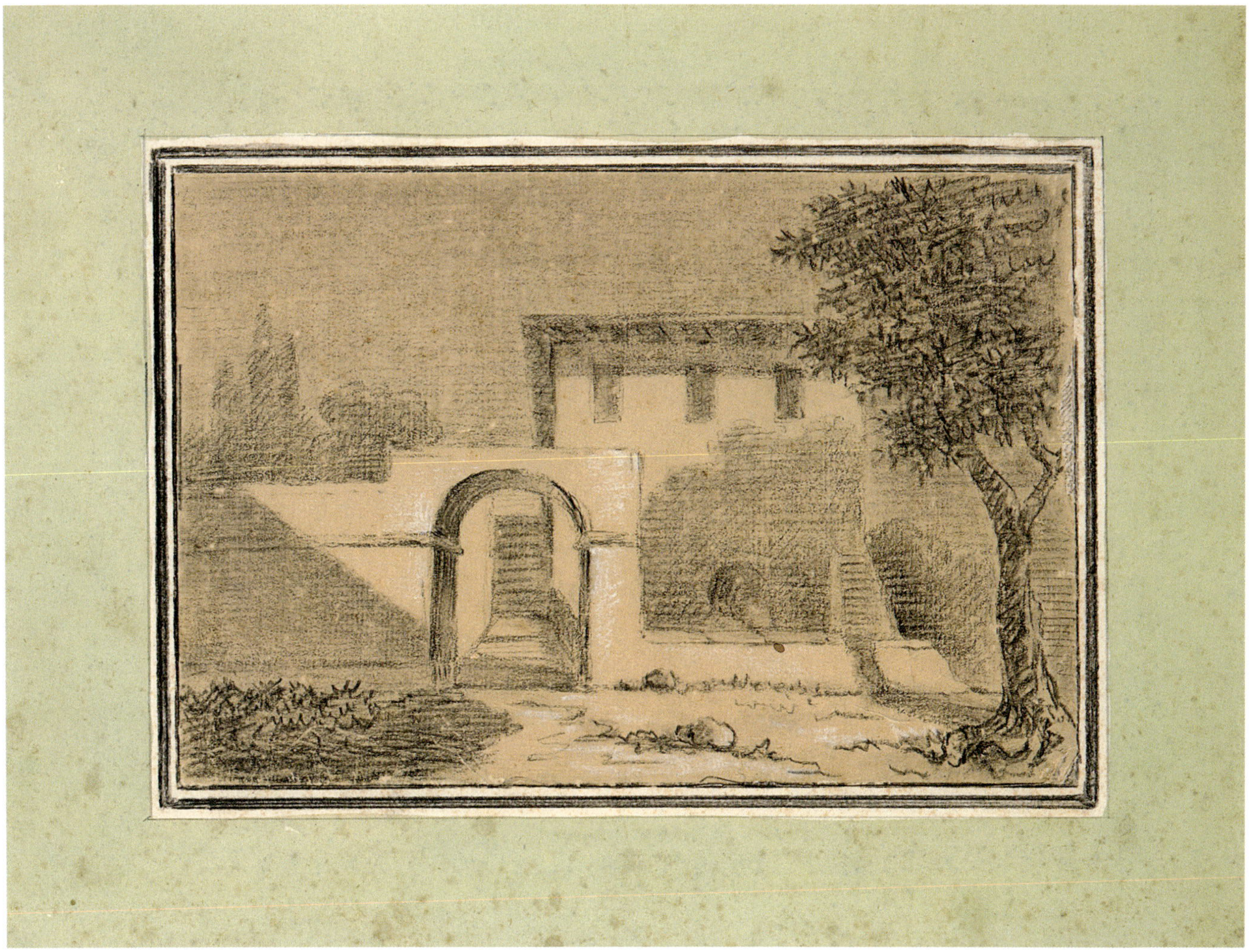

dem Wetter kommt in dieser reizvollen Kulturlandschaft der Castelli Romani seine alte Zeichenlust wieder. An Charlotte von Stein schreibt er: »Die Gesellschafft ist zu Bette und ich schreibe dir noch aus der Tusch Muschel aus welcher gezeichnet worden ist … Die Gegend ist sehr angenehm, der Ort liegt auf einem Hügel, viel mehr an einem Berge und jeder Schritt bietet dem Zeichner die herrlichsten Gegenstände … vielleicht bring ich dir etwas gezeichnetes mit.«[22]

Bei seinen Malausflügen hat Goethe sehr geschickt ausgewählt, was er als Zeichner schon konnte und besonders liebte, einfache und einprägsame italienische Motive: eine Villa auf dem Hügel und »Mondscheine«. Allerdings unter-

◁ *Goethe: Häusergruppe aus Frascati, 1786*
Zum letzten Mal hat Goethe hier den weichzeichnenden Kohlestift benutzt. Leicht, fast schwebend erscheint das Landhaus in Untersicht auf dem Hügel: besonders gelungen, nach Tischbeins Anleitung, die Komposition der Baumgruppe aus Pinien und Zypressen.

Goethe: Villa im Mondschein, 1786
Die Magie der Mondnächte hat den Zeichner Goethe auch in Italien nicht losgelassen. Die Villen-Fassade aus Frascati zeigt, wie genau er die eigentümliche Mischung von Schärfe, Helligkeit und Weichheit des Mondlichts beobachtet hat.

scheiden sie sich von den verschwimmenden Thüringer Mondschein-Landschaften durch einen großflächigen und akzentuierten Wechsel von Licht und Schatten. Statt nach »dämmernder« Stimmung sucht er jetzt nach klaren Formen. Am Abend, wenn sich nach den Zeichen-Exkursionen alle wieder um den runden Tisch mit der großen Messinglampe versammeln, um die Blätter vorzuzeigen, die tagsüber entstanden sind, wird diskutiert und kritisiert. Hofrat Reiffenstein, Kunstkenner und selbst ein eifriger Zeichner, übernimmt den Vorsitz in der Runde, den sonst der berühmte Landschaftsmaler Philipp Hackert innehatte. Goethe wird ihn im Frühjahr in Neapel kennenlernen.

Es fiel Goethe auf, daß Tischbein die Landschaft offenbar nur als eine Art Folie ansah, als Hintergrund für seine Einzelpersonen oder Figurengruppen. Tischbein war nämlich, wie Goethe richtig bemerkte, vor allem Historienmaler und Porträtist, wie übrigens auch Schütz und Bury. Das Historienbild galt als »höhere Malerei«, die Landschaft spielte nur eine untergeordnete Rolle.

In den römischen Parks: Das Spiel mit der Farbe

So stand Goethe mit seiner Leidenschaft für die reine Landschafts-Zeichnung ziemlich allein, als ihn im Februar 1787 – in Rom begann bereits der Frühling – erneut das »Zeichenfieber« packte. Diesmal spricht er von »Zeicheneifer« oder »Zeichengeist«. Mit einem kleinen Skizzenbuch wandert er durch die Weinberge und die herrlichen Villen-Gärten der Stadt auf der Suche nach »seinem« Rom. Wie in Weimar

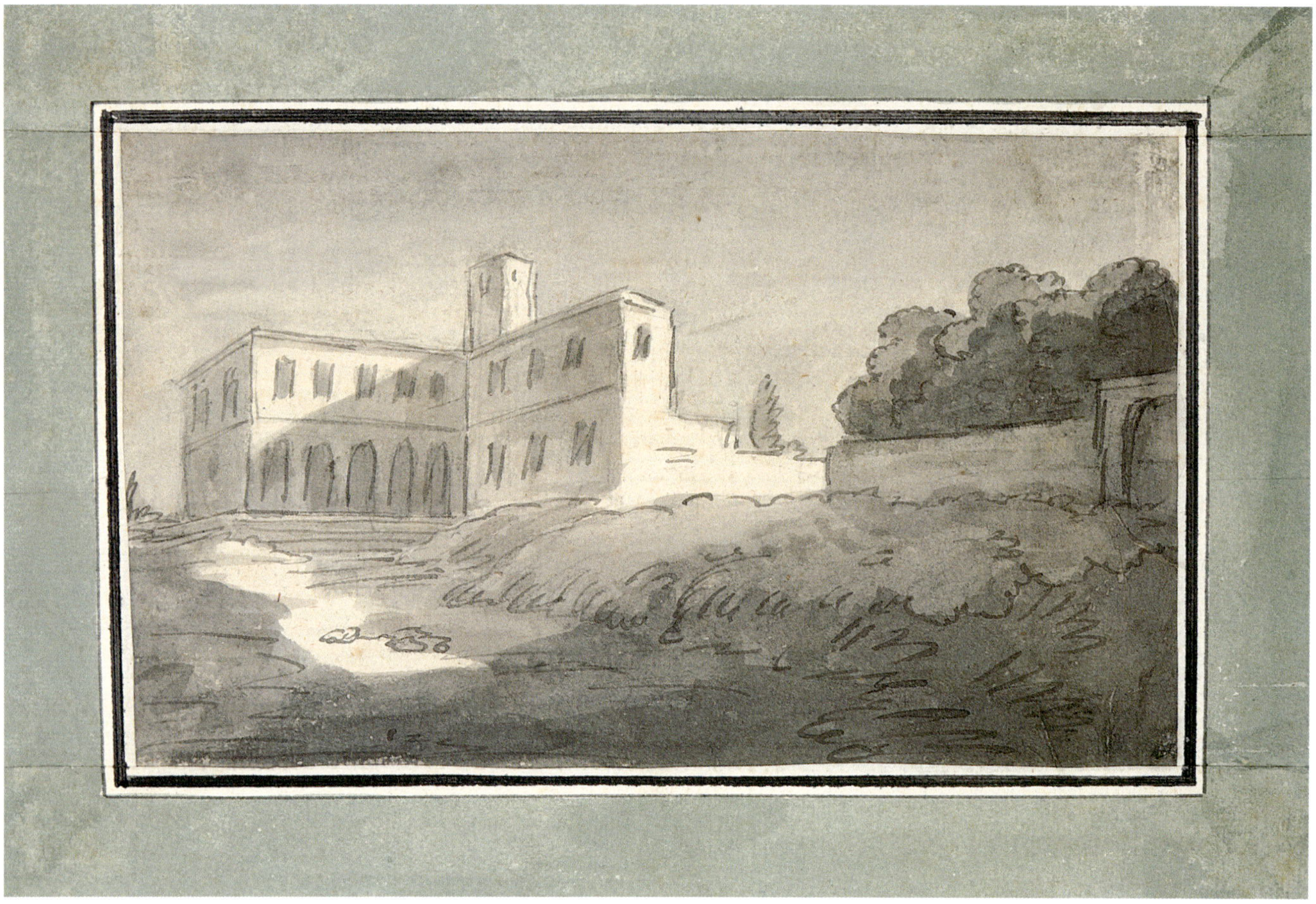

Johann Georg Schütz: ***Hofrat Johann Friedrich Reiffenstein, 1789***
Der ostpreußische Jurist, Freund Winckelmanns, lebte als Zeichner, Antiquar und Kunstagent, vor allem aber als begehrter Fremdenführer seit 1764 in Rom. Er hatte schon Lessing durch die ewige Stadt begleitet und gehörte zum Kreis um Angelika Kauffmann. Goethe schätzte seinen Rat und seine anregende Gesellschaft.

◁ ***Goethe: Landgut bei Rom, 1786***
Goethe hat die Formen der Villa und des Parks stark vereinfacht, um die Wirkung des Mondlichts auf Architektur und Landschaft wiederzugeben: »Alles Detail, wird von den großen Massen des Lichtes und des Schattens verschlungen und nur die größten allgemeinsten Bilder stellen sich dem Auge dar.«

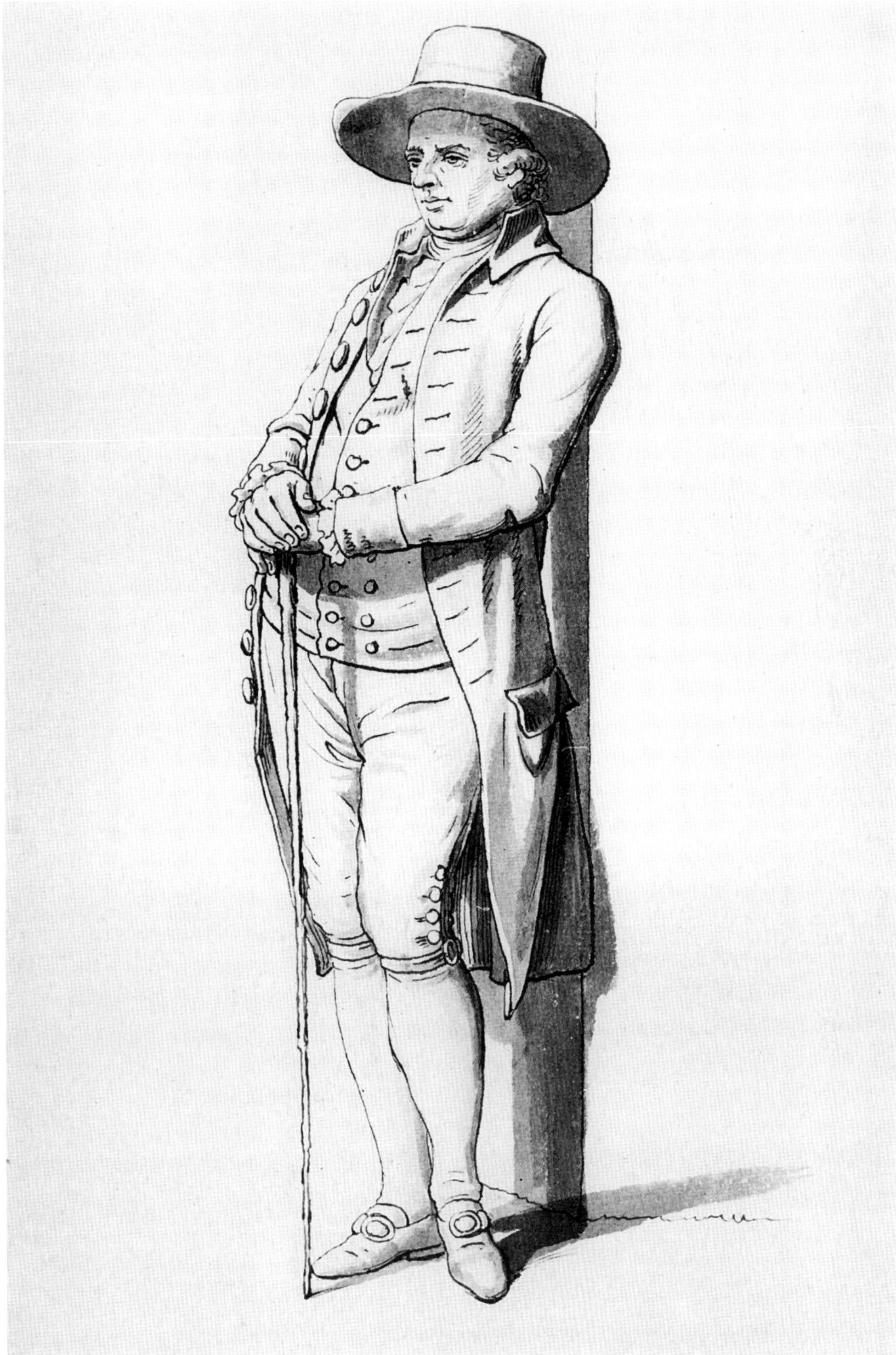

fühlt er sich am sichersten in bereits »malerisch« gestalteten Parkanlagen. Nicht die klassische Vedute oder die heroische Geschichtslandschaft interessieren ihn, sondern überschaubare Motive, »kleine, auffallende, wahrhaft südliche und römische Gegenstände«[23]. Und die findet er am Tiberufer und im Park der Villa Borghese. Hier entsteht eine zauberhafte Aquarell-Serie; »Landschäfftgen« nennt er sie, eine in sich geschlossene Gruppe von mehr als einem Dutzend Blättern[24], bei denen er zum ersten Mal mit Farben arbeitet.

An Charlotte von Stein – für sie sind diese kolorierten Zeichnungen bestimmt – schreibt er: »Heute hab ich den ganzen Tag gezeichnet. Dieses Verlangen arbeitete schon lang in mir. Die Landschaft sieht man hier so subaltern an, man mag kaum daran dencken ... Wenn es glückt; so erhälst du durch Kranzen[25] ein Dutzend kleine Stückgen Versuche in einer neuen Manier. Es kostet mich Aufpaßens biß ich meine kleinliche deutsche Art abschaffe. Ich sehe lang was gut und beßer ist; aber das Rechte in der Natur zu finden ist schweer, schweer.«[26] Goethe benennt den entscheidenden Wendepunkt seines Zeichnens ganz genau: es ist nicht nur der Umgang mit der Farbe, er probiert auch eine neue »Manier«, geht über die einfache Naturnachahmung hinaus und erfindet sich eine Zeichensprache, »um das, was er mit der Seele ergriffen hat, wieder nach seiner Art auszudrücken«[27]. Er erfaßt das Charakteristische, die »Idee« der südlichen römischen Landschaft. Und schließlich formuliert Goethe auch

Goethe:
An Ponte Molle, 1786
Nur den nördlichen Teil der Ponte Molle, der geschichtsträchtigsten Brücke Roms, über die die Reisenden aus dem Norden in die Stadt einzogen, hat Goethe gezeichnet: der wuchtige Brückenturm wurde der antiken »pons milvius« erst im 15. Jahrhundert hinzugefügt und steht heute nicht mehr. Die Zeichnung, in leichter Schrägansicht, macht die Brücke zu einem Teil der ländlichen Umgebung. Sie gehört zu der Gruppe von zehn Aquarellen, mit denen Goethe »kleine auffallende, wahrhaft südliche und römische Gegenstände« festhalten wollte. Im Februar 1787 schickte er die Blätter an Charlotte von Stein.

Goethe: Rom vom Monte Pincio, 1787 ▷
Betont sachlich, mit strengen Umrißlinien, hat Goethe den berühmten, von Bäumen eingefaßten Ausblick vom Monte Pincio gezeichnet. Der Brunnen steht vor dem Eingang der Villa Medici. Das Motiv wurde später in der römischen Veduten-Malerei außerordentlich beliebt.

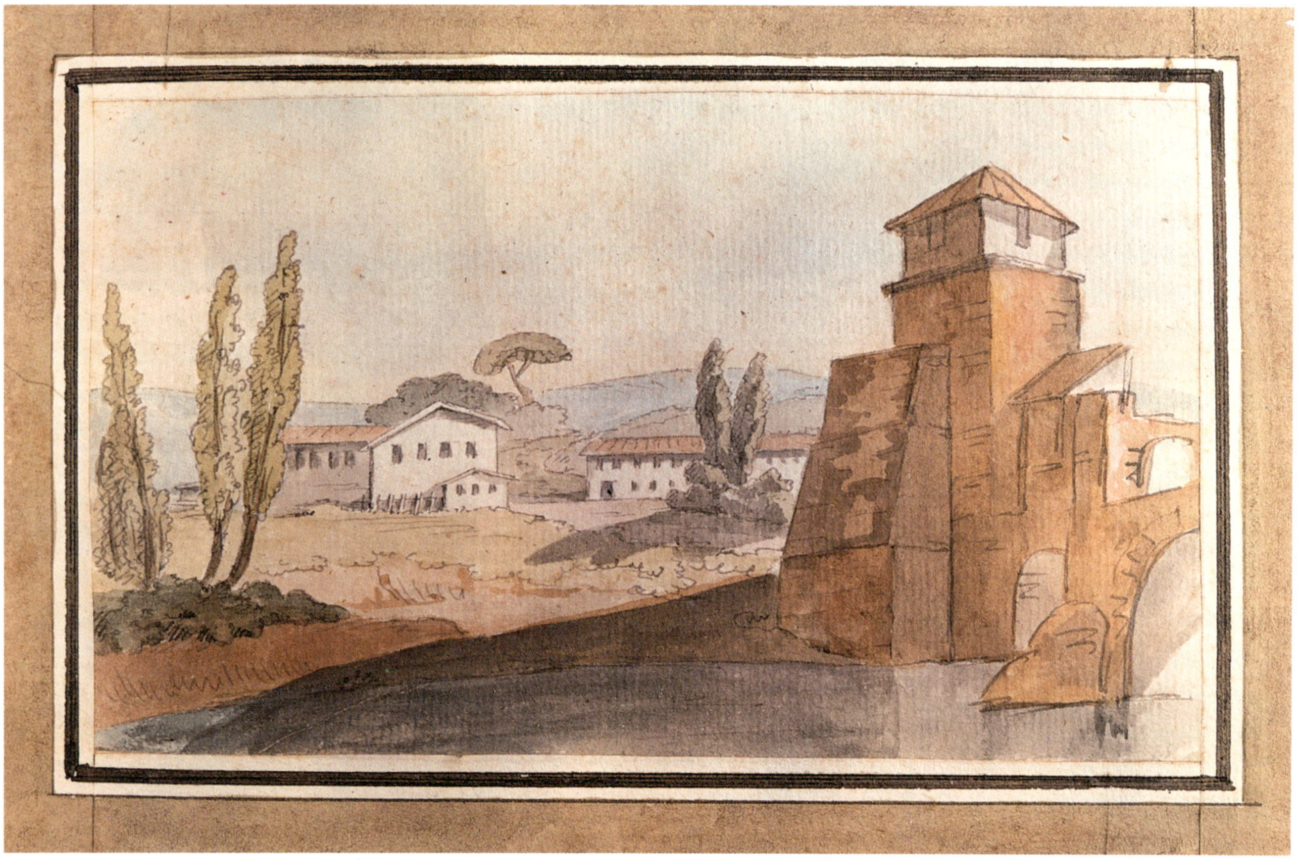

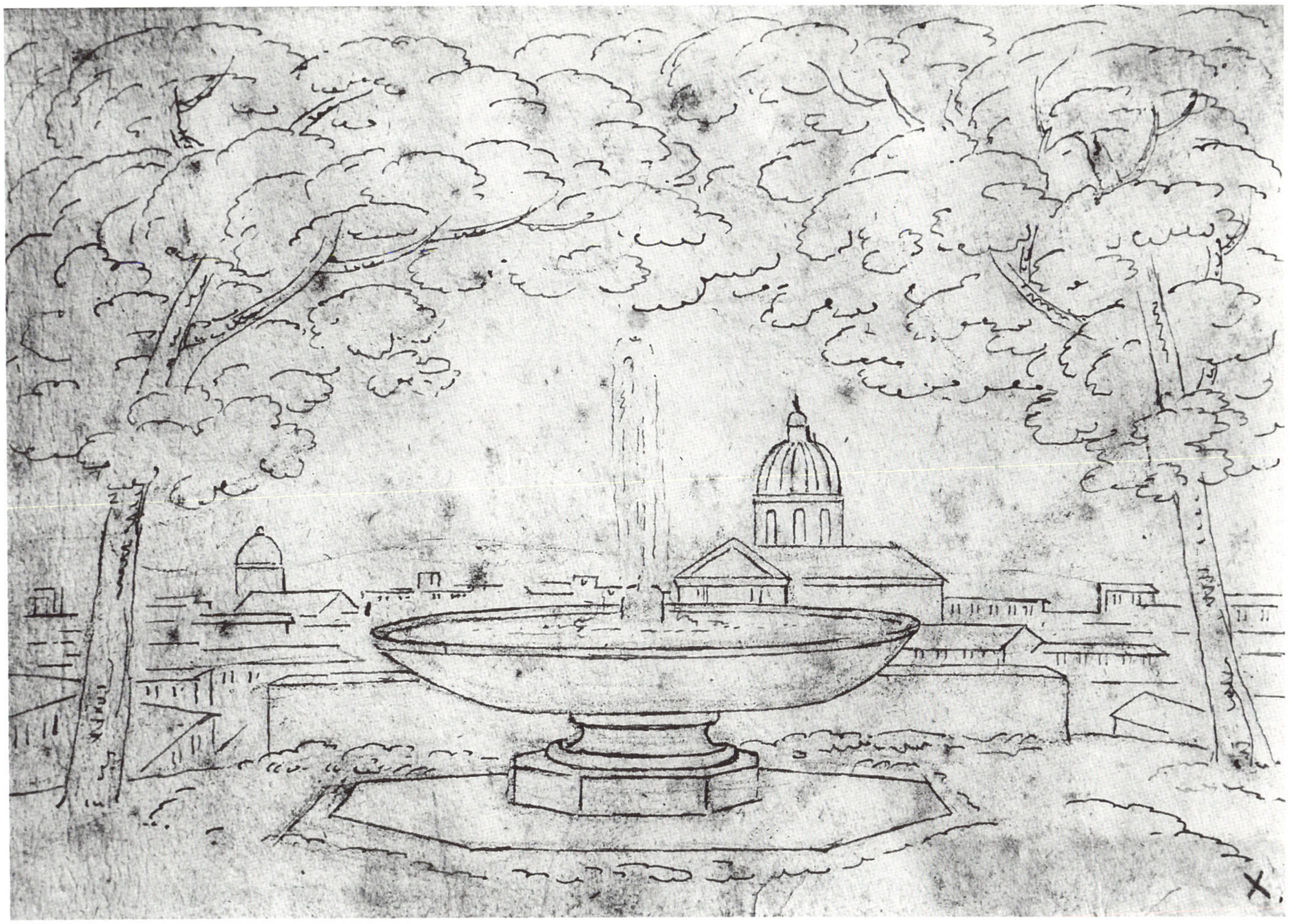

Blick auf Rom vom Pincio aus
Der Brunnen auf der Terrasse vor der Villa Medici gehört zu den berühmtesten der Stadt. Ferdinando di Medici ließ nach 1587 eine antike Granitschale zu diesem klassisch-schlichten Springbrunnen umgestalten.

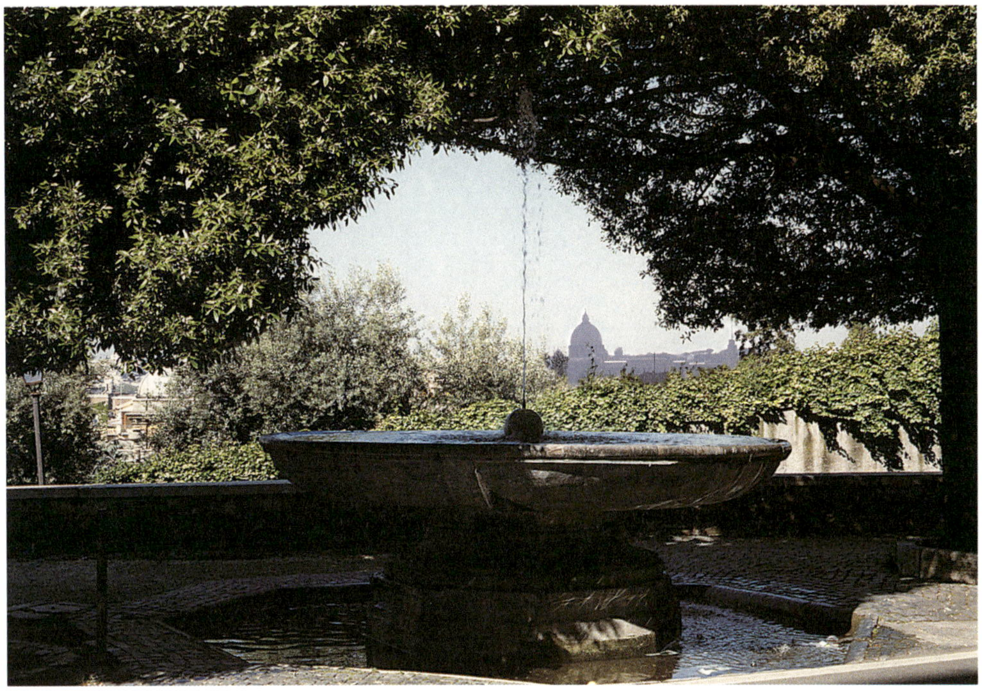

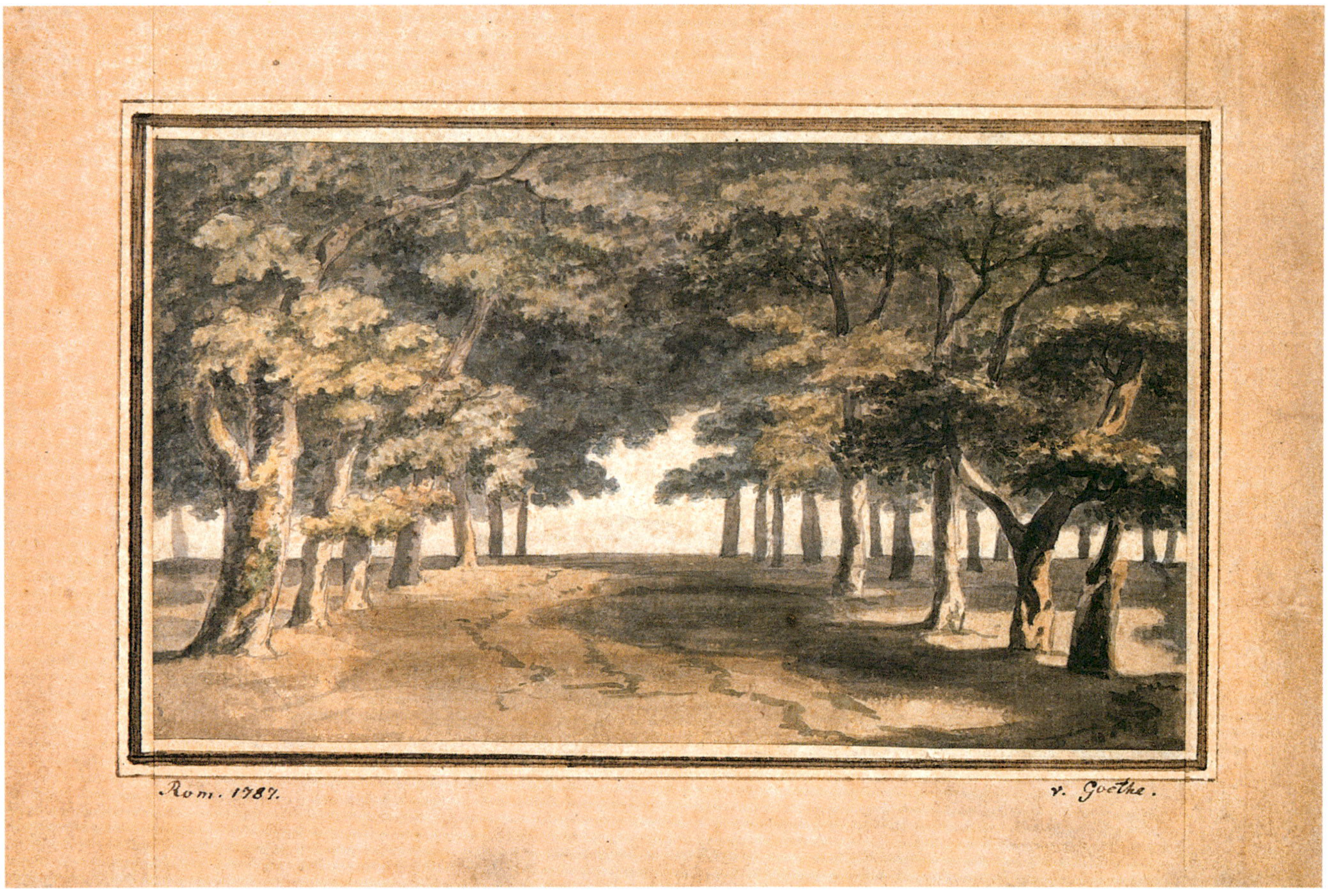

Goethe: Allee in der Villa Borghese, 1787
Unter »Villa« verstand man in Italien nicht nur das Kasino-Gebäude, sondern auch den umgebenden Park. Goethe gehörte zu den ersten deutschen Landschaftszeichnern, die in den achtziger Jahren im Borghese-Park gearbeitet haben.

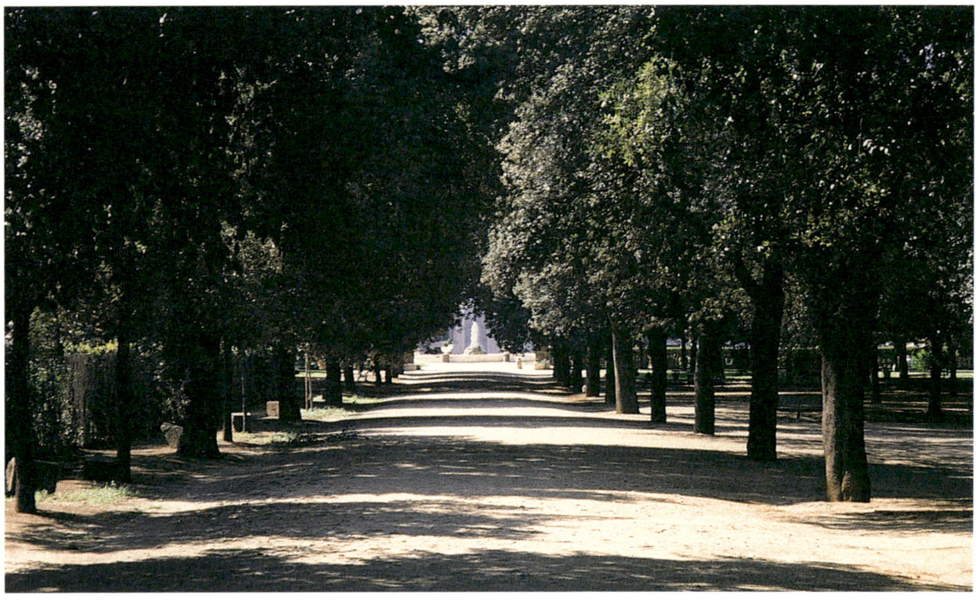

Allee im Borghese-Park
Auch heute noch sind die dicht belaubten, immergrünen Alleen im Borghese-Park mit ihrem lebhaften Wechsel von Licht und Schatten besonders reizvolle Spazierwege in der Stadt.

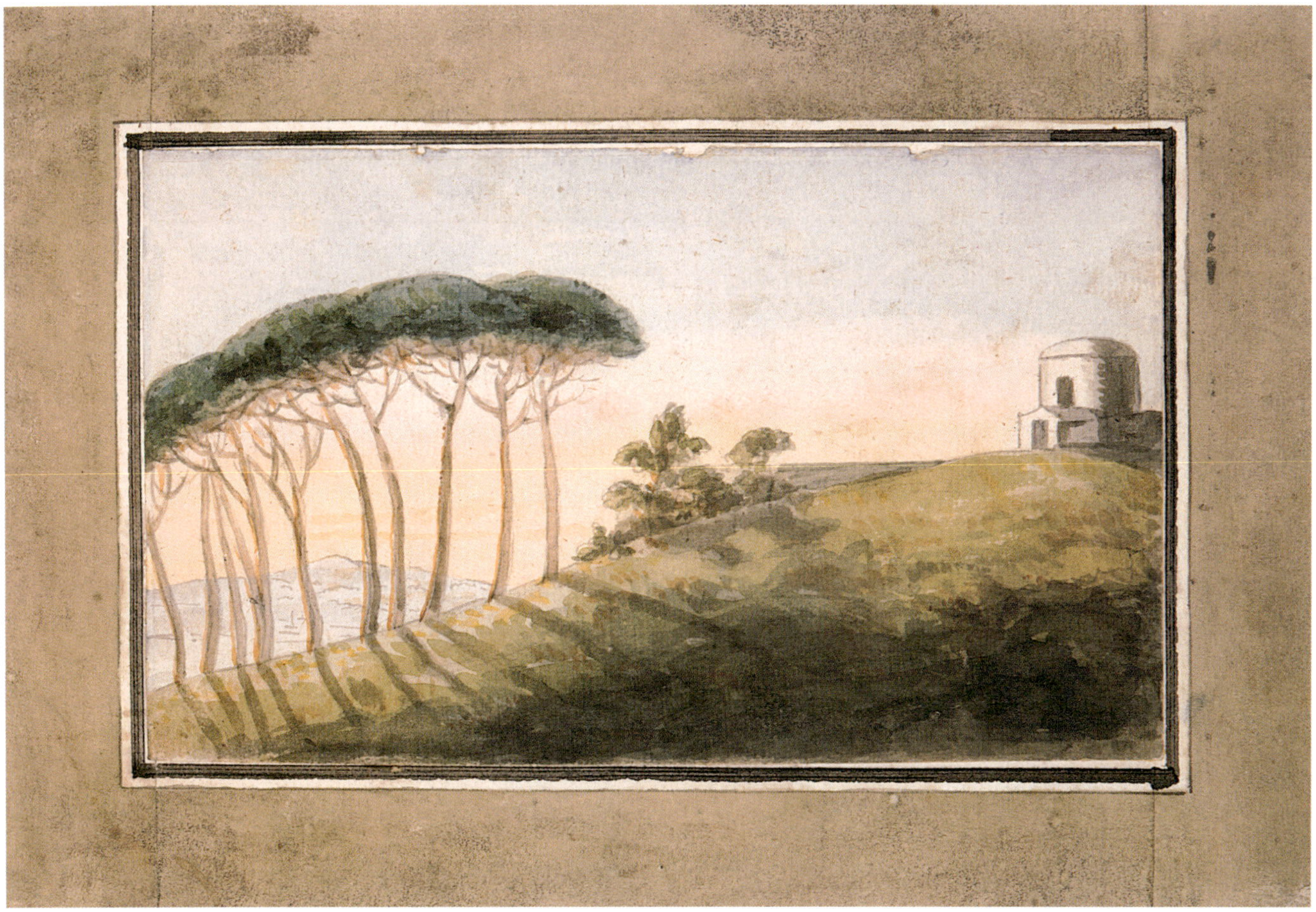

Goethe:
Villa Borghese, 1787
»Bunte Dinge« nannte Goethe seine kleinformatige Aquarell-Serie, mit der er zum ersten Mal die italienische Farbigkeit eingefangen hat: das lichteste Blatt der Reihe zeigt in den Pinienkronen und Schattenpartien seine sichere Technik beim Übermalen von Hell nach Dunkel. Wie wichtig Goethe diese Blätter waren, machen auch die sorgfältig getuschten kleinen Rahmen deutlich. Sie lassen die Aquarelle ein wenig wie Ansichtskarten aussehen.

die Abkehr von seiner bisherigen »kleinlichen deutschen Art«, von seiner Orientierung an der niederländischen Kunst: »Manchmal erinnere ich mich, wie der Künstler in Norden den Strohdächern und verfallenen Schlössern etwas abzugewinnen sucht, wie man sich an Bach und Busch und zerbröckeltem Gestein herumdrückt, um eine mahlerische Wirkung zu erhaschen, und ich komme mir ganz wunderbar vor, um so mehr, als jene Dinge nach so langer Gewohnheit einem immer noch ankleben.«[28]

Endlich hat Goethe das Gefühl, als Zeichner im farbenfrohen Süden angekommen zu sein. Zwei Wochen lang ist in seinen Briefen fast nur von dieser Aquarell-Serie die Rede. Und obwohl er die Bedeutung seiner »bunten Dinge« manchmal herunterspielt, überwiegt doch die Freude über den Sprung nach vorn, den er als Zeichner gemacht hat, wenn er Charlotte von Stein über

»Hier kann ich eine Betrachtung nicht verschweigen die ich gemacht habe: daß es nämlich bequemer und leichter sey die Natur als die Kunst zu beobachten und zu schätzen. Das geringste Produkt der Natur hat den Kreis seiner Vollkommenheit in sich und ich darf nur Augen haben um zu sehen, so kann ich die Verhältniße entdecken, ich bin sicher daß innerhalb eines kleinen Cirkels eine ganze wahre Existenz beschloßen ist. Ein Kunstwerk hingegen hat seine Vollkommenheit ausser sich, das ›Beste‹ in der Idee des Künstlers, die er selten oder nie erreicht, die folgenden in gewissen angenommnen Gesetzen, welche zwar aus der Natur der Kunst und des Handwerks hergeleitet, aber doch nicht so leicht zu verstehen und zu entziffern sind als die Gesetze der lebendigen Natur. Es ist viel Tradition bey den Kunstwerken, die Naturwerke sind immer wie ein erstausgesprochenes Wort Gottes.«

seine Blätter mitteilt: »Sie sind klein und ist nicht viel dran, allein sie werden dir eine Idee des Landes geben, behalte sie beysammen, einzeln bedeuten sie gar nichts. Nun macht mirs Lust mit Farben zu spielen. Die Künstler freuts mich etwas zu lehren, denn es geht geschwinde mit mir.«[29]

Goethes heimliche Angst, sein Zeichentalent könne vom Anschauen großer Kunstwerke erdrückt werden, war jedenfalls verflogen. Er sah in seinen bunten Blättern aus dem Borghese-Park eine gute Vorbereitung auf die Reise mit Tischbein nach Neapel, in das »eigentlichste Element des Landschafters«[30]. Und als habe er durch sein »Spiel mit Farben« überhaupt erst gelernt, die Farben in der Natur wahrzunehmen, blühen von nun an in seinen Briefen die Farbbeobachtungen richtig auf: »Der Himmel ist wie ein hellblauer Tafft von der Sonne beschienen«[31], schreibt er an Herder.

Wie immer, wenn er auf Reisen geht, nimmt er in der Phantasie das zukünftige Zeichnen vorweg: er kauft das »schönste Papier« und verspricht »unzählige Zeichnungen«.

VII. Neapel

(25. 2. 1787 – 29. 3. 1787)

*»Wenn ich Worte schreiben will,
so stehen mir immer Bilder
vor Augen«*

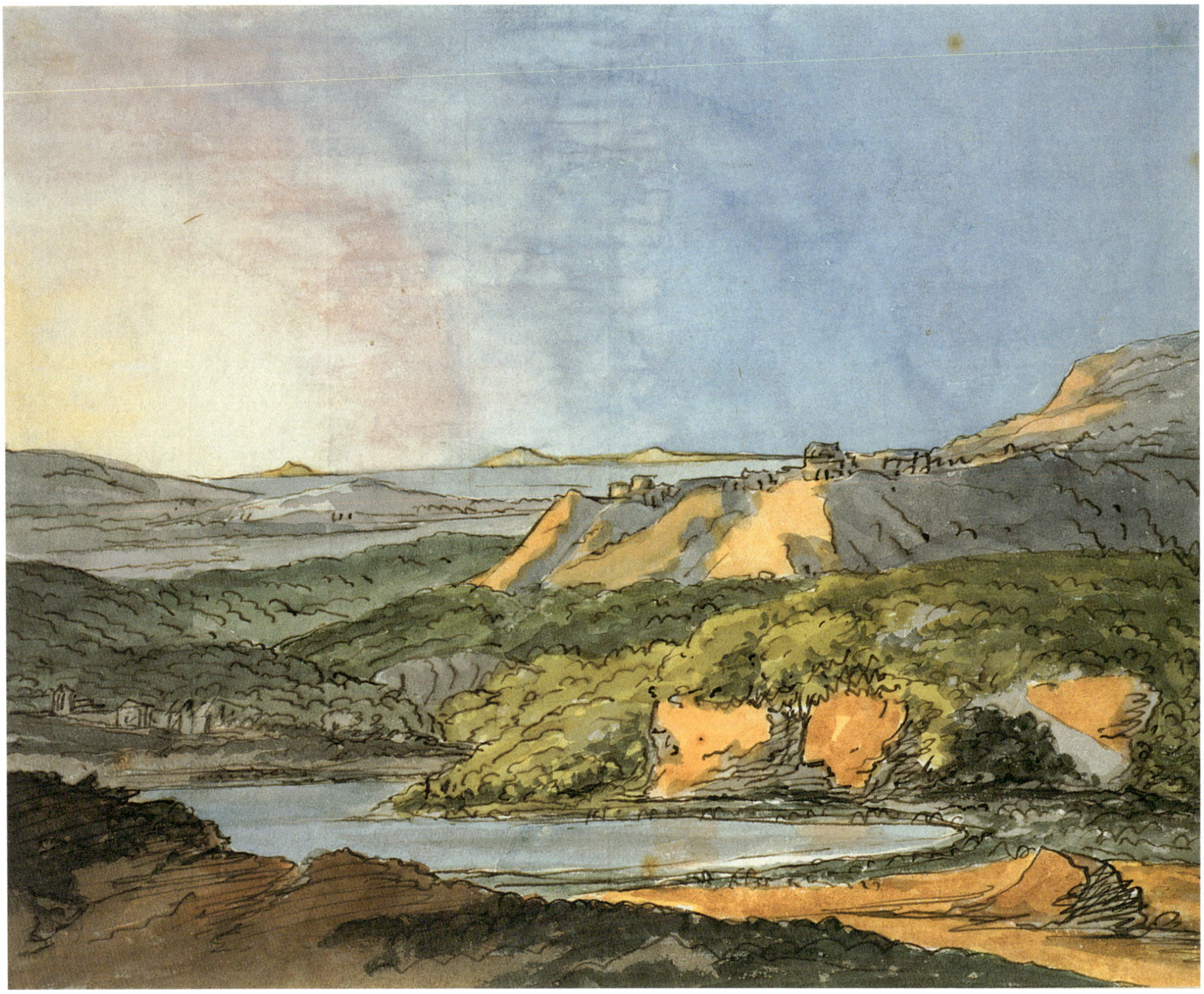

Goethe: Küstenlandschaft bei Neapel, 1787
An der neapolitanischen Küste sieht Goethe zum ersten Mal die »klassische« Landschaft mit Inseln, Vorgebirgen und Buchten, die sich erst in der Überschau erschließt. Die Linien und Formen zeichnen sich durch die spärliche Vegetation der Kalkberge und die Durchsichtigkeit der Luft besonders deutlich ab.

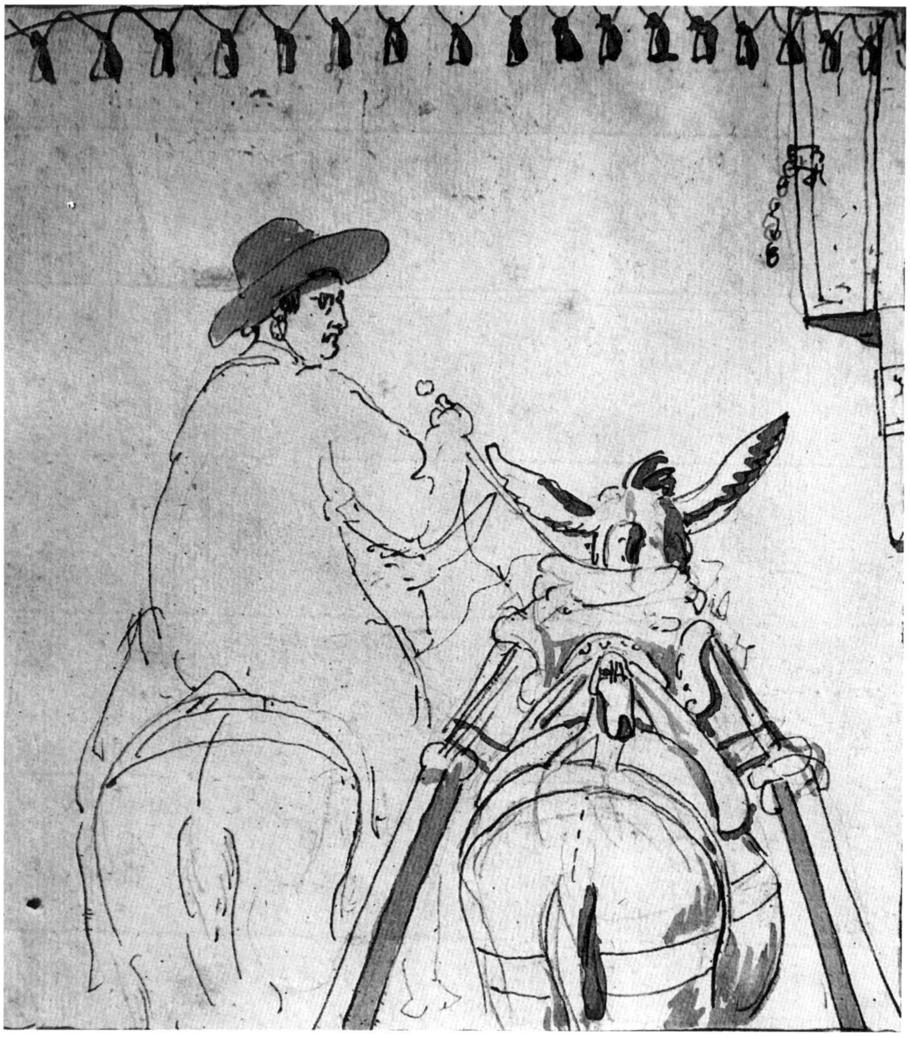

J. H. W. Tischbein: Vetturino, undatiert
Über die Vetturini, die italienischen Fuhrleute und ihre Fahrzeuge, schreibt Goethe in der »Italienischen Reise«: »Mit den Vetturinen ist es eine leidige Fahrt; das Beste, das man ihnen bequem zu Fuße folgen kann … das Fuhrwerk der Vetturine, welches noch Sedia, ein Sessel heißt, ist gewiß aus den alten Tragsesseln entstanden … Statt des hintern Maulthiers, das man hervor neben die Gabel spannte, setzte man zwei Räder unter, und an keine weitere Verbesserung ward gedacht. Man wird, wie vor Jahrhunderten, noch immer fortgeschaukelt …«

»Das eigentlichste Element des Landschafters«

Auf der alten Via Appia reisten Goethe und Tischbein am 22. Februar 1787 südwärts, über Albano, Genzano, Velletri, durch die Pontinischen Sümpfe, über Terracina, Fondi, Gaeta, Minturno, Capua nach Neapel.

Sie fuhren in einer Sedia, einer »Chaise mit halbem Verdecke und zwei Rädern«[1], die von einem Maultier gezogen wurde und gerade Platz für zwei Personen und das Gepäck bot. Die beiden Reisenden verließen öfter die »enge rollende Wohnung« und gingen ein Stück zu Fuß, um zu zeichnen oder eine Gesteinsformation aus

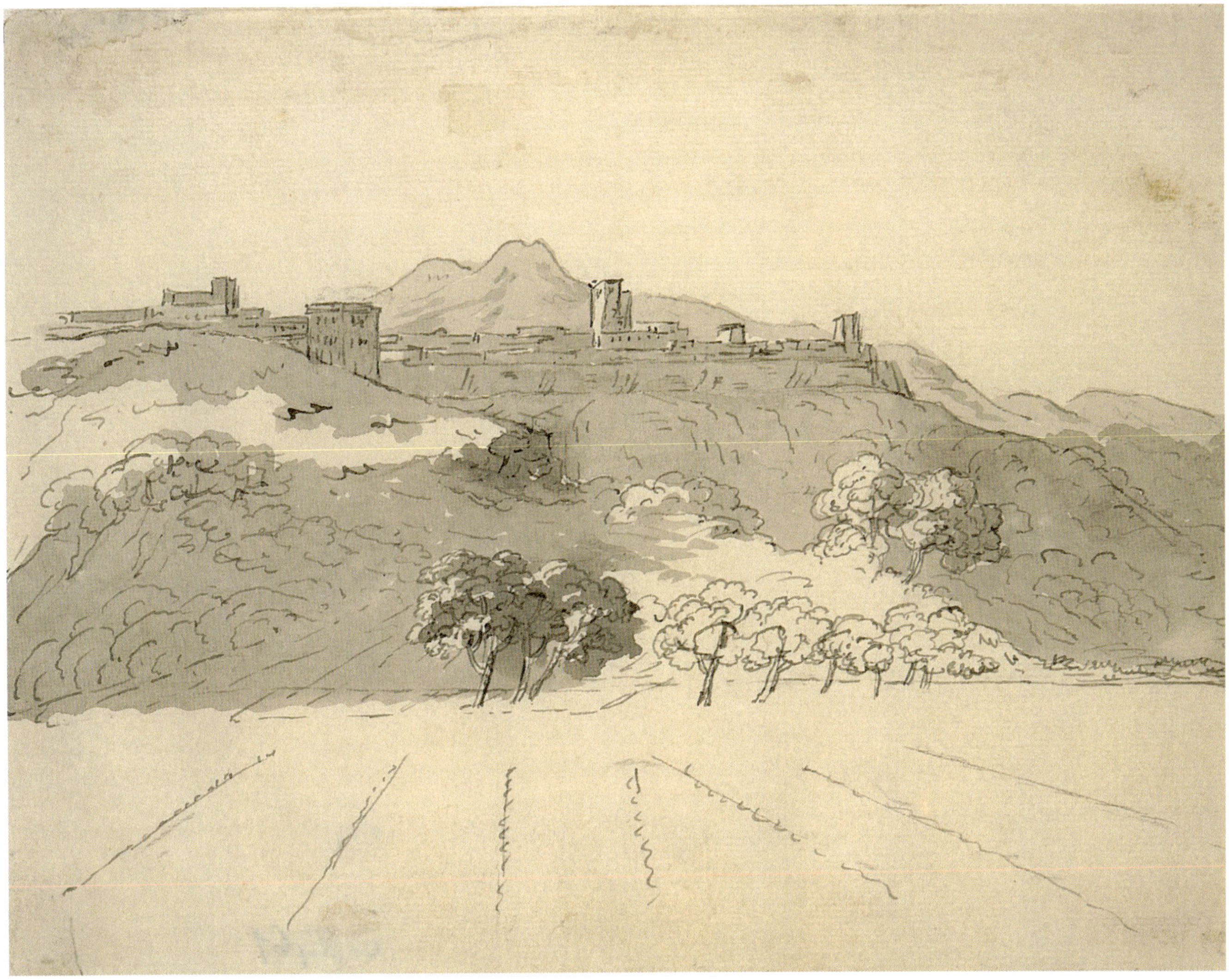

der Nähe anzuschauen. In einem abschüssigen Hohlweg wären sie dabei fast von einem außer Kontrolle geratenen Ochsenfuhrwerk überrollt worden. Tischbein, der diesen »Beinahe-Unfall« in seinen Lebenserinnerungen erzählt[2], hat sich, obwohl zwei Jahre jünger, für seinen Reisegefährten verantwortlich gefühlt: »Ich, der Begleiter und Schützer von G o e t h e , hatte mir ja vorgesetzt ihn zu hüten, wie eine Mutter ihren Säugling, dieses Kleinod für die Welt, diesen lieben Freund, und nun wäre er fast in einer Minute gerädert worden und ich mit ihm!«[3] Goethe selbst hatte, vertieft in seine geologischen Beobachtungen, die Gefahr offenbar kaum bemerkt.

Auf der Reise nach Neapel kommt er zum ersten Mal in eine klassische südliche Landschaft.

Goethe: Velletri, 1787
»… wir haben die festeste Intention brav zu zeichnen. Wenn es nur die Schönheit und Menge der Gegenstände zuläßt«, hatte Goethe vor seiner Abreise nach Neapel an Frau von Stein geschrieben. Erstaunlich rasch und sicher hat sich Goethe die neuen Landschaftsformationen zeichnerisch angeeignet: die Ebene der Pontinischen Sümpfe, die Albaner Berge mit der mittelalterlichen Stadtanlage und die in der Ferne auftauchenden Kegel der Velletrischen Vulkane. Das Blatt hat er mit einem kleinen Bleistiftkreuz markiert, um es später in eine geplante illustrierte Ausgabe der »Italienischen Reise« aufzunehmen.

Und da er mit den Augen des Zeichners unterwegs ist, entdeckt und schildert er fast täglich – mit untrüglichem Sinn für malerische Landschaftsformationen – die »unbegrenzten Blicke über Land, Meer und Himmel«. In Rom hatten ihn vor allem die innerstädtischen Landschaftsmotive angezogen. Die römische Campagna, von Claude Lorrain und Nicolas Poussin im 17. Jahrhundert zur arkadischen und heroischen Landschaft stilisiert, hatte Goethe bisher kaum wahrgenommen. Nun sieht er einen Landschaftstyp, der aus überschaubaren Ebenen, Hügeln und Höhenzügen mit klaren Umrißlinien besteht, aus Steilküsten, Inseln und der glänzenden Fläche des Meeres. Es sind klassische, fast griechische Landschaften, deren Elemente bereits etwas Gezeichnetes haben. Goethe wird sie später in Sizilien wiederfinden, vor allem die hellen, spärlich bewachsenen Kalksteinformationen, deren Konturen besonders deutlich hervortreten. Schon am Gardasee waren ihm die »schönsten Kalckfelsen zu mahlerischen Studien«[4] aufgefallen. Auf dem Weg nach Neapel beobachtet er aus der Ferne die »gereihten Kalkfelsen« des Monte Circeo, eines direkt am Meer gelegenen Vorgebirges. Zum ersten Mal begeg-

J. Ph. Hackert: Ansicht von Terni, 1776
Eine von Hackerts auf Fernsicht angelegten Sepia-Veduten von Terni: Vorder-, Mittel- und Hintergrund sind parallel angeordnet, die Landschaft wird durch Bäume und Büsche gegliedert und durch Staffage-Figuren aufgelockert.

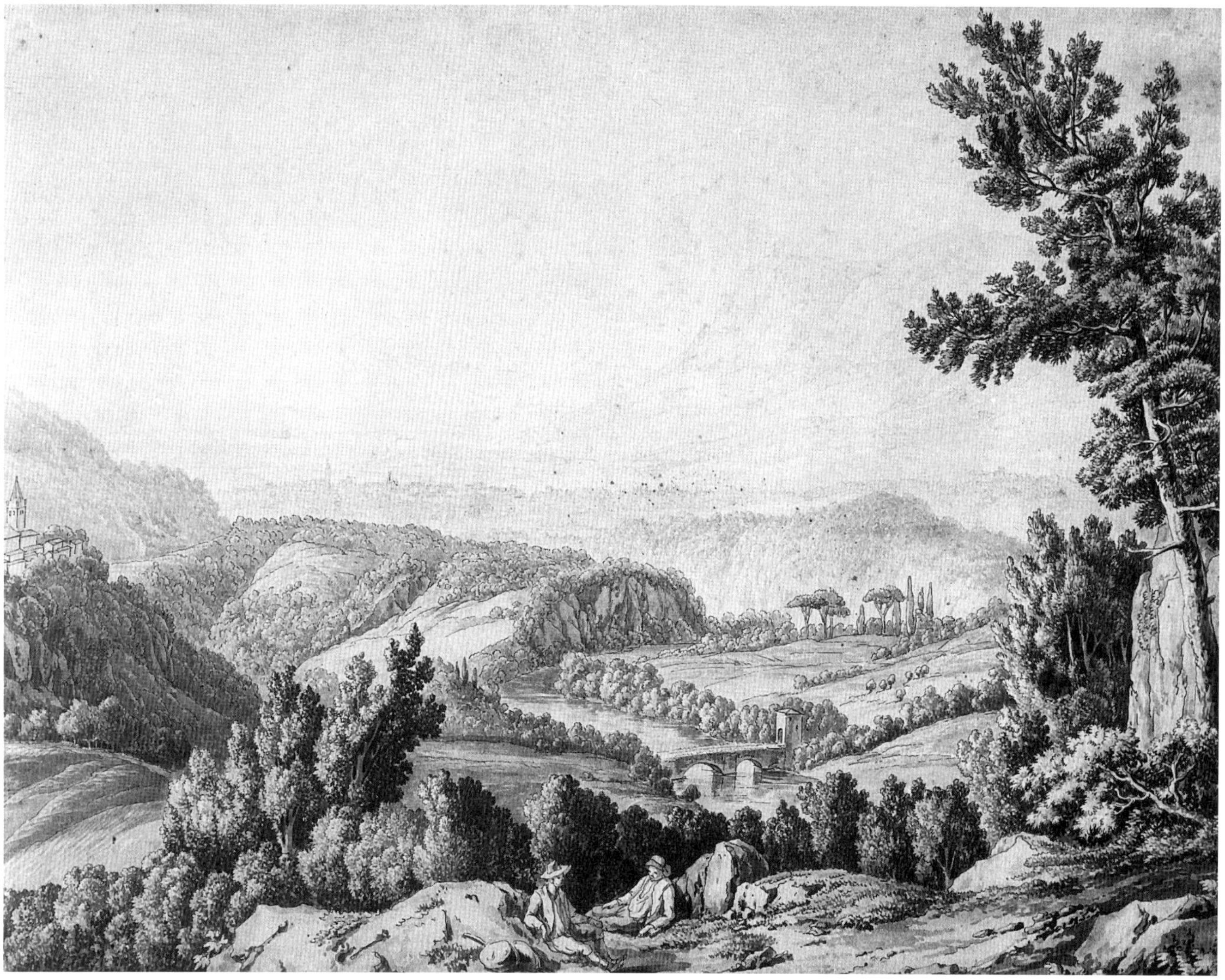

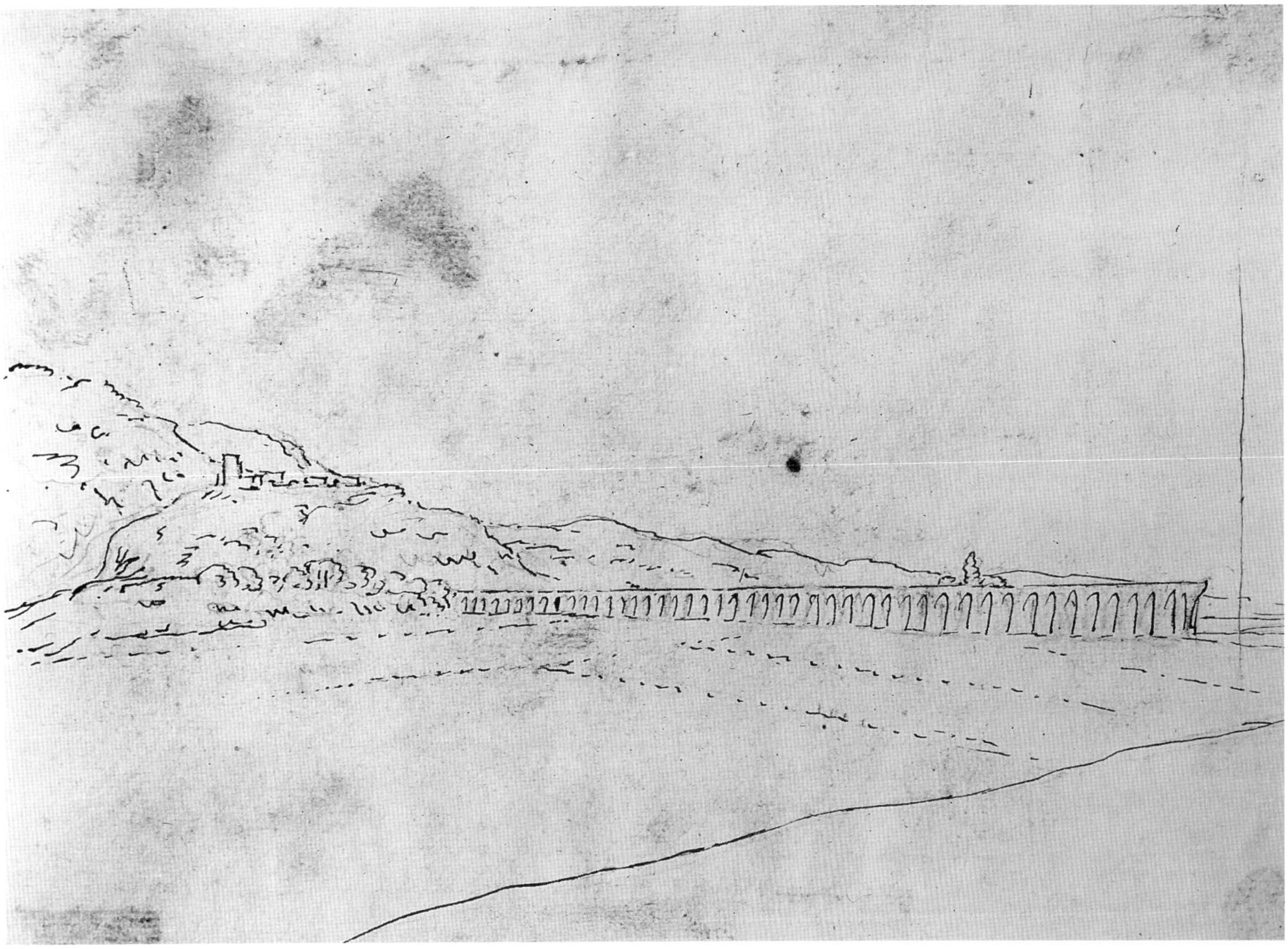

net Goethe hier der griechisch-homerischen Welt, dem legendären Wohnsitz der Zauberin Circe nämlich, die dort ein Jahr mit Odysseus zusammengelebt haben soll.

Am 25. Februar 1787 treffen die beiden Reisenden in Neapel ein. Goethe ist von der Schönheit, Weiträumigkeit und dem südlichen Licht der Landschaft am Golf wie verzaubert. Er kann nur noch begeistert aufzählen: »Man sage, erzähle, mahle was man will, hier ist mehr als alles. Die Ufer, Buchten und Busen des Meeres, der Vesuv, die Stadt, die Vorstädte, die Castelle, die Lusträume!«[5] Gegen die freie Lage Neapels kommt ihm Rom »wie ein altes übelplaciertes Kloster«[6] vor. Wieder übt er sich im Sehen, macht »große, große Augen« und versucht, sein Gesichtsfeld zu erweitern. Das bezeugen die zahlreichen emphatischen Landschaftsschilde-

Goethe: Minturno, 1787
Die Aquädukte, deren Reste Goethe »höchst ehrwürdig« fand, gehörten zu den beliebtesten Motiven der Italienzeichner des 18. und 19. Jahrhunderts, weil sie mit der landschaftlichen Umgebung besonders malerisch verwachsen waren. In der »Italienischen Reise« heißt es am 24. Februar 1787: »Wir erblickten eine Wasserleitung, die sich vom Gebirg' her nach unkenntlichen, verworrenen Ruinen zog.« Goethe hat die Situation mit wenigen präzisen Umrißlinien festgehalten. Der Aquädukt steht zum Teil heute noch, die Ruinen der antiken Stadt Minturnae, direkt an der Via Appia gelegen, sind inzwischen ausgegraben.

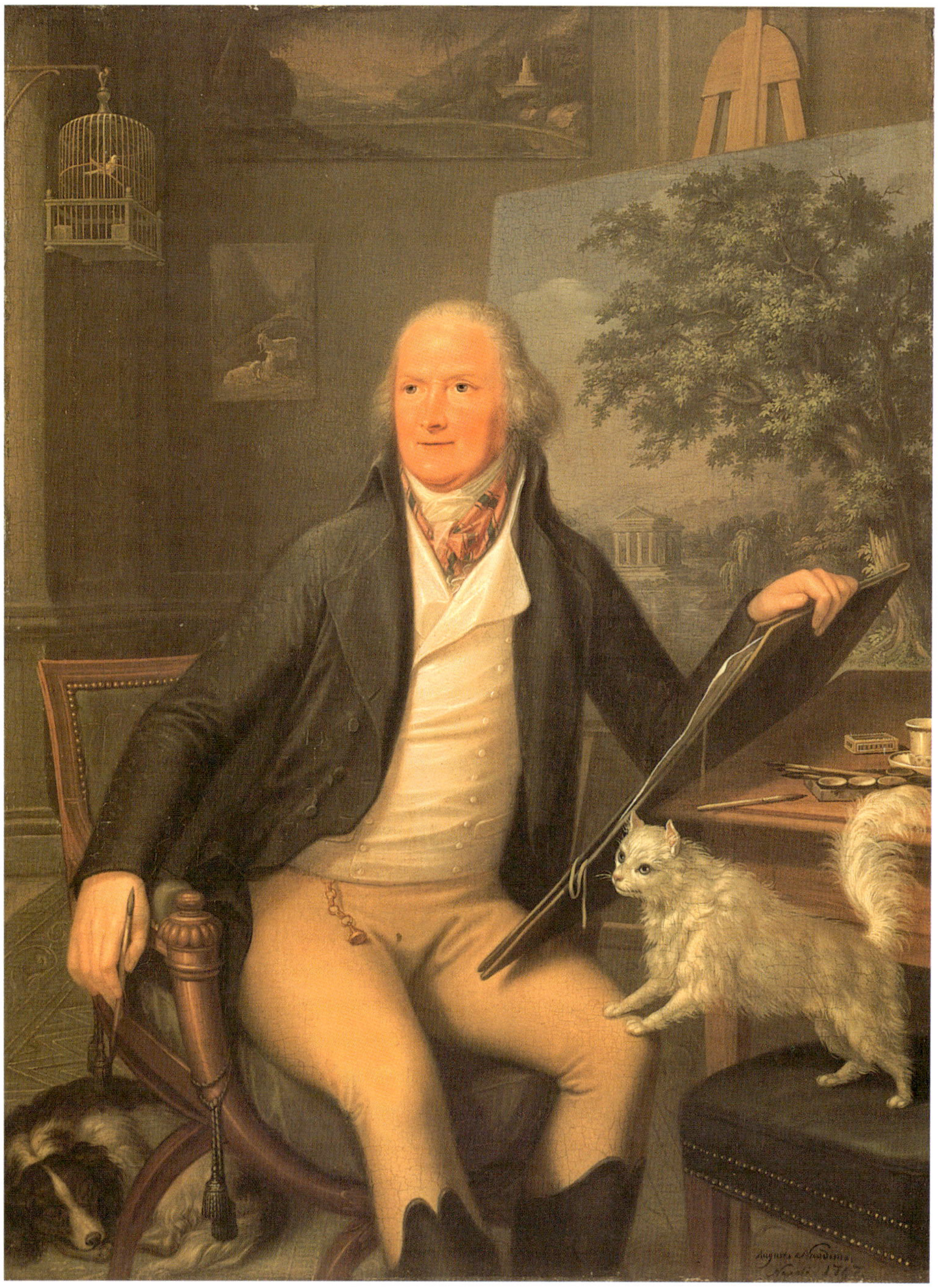

Augusto Nicodemo: Jakob Philipp Hackert in seinem Atelier, 1797
Das Porträt zeigt Hackert in seinem Arbeitskabinett, wie Goethe ihn geschildert hat: elegant, weltmännisch, umgeben von seinen Zeichenutensilien: den Doppelhalter für Kreidestift und Pinsel in der Hand, das Portefeuille auf dem Knie, Pinsel und Näpfe für die Sepia vor sich auf dem Tisch. Seine Eitelkeit war sprichwörtlich: »Häufig, wenn diese oder jene Partie in seinem Gemälde besonders gelungen war, pflegte er die Hände in die Höhe zu heben und bewundernd auszurufen: ›Ich habe von jeher ein ganz ungeheures Genie gezeigt!‹, wobei er das Wort ›ungeheuer‹ so hoch als möglich betonte und dehnte.«

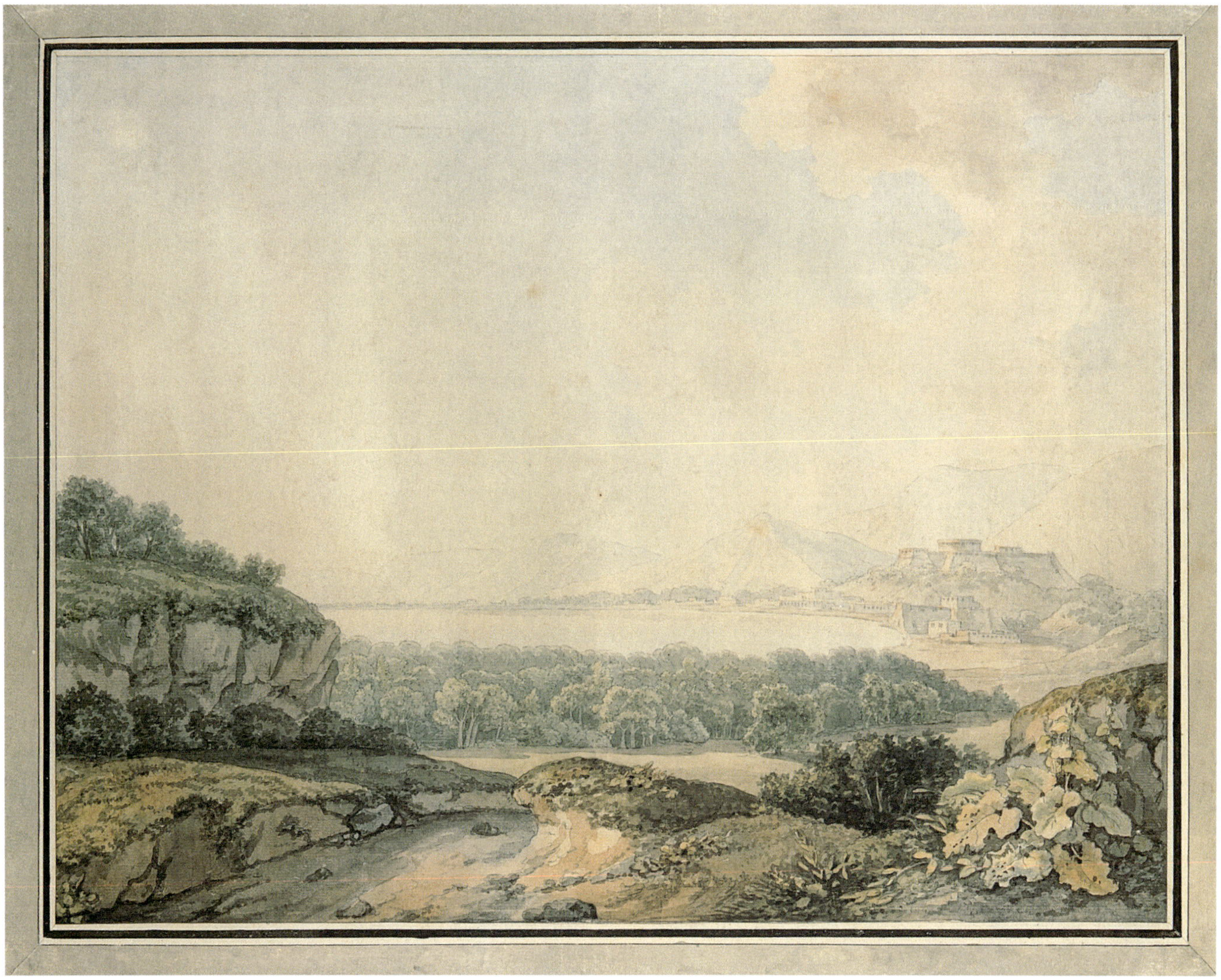

rungen während des einmonatigen neapolitanischen Aufenthalts ebenso, wie seine gezeichneten und aquarellierten Überblickslandschaften.

Goethe: Bucht und Castell bei Neapel, 1787
Die Gegend um Neapel war für Goethe das »eigentlichste Element des Landschafters«. In diesem Aquarell hat er den Kanon der klassischen Landschafts-Darstellung durchgespielt: Vordergrund mit Hohlweg und begrenzenden Felsen, allerdings ohne die übliche Hirten- und Vieh-Staffage, Mittelgrund mit einer bewaldeten Küstenebene. Meeresbucht, Festungsarchitektur und die fernen Höhenzüge bilden den Hintergrund dieser typischen Überblickslandschaft. Wahrscheinlich hat Goethe seine vor Ort aufgenommene Bleistiftzeichnung erst im Sommer in Rom koloriert und bearbeitet.

Signor Filippo Borussiano

Bereits drei Tage nach ihrer Ankunft besuchen Tischbein und Goethe Jakob Philipp Hackert, den berühmtesten und erfolgreichsten Landschaftsmaler seiner Zeit. Er bewohnt einen Flügel des Palazzo Francavilla (des heutigen Palazzo Cellamare), ist seit einem Jahr »erster königlicher Landschafts-, See- und Jagdmaler« am Hof Ferdinands IV. Die Neapolitaner

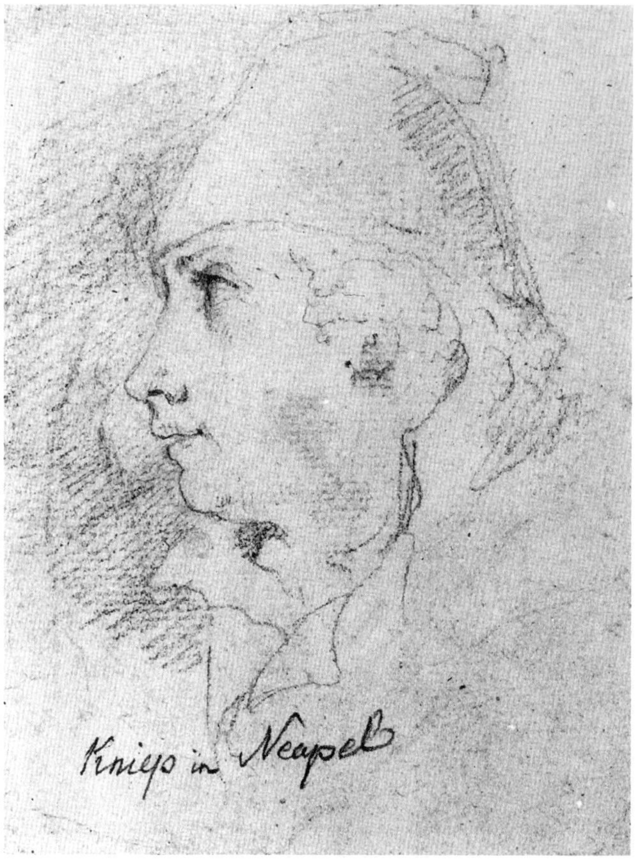

J. H. W. Tischbein: Porträt von Ch. H. Kniep, 1788/89
Christoph Heinrich Kniep stammte aus Hildesheim, war 1781 mit einem Reise-Stipendium nach Italien gekommen und hatte sich als Landschaftszeichner in Neapel niedergelassen, wo er bis zu seinem Tod blieb. Tischbeins Porträt überliefert die weichen, fast kindlichen Züge des Künstlers, den Goethe in der »Italienischen Reise« als präzisen Zeichner und fröhlichen Reisegefährten geschildert hat. Kniep empfand die Sizilien-Reise mit Goethe als Höhepunkt seines Lebens.

hatten dem aus Preußen stammenden Künstler den Beinamen »Signor Filippo Borussiano« gegeben. Bei seinem ersten Besuch erwähnt Goethe neben Hackerts »mit Künstlergeschmack« möblierter Wohnung, vor allem dessen Lebensklugheit und »unausgesetzten Fleiß«. Vielleicht erinnerte ihn die bürgerliche Souveränität des deutschen Malers in einer Hofgesellschaft des ancien régime an seine eigene Situation in Weimar.

Landschaften von Hackert hatte Goethe schon vier Jahre zuvor beim Herzog von Gotha gesehen und »besonders die Fernen, und Himmel unglaublich schön«[7] gefunden. Als er Mitte März ein zweites Mal zu Hackert fährt, diesmal nach Caserta, dreißig Kilometer nördlich von Neapel gelegen, wo man dem Maler eine weitere »höchst behagliche Wohnung« im Palazzo Vecchio eingeräumt hatte, darf er dem gefeierten Hofkünstler und beliebten Lehrer beim Zeichnen zuschauen und, zunächst wenigstens für zwei Tage, sein prominentester Schüler sein: »Auch mich hat er ganz gewonnen, indem er mit meiner Schwäche Geduld hat, vor allen Dingen auf Bestimmtheit der Zeichnung, sodann auf Sicherheit und Klarheit der Haltung dringt. Drei Tinten stehen, wenn er tuscht, immer bereit, und indem er von hinten hervorarbeitet und eine nach der andern braucht, so entsteht ein Bild, man weiß nicht woher es kommt. Wenn es nur so leicht auszuführen wäre als es aussieht.«[8] Die drei Tinten, die Hackert benutzte, waren offenbar keine Aquarellfarben, sondern verschiedene Helligkeitsstufen der braunen Sepia-Tusche, in deren differenzierter Verwendung der Maler unübertroffen war.

Was hat den Zeichner Goethe an Hackerts Arbeitsweise so fasziniert? Es war vor allem die Leichtigkeit des Machens, die unmerkliche Verwandlung von Handwerk in Kunst und die Methode, beim Zeichnen von hinten nach vorn zu komponieren. Hackert begann also bei der Ausarbeitung einer umrißhaften Bleistift- oder

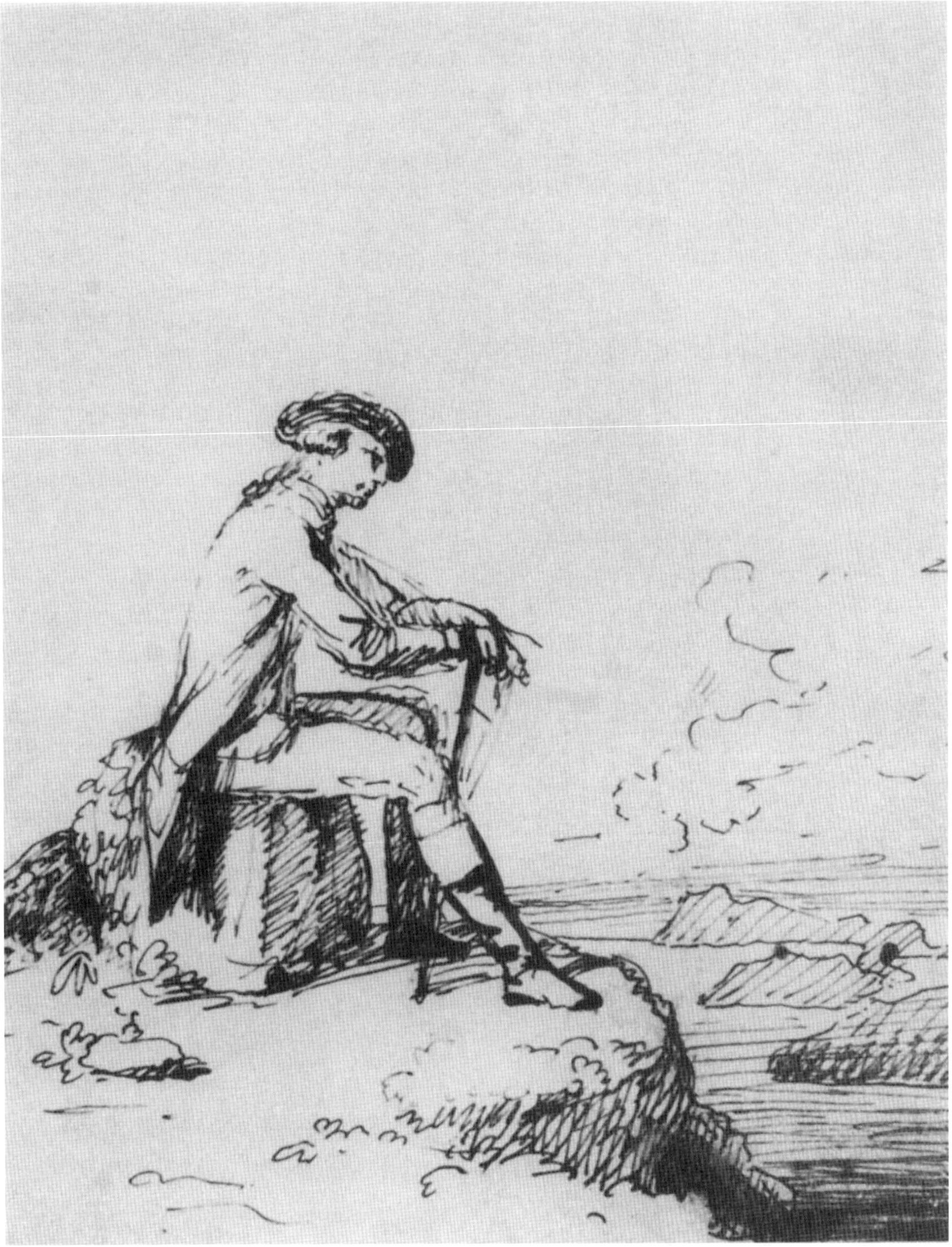

J. H. W. Tischbein: Goethe am Capo Miseno, 1787
Die kaum bekannte Zeichnung aus römischem Privatbesitz zeigt Goethe am 1. März 1787 auf dem südwestlichen Kap des Golfs von Pozzuoli. Von dort hatte man – und hat man noch heute – einen prachtvollen Rundblick über die ganze Bucht von Neapel mit den Inseln Procida, Ischia und Capri. Goethe ist in Gedanken schon auf seiner Seereise nach Palermo, als er ein paar Tage später notiert: »Mit welcher Sehnsucht sah ich den vollen Segeln nach, als das Schiff zwischen Capri und Cap Minerva durchfuhr und endlich verschwand.«

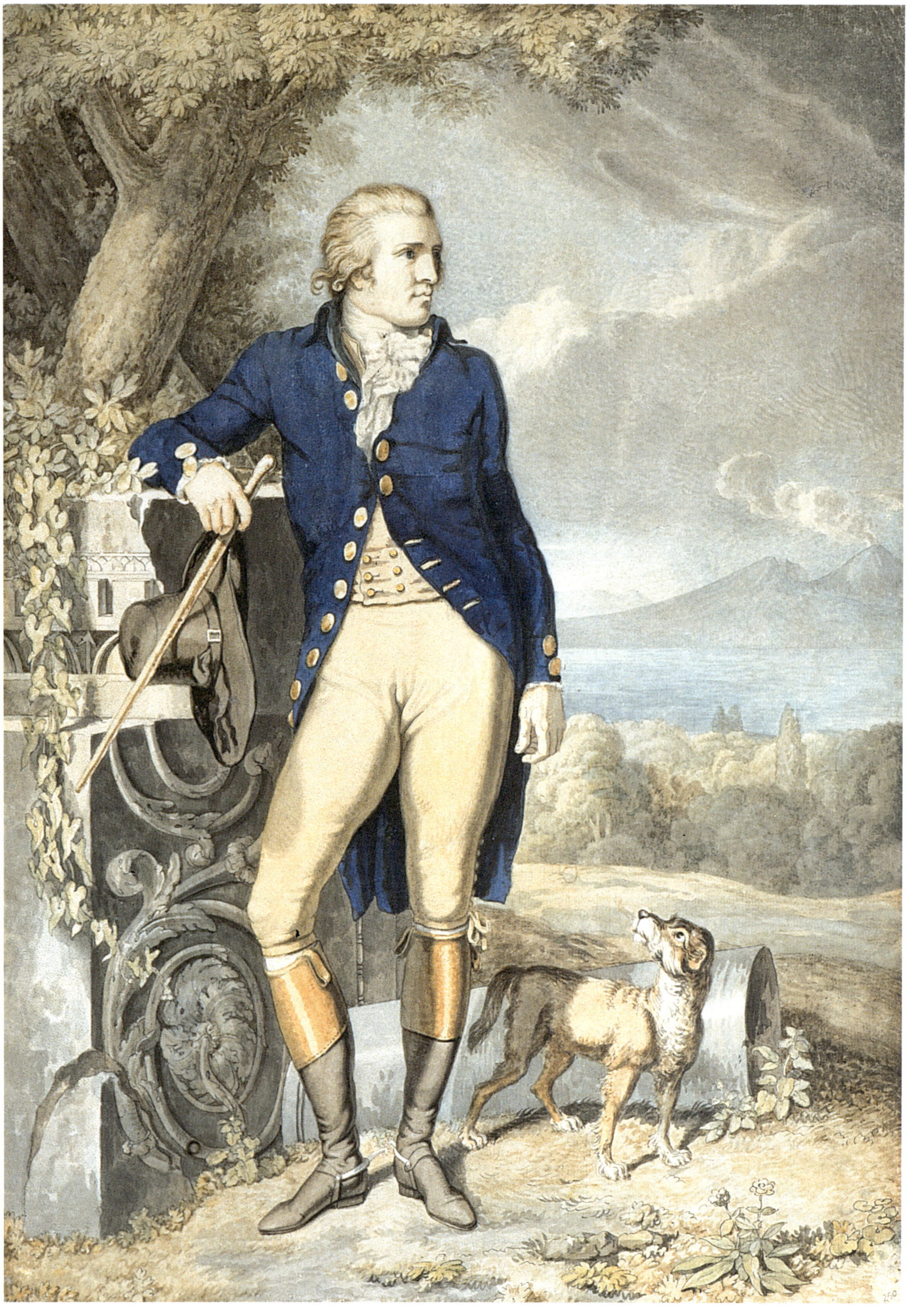

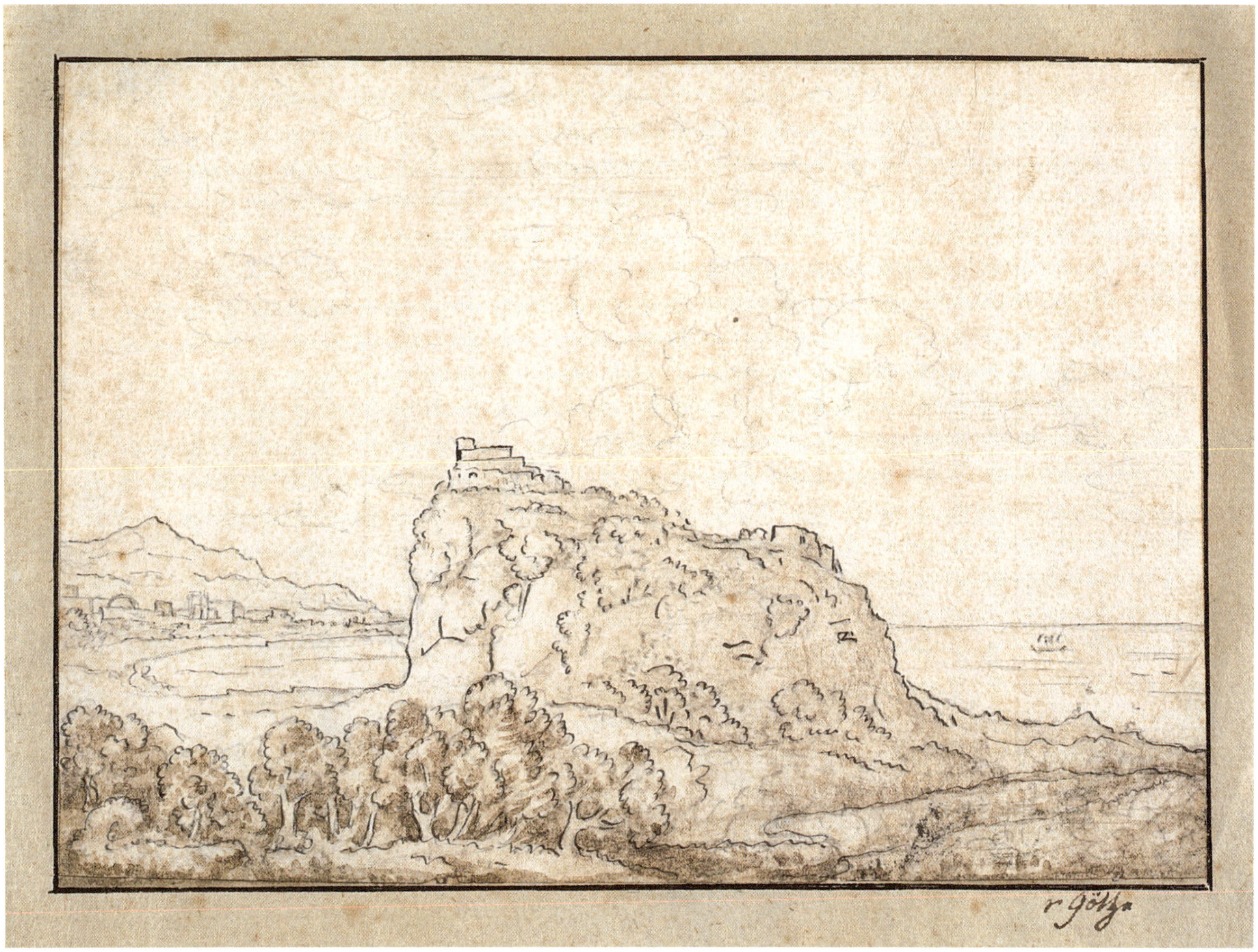

***Goethe: Italienische Küste bei Terracina,** 1787*
Mit seinem »geologischen und landschaftlichen Blick« erkannte Goethe die malerischen Qualitäten der Kalkgebirge an den italienischen und sizilianischen Küsten, deren charakteristische Formen sich besonders gut im Umriß auf das Papier bringen ließen.

◁ ***J. H. W. Tischbein: Goethe in Neapel,** o. J.*
Im »Werther-Kostüm«, blauer Frack, gelbe Weste, gelbe Hose, hat Tischbein den Freund vor dem Golf von Neapel dargestellt – ganz im Stil eines englischen Aristokraten-Porträts: mit Reitstiefeln, Stöckchen und dem obligaten Hund (obwohl Goethe Hunde bekanntlich nicht besonders mochte).

Federzeichnung mit Tusche zuerst mit den Fernen und dem Himmel über und hinter der Landschaft. Diese Hintergründe waren nicht Ergänzung oder Abschluß, sondern das eigentliche Ziel des ganzen Bildes. Erst danach entstanden, nach der klassischen Lehre von den »drei Gründen«, Mittel- und Vordergrund, die seitlich begrenzenden Bäume und zuletzt die Staffage-Figuren, die Goethe weit weniger interessierten und die er in seinen eigenen Zeichnungen einfach »vergaß«. Noch fast zwei Jahrzehnte später äußert sich Goethe begeistert über die Fernblicke in Hackerts Landschaften: »Die vollkommen gelungenen Stellen gehen eigentlich, man erlaube uns den nicht gewöhnlichen, aber hier passenden Ausdruck, etwa eine Meile in das Bild hinein erst an.«[9]

Ch. H. Kniep: Hafen von Neapel, o. J.
Am Tag der Abreise von Neapel nach Palermo schreibt Goethe: »... endlich bestiegen wir zu Mittag das Schiff und

Der zwölf Jahre ältere Hackert wurde Goethes wichtigster Lehrmeister in Italien: er gewann ihn endgültig für die klassische Landschaftsdarstellung in der Nachfolge Claude Lorrains. Hackerts Bilder waren eine gekonnte und erfolgreiche Mischung aus der idealen arkadischen Landschaftsmalerei des 17. und der genau beobachteten Vedute des 18. Jahrhunderts.

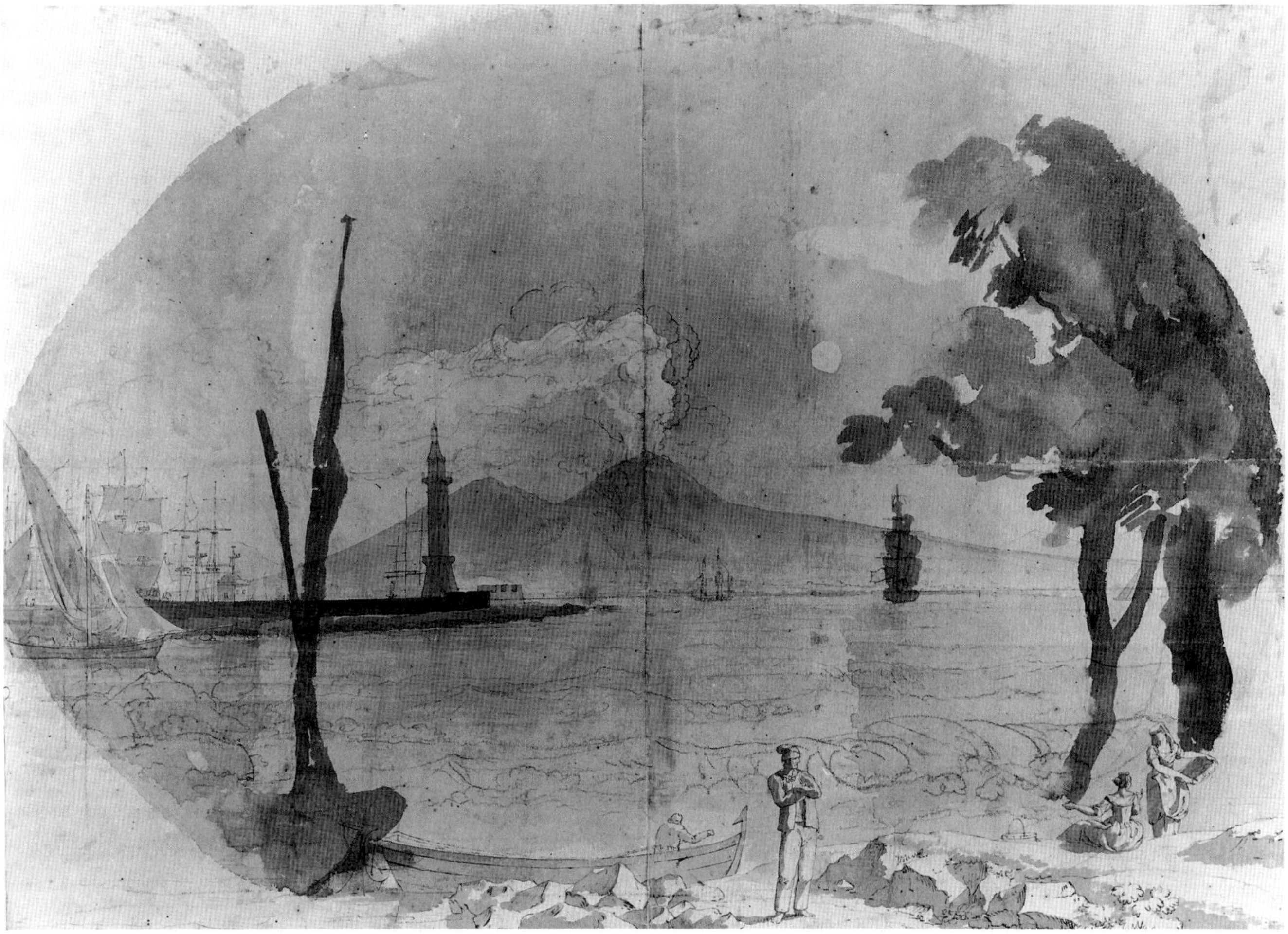

genossen bei'm schönsten Wetter des herrlichsten Anblicks. Unfern vom Molo lag die Corvette vor Anker. Bei klarer Sonne eine dunstreiche Atmosphäre ...«

Auf dem Weg zur klassischen Landschaft

Bisher hatte Goethe beim Zeichnen die unmittelbare Begegnung von Ich und Natur gesucht, den beseelten Wahrnehmungs-Augenblick, das Festhalten einer flüchtigen Stimmung. Hackert führte ihm vor, wie man –

ganz unabhängig von einer momentanen Stimmung – nur durch genaue Beobachtung der Wirklichkeit und eine ausgefeilte Zeichentechnik einen klug gewählten Naturausschnitt in eine typisierte klassische Landschaft verwandeln konnte. Noch ein Jahr vor seinem Tod erinnert sich Goethe voller Bewunderung an diesen Vorgang: »Das verstand Hackert; ich besitze selbst Umrisse, nach der Natur ... die Ferne mit Bleystift, die Mitte mit zarter, der Vordergrund mit stärkerer Feder, alles meisterhaft, so daß die Haltung schon drinne liegt. Dergleichen war mit drey Tinten leicht herausgehoben, und dem Bilde Licht, Schatten und Haltung verliehen.«[10] Von nun an sah Goethe die südliche Landschaft ganz mit Hackerts Augen. Als er von einer Fahrt durch die Umgebung von Neapel, die »campania felix«, zurückkommt, verfolgt ihn das »Sehen in Bildern« sogar beim Schreiben: »Wenn ich Worte schreiben will, so stehen mir immer Bilder vor Augen, des fruchtbaren Landes, des freien Meeres, der duftigen Inseln, des rauchenden Berges, und mir fehlen die Organe das alles darzustellen.«[11] Das einzige dezidierte Urteil über sein Landschaftszeichnen, das Goethe von einem seiner Lehrer überliefert hat, stammte übrigens von Hackert: »Er sagte zu mir mit seiner gewöhnlichen bestimmten Aufrichtigkeit: ›Sie haben Anlage, aber Sie können nichts machen. Bleiben Sie achtzehn Monat bei mir, so sollen Sie etwas hervorbringen, was Ihnen und andern Freude macht.‹«[12] Diese Mischung aus Lob und Tadel hat Goethe tief verunsichert. Hackert bescheinigte ihm zwar ausbildungsfähiges Talent, konstatierte aber zugleich einen Mangel an zeichnerischer Fertigkeit. Ein paar Monate später ist Goethe in der Umgebung von Rom noch einmal zu Hackert in die Lehre gegangen, allerdings nur für vierzehn Tage, und hat dann mit leidenschaftlicher Anstrengung selbst an der Verbesserung seiner Zeichenkunst weitergearbeitet – vielleicht, weil er zu sehr von seiner eigenen andersartigen künstlerischen Begabung überzeugt war, um für längere Zeit die Nähe einer fremden, oft »nur« routinierten Meisterschaft zu ertragen.

Malerwechsel

Dreimal ist Goethe auf dem Vesuv gewesen, zweimal in Pompeji, und fast immer war Tischbein sein treuer Begleiter. Als sich aber der Maler in Neapel mehr und mehr um die Sicherung seiner eigenen Zukunft kümmerte, neue Auftraggeber suchte und sich um den freiwerdenden Posten des Akademiedirektors bemühte[13] – immer noch lebte der Sechsunddreißigjährige hauptsächlich von seinem kleinen Reise-Stipendium – da reagierte Goethe, der selbst keine materiellen Sorgen hatte und sogar weiterhin sein Ministergehalt bezog, mit Unverständnis und steifer Distanzierung. Eine lang anhaltende Verstimmung war die Folge. So beschlossen beide, sich zu trennen, das gemeinsame Sizilien-Projekt wurde aufgegeben. Aber Tischbein vermittelte Goethe für die Reise noch einen »Ersatzmann«, den jungen Maler Christoph Heinrich Kniep, der unter Hackerts Einfluß in Neapel zu einem vorzüglichen Landschaftszeichner geworden war. Kniep war bereit, sich Goethe völlig unterzuordnen, es dauerte nur wenige Tage, bis sie sich aneinander gewöhnt hatten. Zur Probe fuhren sie gemeinsam nach Paestum, Kniep zeichnete fleißig, und Goethe war mit ihm zufrieden: »... die besten englischen Bleistifte zuspitzen, und immer wieder zuspitzen, ist ihm fast eine eben so große Lust als zu zeichnen; dafür sind aber auch seine Conture was man wünschen kann.«[14] Noch am gleichen Tag verpflichtete Goethe gegen Kost und Logis Kniep als Reisezeichner für Sizilien. »Von heute an leben und reisen wir zusammen, ohne daß er weiter für etwas sorgt als zu zeichnen, wie diese Tage geschehen. Alle Conture gehören mein,

»Ich verzieh es allen, die in Neapel von Sinnen kommen, und erinnerte mich mit Rührung meines Vaters, der einen unauslöschlichen Eindruck besonders von denen Gegenständen, die ich heut zum erstenmal sah, erhalten hatte. Und wie man sagt, daß einer dem ein Gespenst erschienen nicht wieder froh wird, so konnte man umgekehrt von ihm sagen, daß er nie ganz unglücklich werden konnte, weil er sich immer wieder nach Neapel dachte. Ich bin nun nach meiner Art ganz stille und mache nur, wenn's gar zu toll wird, große, große Augen.«

damit aber nach unserer Rückkehr daraus ein ferneres Wirken für ihn entspringe, so führt er eine Anzahl auszuwählender Gegenstände bis auf eine gewisse bestimmte Summe für mich aus ...«[15] Wie die englischen Adeligen auf ihrer »Grand Tour«, so nahm auch Goethe einen bezahlten Zeichner mit, weil er Ansichten und »Andenken« aus einer Landschaft nach Hause bringen wollte, die für die Deutschen damals noch eine terra incognita war. Kniep sollte ihm die Bürde des reinen Veduten-Zeichnens abnehmen, was Goethe ohnehin nicht lag. Vielleicht wirkte auch Hackerts harsches Urteil nach – und außerdem brauchte er für die unbequeme und nicht ganz ungefährliche Sizilien-Expedition einen zuverlässigen Reisegefährten.

Vor dem sizilianischen Abenteuer ist Goethe auffallend lange zurückgeschreckt: »Noch nie bin ich so sonderbar in einem Entschluß hin und her gebogen worden.«[16] Sein Vater, an den er sich gerade jetzt »mit Rührung« erinnert, war auf seiner »Kavaliers-Tour« 1740 nur bis Neapel gekommen. Mit dem Entschluß, nach Sizilien zu fahren, überwindet der Sohn auch seine lange Vater-Identifizierung[17], will er den Vater sozusagen überflügeln und der eigenen Reise eine andere, betont künstlerische Form geben. An Charlotte von Stein schreibt er später: »Ich kann dir nur wiederhohlen daß ich wohl und vergnügt bin und daß nun meine Reise eine Gestalt nimmt. In Neapel hätte sie zu stumpf aufgehört.«[18]

Ungeduldig warten Goethe und Kniep auf die Abreise nach Palermo: sie gehen zum Hafen, besichtigen das Schiff und die reservierte Kajüte, vertreiben sich die Zeit im Kaffeehaus, bis der Wind günstig steht und die Corvette am Mittag des 29. März Segel setzen kann.

VIII. Das sizilianische Abenteuer

(29.3.1787–15.5.1787)

»Italien ohne Sicilien
macht gar kein Bild
in der Seele«

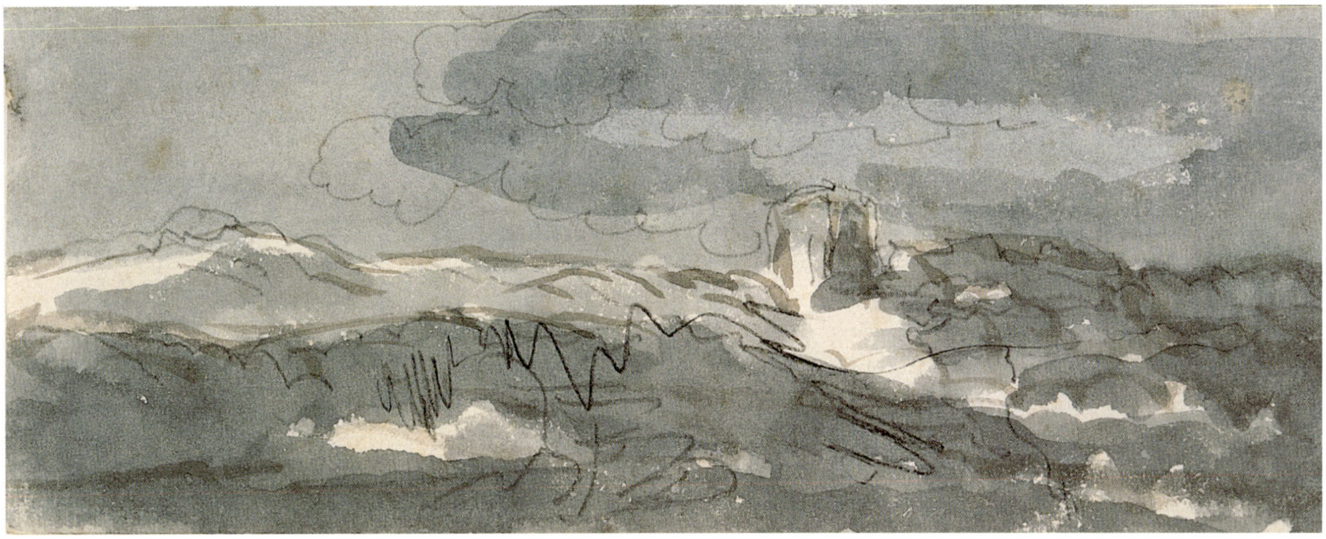

Goethe:
Stürmische See, 1787
Dieses Blatt im Panorama-Format gehört zu Goethes wenigen »wilden« Reise-Skizzen, die aus der herkömmlichen Zeichentradition ausbrechen: das aufgewühlte Meer hat er in einer Mischtechnik mit heftigen dynamischen Pinsel- und Kreidestrichen und Aquarellfarbe wiedergegeben. Die Schaumkronen sind weiß ausgespart. Hinter den Wellenbergen erkennt man die hügelige Küste und einen Wachturm.

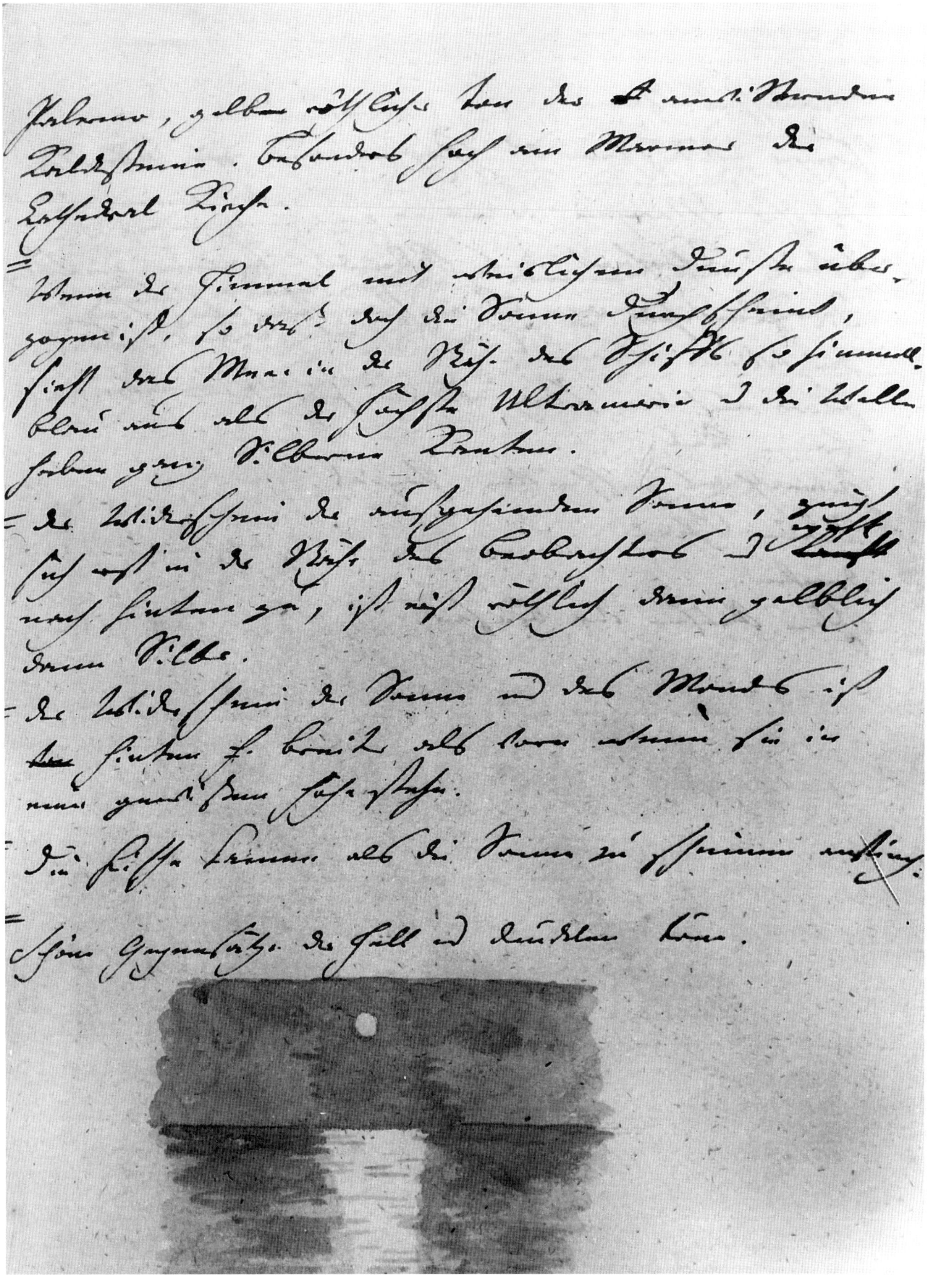

Fahnen, gelben röthliche von der [illegible] Wolken
[illegible]. besonders sich ein Morgen der
Cathedral Kirche.

Wenn der Himmel mit röthlichen Dünsten über-
zogen ist, so daß durch die Sonne durchscheint,
sieht das Meer in der Nähe des Schiffes so himmel-
blau aus als das schönste Ultramarin und die Wellen
haben ganz silbernen Ränder.

Der Widerschein der aufgehenden Sonne, zeigt
sich erst in der Nähe des Beobachters und ~~[illegible]~~
nach hinten zu, ist nicht röthlich sondern gelblich
dann Silber.

Der Widerschein der Sonne und des Mondes ist
~~[illegible]~~ hinten so breit als vorn wenn sie in
einer gewissen Höhe stehen.

Die Schiffe kamen als die Sonne zu scheinen anfing.

Schöne Gegensätze der hell und dunklen Töne.

Seekrankheit und Rezepte für Wasserfarben

◁ ***Goethe: Widerschein der Sonne im Wasser, 1787***
Eine seiner Tagebuchnotizen aus Sizilien, von denen nur wenige Blätter erhalten sind, hat Goethe am unteren Rand mit dieser leicht getuschten Pinselzeichnung illustriert. »Der Widerschein der aufgehenden Sonne, zeigt sich erst in der Nähe des Beobachters und geht nach hinten zu, ist erst röthlich, dann gelblich dann Silber.« Nach dieser »farbenfrohen« Beobachtung verblüfft die »farblose« Skizze. Sie verrät Goethes enge Bindung an die klassizistische Zeichenkunst mit ihrer Vorliebe für die Linie und monochrome Lavierung.

Nun ist Goethe zum ersten Mal auf dem Meer und erlebt während der viertägigen Überfahrt alle Schönheiten und Gefahren dieses Elements, »gleichsam die Schicksale der Seefahrer im Kleinen«[1]: die unendliche »Wellenweite«, heftigen Sturm, die Lichtspiele der Sonnenauf- und -untergänge und des Mondscheins auf dem Wasser.

Die Seereise vermittelt ihm eine ganz neue Horizont-Erfahrung, anders als bei seinen bisherigen Ausblicken von Bergen oder Türmen: »Hat man sich nicht ringsum vom Meere umgeben gesehen, so hat man keinen Begriff von Welt und von seinem Verhältniß zur Welt. Als Landschaftszeichner hat mir diese große simple Linie ganz neue Gedanken gegeben.«[2] Von da an hat Goethe die »große simple Linie« des Horizonts nicht mehr aus den Augen verloren, überall sucht und findet er sie, sie wird ein wichtiges Element seiner Landschaftszeichnungen auf dieser Reise. Das aufgewühlte Meer mit dem in Bewegung geratenen Horizont und die still daliegende, von der Lichtbahn des Mondes glänzende Wasserfläche mit der reinen, wie mit dem Lineal gezogenen Trennungslinie von Himmel und Meer: beides hat Goethe als genau beobachtete Phänomene festgehalten – wohl erst, als er wie-

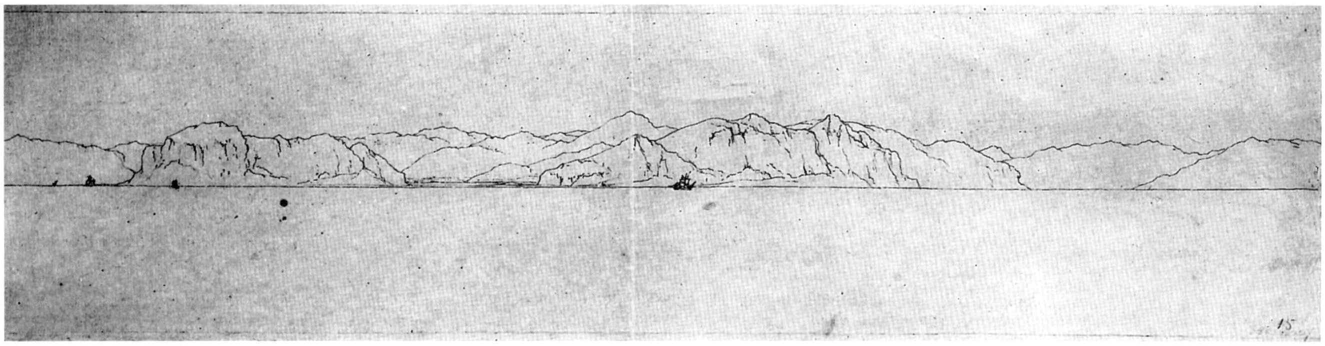

Ch. H. Kniep: Vor der sizilianischen Küste, 1787
Auf der Überfahrt hatte Kniep »alle Inseln und Küsten wie sie sich zeigten umrissen« und zwar mit spitzem Bleistift, der dann mit der Feder nachgezogen wurde. Die durchlaufende Horizontlinie auf dem extremen Panorama-Format soll die Weite des Raumes unterstreichen. Es fällt schwer, die Tiefendimension der Küsten und Inseln auf einer solchen Umrißzeichnung mit einem Blick zu erfassen.

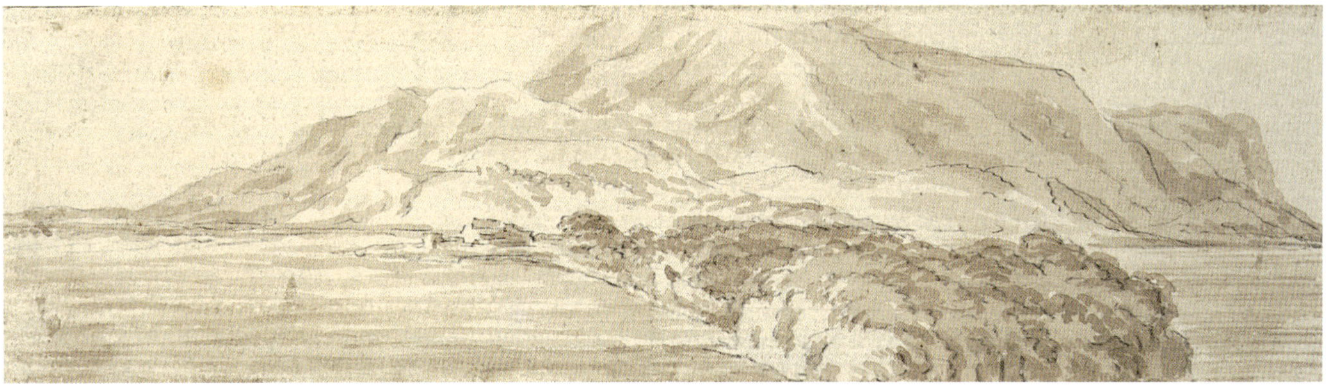

Goethe: Monte Pellegrino in Palermo, 1787
Für Goethe war der mächtige Kalkfelsen das »schönste aller Vorgebirge der Welt«. Die baumlose Klarheit der Umrißlinien und der spärliche Bewuchs evozierten für ihn die griechisch-mediterrane Landschaft. Das Panorama-Format und die Sepia-Lavierung sind deutlich von Kniep beeinflußt, der dieses klassische Motiv mehrfach gezeichnet und gemalt hat.

der auf sicherem Boden war. Denn trotz der anfangs recht ruhigen Fahrt wurde er ziemlich rasch seekrank. Er zog sich in seine enge Kabine zurück und »wählte die horizontale Lage«, wie er in der »Italienischen Reise« ironisch notiert. Goethes Seekrankheit war offenbar auch eine Reaktion auf die Überforderung seines Sehvermögens, auf sein Gefühl, den Halt zu verlieren.[3] Mit ein wenig Weißbrot und Rotwein, die Kniep ihm in die Kajüte hinunterbrachte, ging es ihm bald besser, auch weil er am »Tasso« weiterdichtete, dem einzigen seiner Manuskripte, das er auf

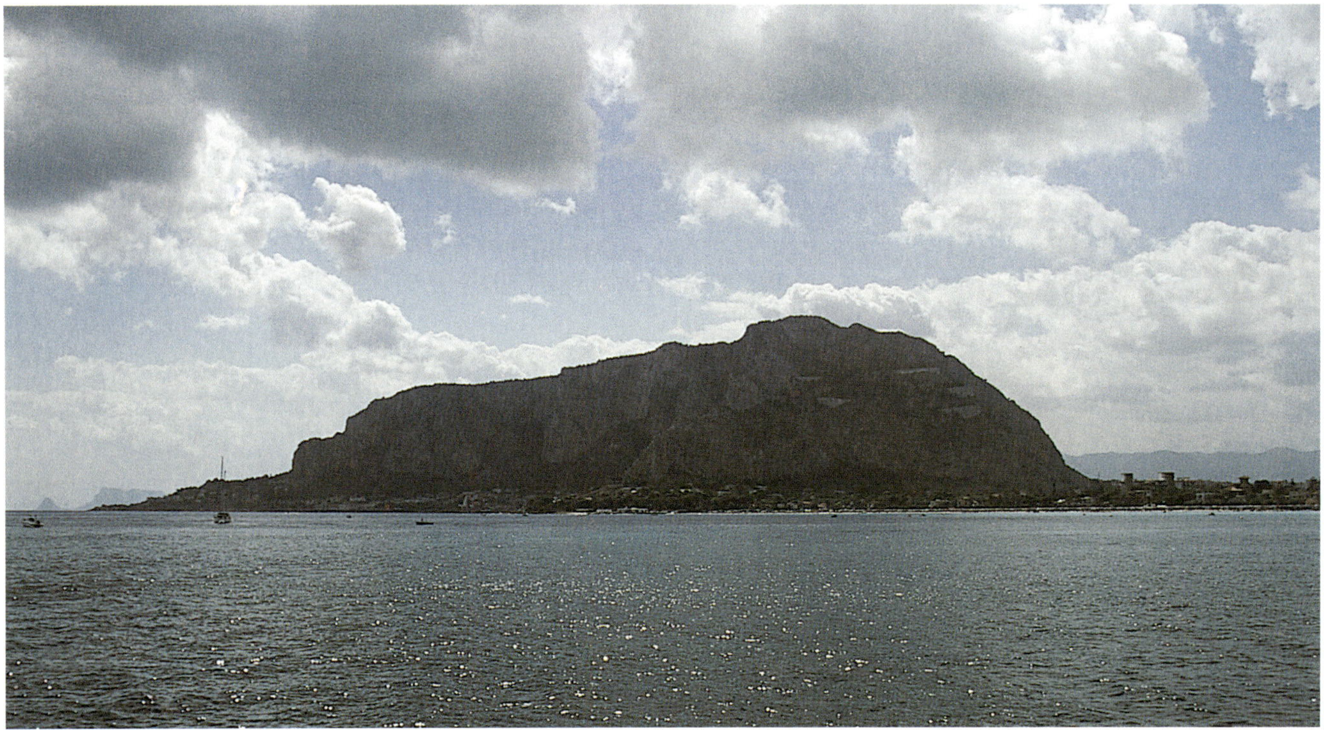

Ch. H. Kniep: Goethe vor der Villa Palagonia in Bagheria, 1787
Kniep hat seinen Reisegefährten mit breitrandigem Hut – wie auf Tischbeins Campagna-Bild – ausgerechnet vor einer Balustrade der Villa Palagonia »umrissen«, die Goethe als »gebauten Wahnsinn« empfand. Es ist die einzige erhaltene »Momentaufnahme« von Goethe in Sizilien.

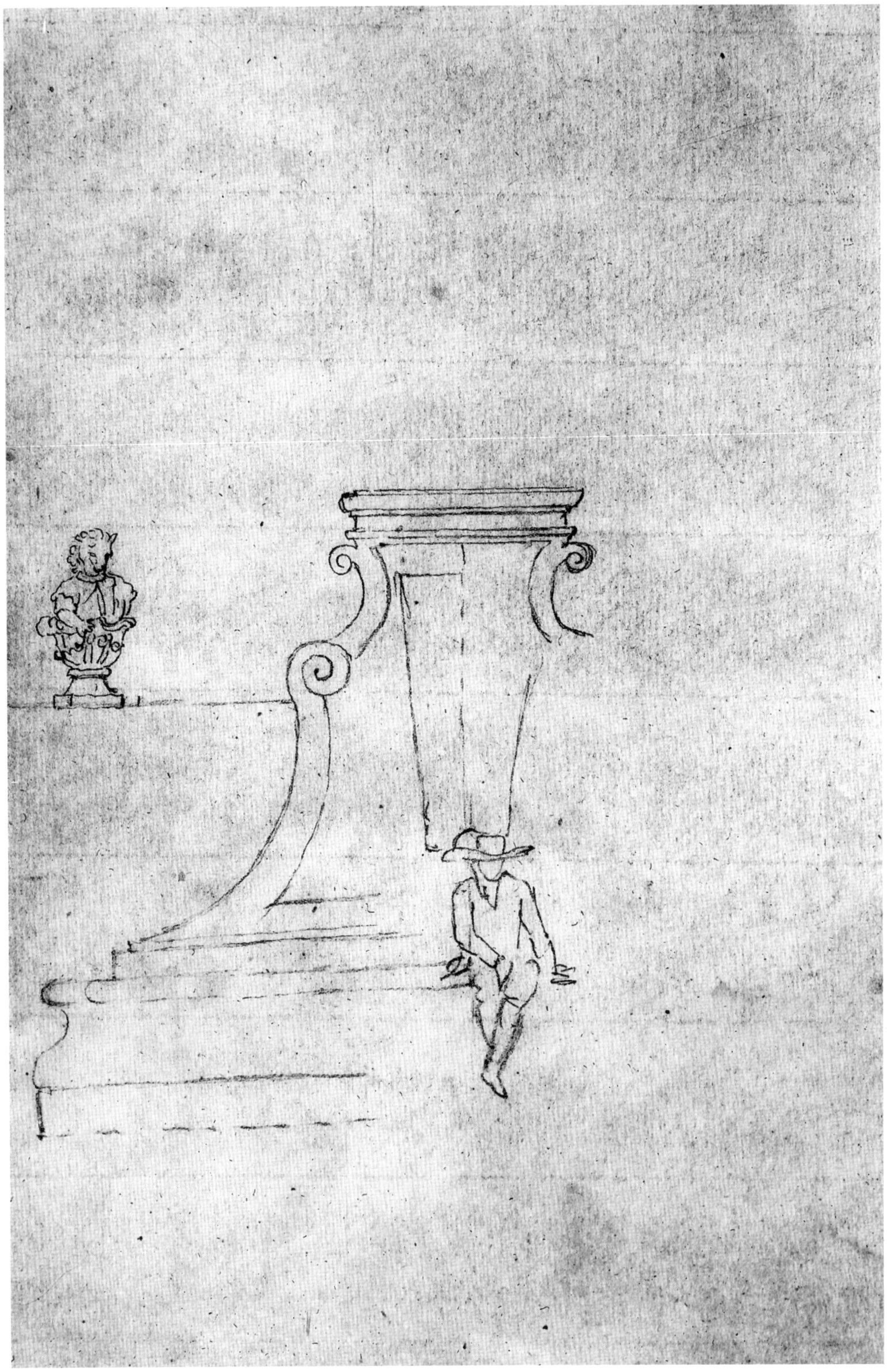

◁ *Monte Pellegrino in Palermo*
Wie eine Silhouette erscheinen die »schönen Formen« des Monte Pellegrino. »Dunkelblau, ernsthaft und zudringlich« fand Goethe in der Bucht von Palermo das Meer, dessen Farbe und Geruch ihn an die Insel der »seligen Phäaken« denken ließ.

diese Reise mitgenommen hatte. Sein Gefährte saß derweil unverdrossen an Deck, nutzte die langsame Fortbewegung – das Schiff mußte nämlich wegen des ungünstigen Südwest-Windes ständig kreuzen –, um »fleißig die Umrisse der Küsten und Inseln und ihre verschiedenen Ansichten«[4] zu zeichnen. Auch auf Knieps Blättern dominiert die schnurgerade Horizontlinie. Wie nebenbei verfaßt er für Goethe noch einen Grundkurs im Aquarellieren: »Übrigens hat er

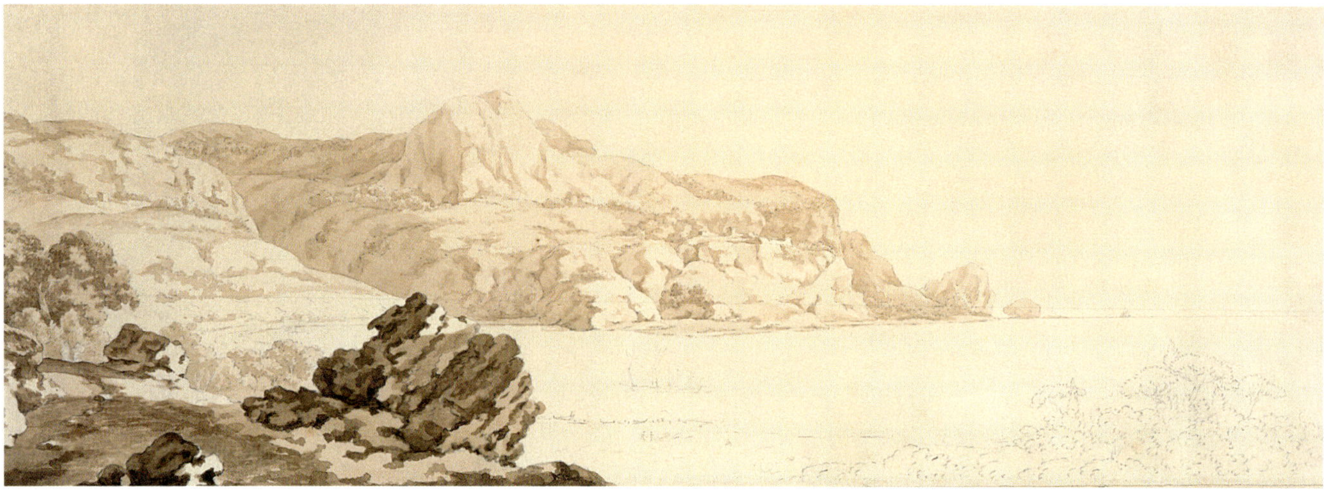

Goethe: Sizilianische Bucht, 1787
Immer sicherer arbeitet Goethe während der Reise die »klassischen« Elemente der sizilianischen Landschaft heraus: den harmonischen Zusammenklang von Meer und Felsenküste, die Schönheit der Buchten und die Klarheit und Plastizität der Vorgebirge. Als Landschaftsschilderer und -zeichner gehört Goethe zu den Entdeckern des »griechischen« Italien.

mir, die langen Stunden der Überfahrt zu verkürzen, das Mechanische der Wasserfarben-Mahlerei (Aquarell), die man in Italien jetzt sehr hoch getrieben hat, aufgeschrieben: versteht sich den Gebrauch gewisser Farben, um gewisse Töne hervorzubringen, an denen man sich, ohne das Geheimniß zu wissen, zu Tode mischen würde. Ich hatte wohl in Rom manches davon erfahren, aber niemals im Zusammenhange.«[5]

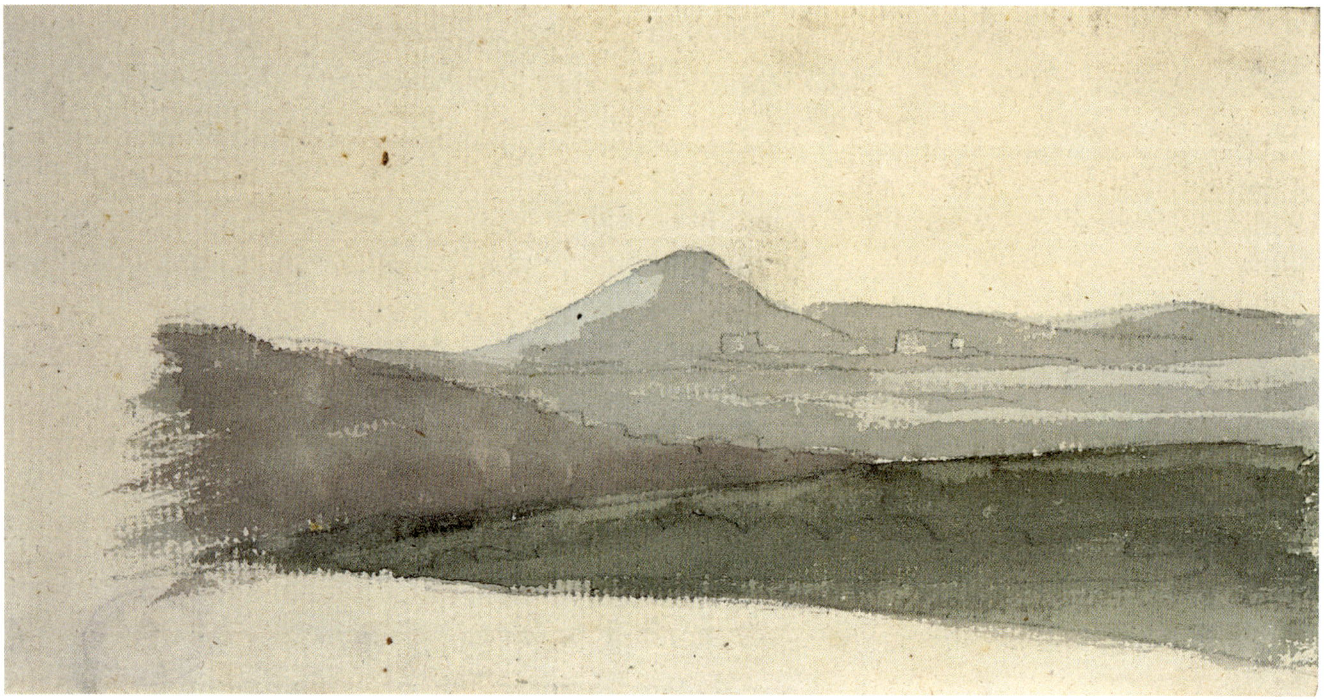

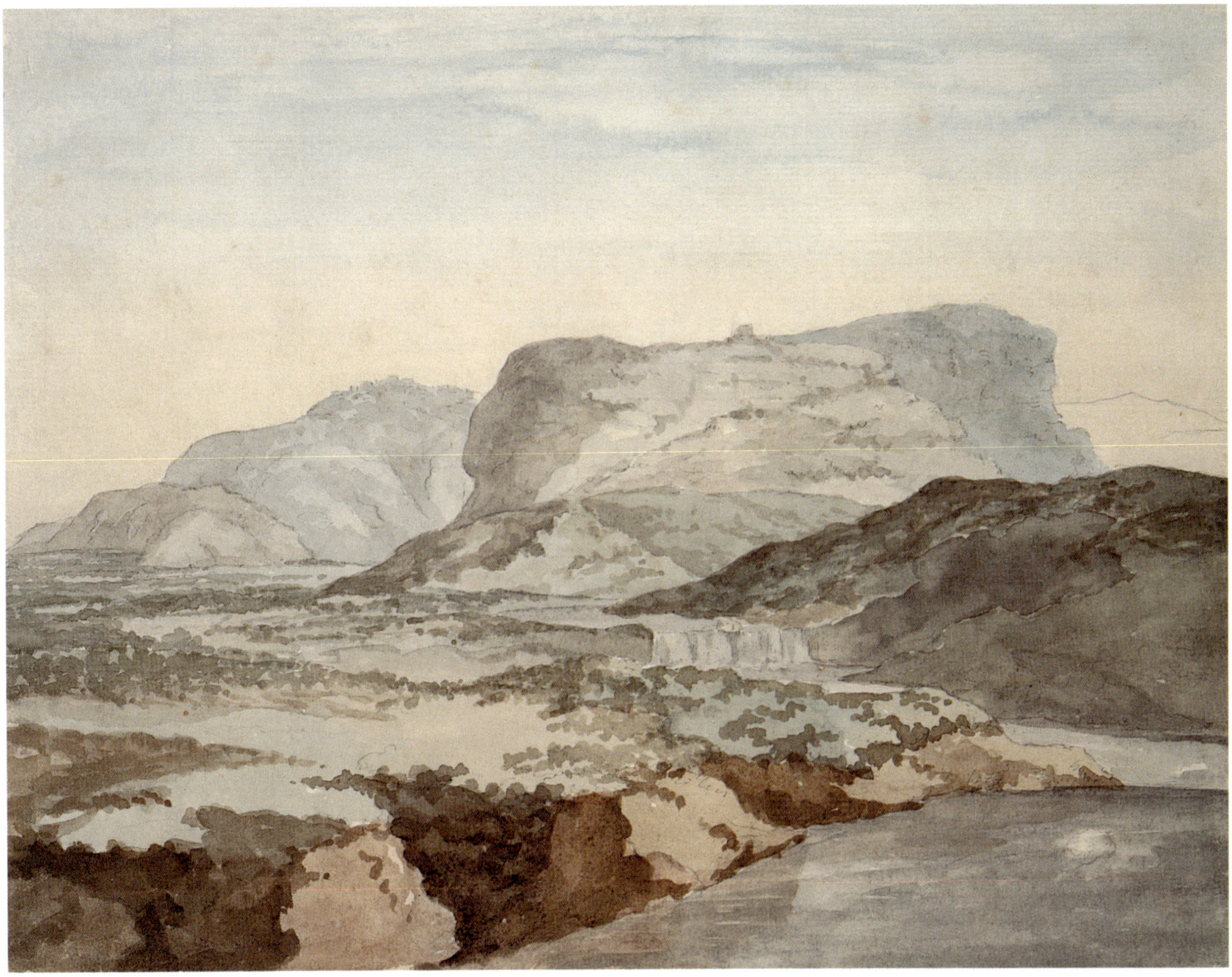

◁ ***Goethe: Meeresbucht mit Kegelberg**, 1787*
Die flüchtige Bleistift-Vorzeichnung wird zum Teil mit großzügigen Farbbahnen übermalt. Vordergrund und Himmel bleiben frei. So wirkt die Landschaft auf dem breitformatigen Blatt noch weiträumiger und luftiger. Diese Küstenlandschaft ist Goethes freiestes und ungewöhnlichstes Sizilien-Aquarell.

Linien-Kunst und die Harmonie der Farben

Als hätte Goethe geahnt, was für ein überwältigendes Farb- und Lichterlebnis ihn in Sizilien erwartet, erwirbt er schon auf der Überfahrt, was ihm noch fehlt: eine genauere Kenntnis der Aquarelltechnik nämlich. In Rom hatte er seine Zeichnungen eher vorsichtig koloriert, in Sizilien wird er für kurze Zeit zum Maler. Nach einer stürmischen Nacht taucht endlich die sizilianische Küste auf. Goethe wagt sich wieder an Deck, wo Kniep bereits »emsig« zeichnet, und kann bei dem stundenlangen Lan-

***Goethe: Sizilianische Landschaft**, 1787*
In diesem Aquarell hat Goethe sein Erlebnis der mediterranen Farbharmonie umzusetzen versucht: die Milderung der lebhaften, fast bunten Farben durch den leichten Dunst und den gleichzeitig sichtbaren Kontrast von kalten und warmen Tönen: »Es ist ein Glanz und zugleich eine Harmonie, eine Abstufung im Ganzen, wovon man nordwärts gar keinen Begriff hat.«

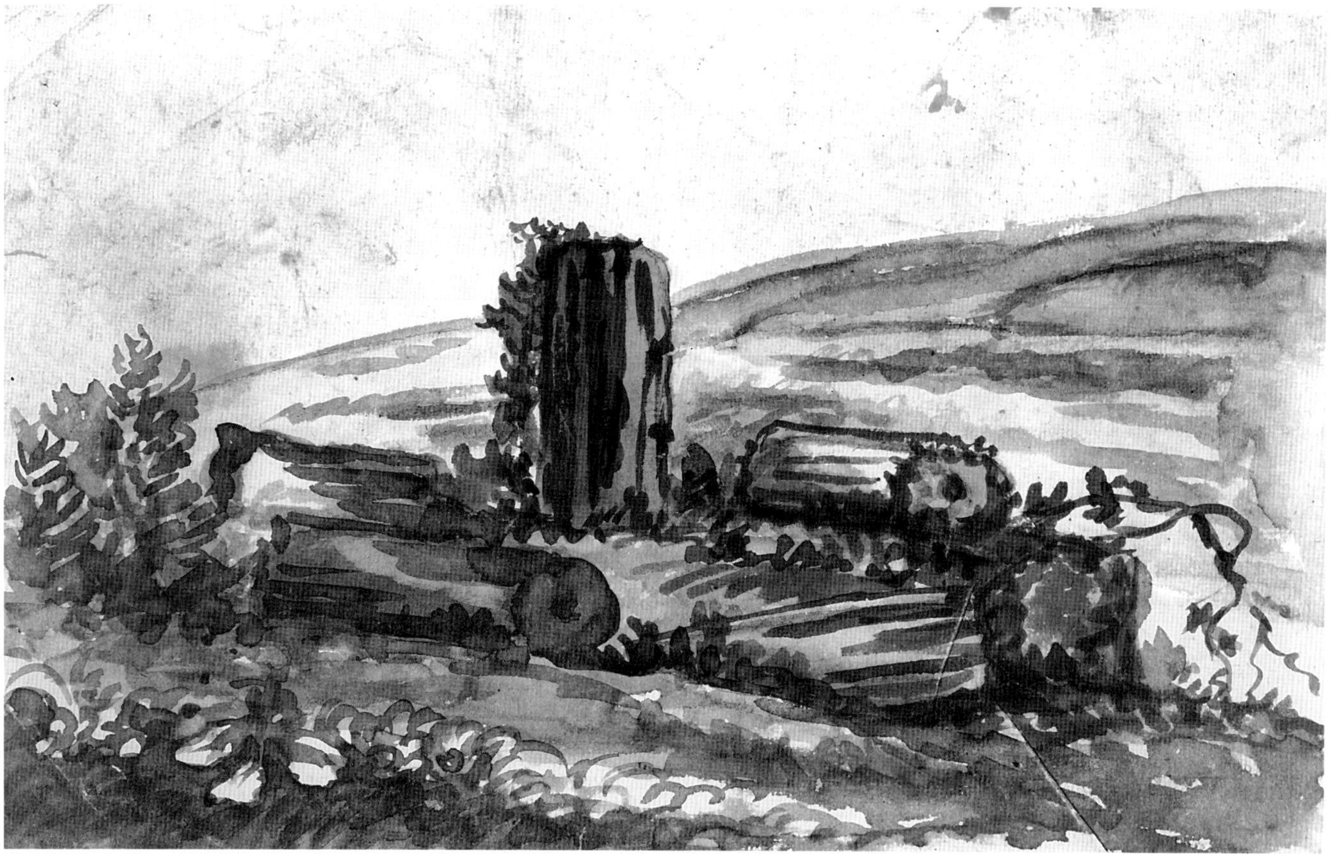

Goethe: Säulen des Herakles-Tempels in Agrigent, 1787
In Agrigent lagen die Säulen des Herakles-Tempels damals noch so, wie sie bei einem Erdbeben zusammengestürzt waren. Goethe, den antike Trümmer eher melancholisch stimmten, hat trotzdem mehrere Bleistiftskizzen dieses beliebten Motivs gemacht und wahrscheinlich später diese schöne kräftige Sepiazeichnung ausgeführt.

demanöver die Bucht von Palermo in Ruhe betrachten. Als genauer Wetterbeobachter und Kenner der Landschaftsmalerei gehört Goethe zu den frühesten Schilderern der südlichen »Farbharmonisierung«: ein Phänomen, das durch den anderen Wasserdampfgehalt der Luft und eine höhere Lichtintensität zustande kommt.[6] Schon in Rom hatte Goethe diesen »Duft« wahrgenommen – wie er die dunstige Atmosphäre und die bläulich-violette Tönung der Ferne oft auch nennt: »Über der Erde schwebt ein Duft des Tags über, den ich nur aus den Gemählden und Zeichnungen des Claude kannte, das Phenomen in der Natur aber nie gesehn hatte.«[7] Goethe hat Claude Lorrain von Jugend auf bewundert. Er sah in dem »römischen Meister« der idealen Landschaft des 17. Jahrhunderts den unübertroffenen Maler des Lichts, der »atmosphärischen Erscheinungen« und der »horizontalen Anmuth«[8] und war glücklich, diese Bildelemente auch in der Natur wiederzufinden.

»Mit keinen Worten ist die dunstige Klarheit auszudrücken, die um die Küsten schwebte, als wir am schönsten Nachmittage gegen Palermo anfuhren. Die Reinheit der Conture, die Weichheit des Ganzen, das Auseinanderweichen der Töne, die Harmonie von Himmel, Meer und Erde. Wer es gesehen hat, der hat es auf sein ganzes Leben. Nun versteh' ich erst die Claude Lorrain und habe Hoffnung, auch dereinst in Norden aus meiner Seele Schattenbilder dieser glücklichen Wohnung hervor zu bringen. Wäre nur alles Kleinliche so rein daraus weggewaschen als die Kleinheit der Strohdächer aus meinen Zeichenbegriffen.«[9] Goethe bleibt also nicht bei der Bewunderung der Lorrainschen Meisterschaft stehen, sondern reflektiert die eigene Entwicklung als Zeichner und bekräftigt – wie schon in Rom – seine Abkehr von den »Strohdächern«, Synonym für die Enge und Beschränktheit seiner einstigen deutsch-niederländischen Landschafts-Auffassung. Später in Weimar wird er südliche Sehnsuchts-Landschaften im Stil von Lorrain aus der Imagination malen.

Am 2. April nachmittags macht das Schiff im Hafen von Palermo fest. Aber Goethe und Kniep bleiben noch eine Weile an Deck, um zu zeichnen, weil sie von dort den besten Blick auf die Stadt und den Monte Pellegrino im hellen Nachmittagslicht haben. Das Kalkmassiv des Monte Pellegrino mit seinem unverwechselbaren Umriß – für Goethe das »schönste aller Vorgebirge der Welt« – und der elegante Schwung der Bucht von Palermo, die man nicht umsonst »Conca d'oro« (Goldene Muschel) nennt: sie werden für ihn zum Inbegriff der klassischen Landschaft. Diesem Landschaftstyp ist er auf seiner Reise durch die Insel in immer neuen Konstellationen begegnet: »Wir blickten rechter Hand bis an's Meer, das zwischen den wundersamsten Vorgebirgen über baumreiche und baumlose Gestade seine schnurgerade Horizontallinie hinzog und so, entschieden ruhig, mit den wilden Kalkfelsen herrlich kontrastierte.«[10] Die Fernblicke aufs Meer, die Spannung zwischen der ruhigen Horizontlinie und den bewegten Konturen der Kalkfelsen gehören für Goethe zu den unvergeßlichen Eindrücken dieser Reise.

»Bei trüblichem Himmel heller Mondschein,
der Widerschein auf dem Meer unendlich schön.
Die Mahler, um der Wirkung willen,
lassen uns oft glauben, der Widerschein
der Himmelslichter im Wasser
habe zunächst dem Beschauer
die größte Breite, wo er
die größte Energie hat.
Hier aber sah man am Horizont
den Widerschein am breitesten,
der sich, wie eine zugespitzte Pyramide,
zunächst am Schiff in blinkenden
Wellen endigte.«

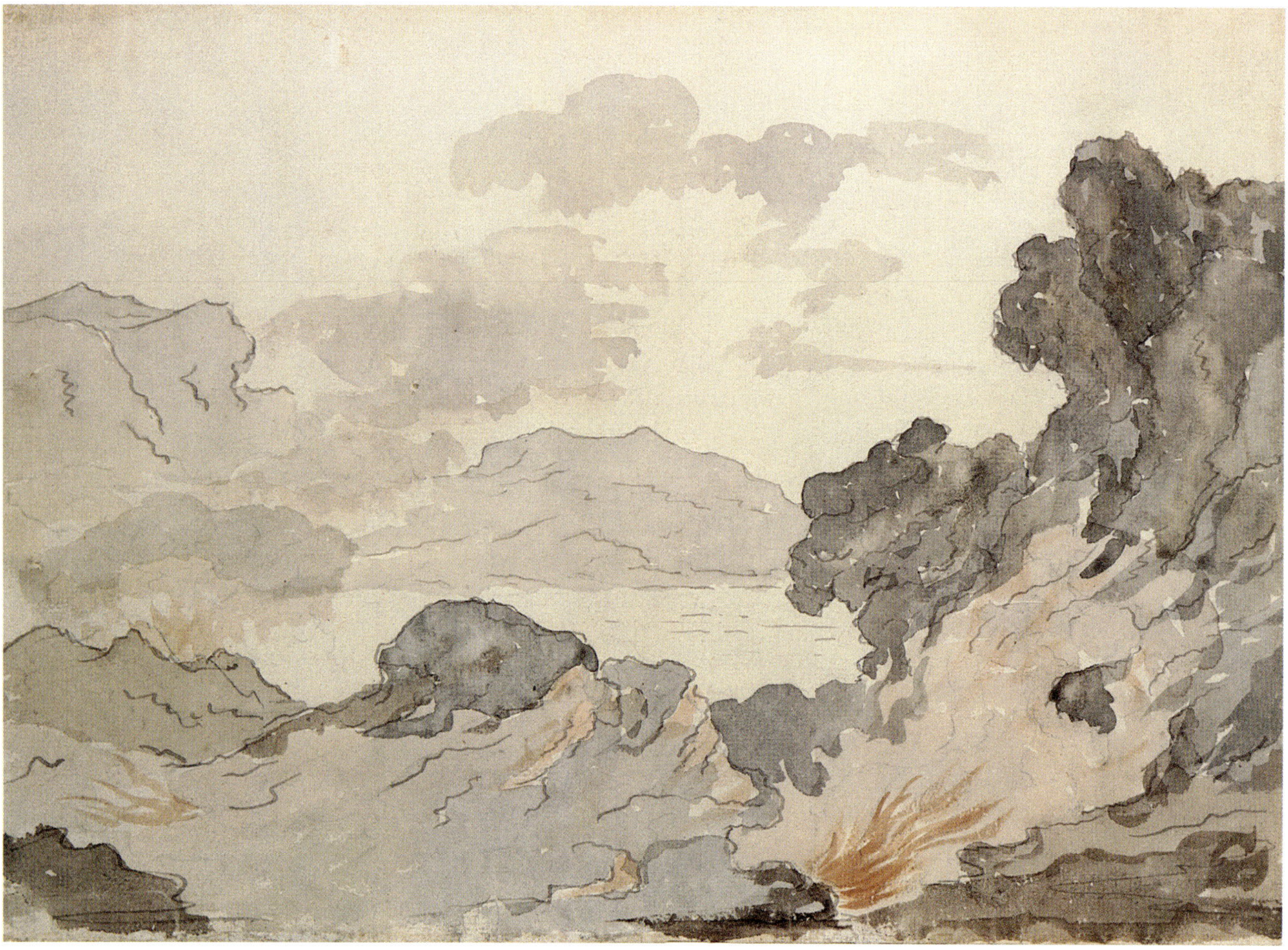

Goethe: Ätna, 1787
Wie frei sich Goethe auf Sizilien in seiner Motivwahl und Zeichentechnik gefühlt hat – Kniep hielt ohnehin alles Wichtige und Interessante für ihn fest – zeigt auch der Blick von den Monti Rossi des Ätna-Massivs. Wieder ist Goethe ganz spontan vorgegangen. Mit nervösen Wellenlinien hat er die bizarren Formen der erstarrten Lava charakterisiert, die Aquarellfarbe ebenfalls in bewegter Pinselschrift aufgetragen. Der stürmische Ostwind verweht die aufsteigenden Kraterdämpfe und den Rauch des Feuers, das Reisende angezündet hatten.

Exkurs: Odysseische Landschaften

Auf der Sizilien-Reise erlebt Goethe auch die eigentlich »griechischen Augenblicke«[11] seines Lebens. Der »überklassische Boden«, das Meer und die Küsten, Licht, Farbe und Gerüche der Insel versetzen ihn in die Landschaft der Homerischen Epen. Das wirkliche Griechenland kannte er so wenig wie die meisten seiner Zeitgenossen. Im Park der Villa Giulia in Palermo fühlt er sich plötzlich in einer odysseischen Welt, im Wundergarten des Phäaken-Königs Alkinoos. Er kauft sich eine griechische Homer-Ausgabe, liest und übersetzt den »Siebenten Gesang«. Tagträumend identifiziert er sich mit Odysseus, der – schiffbrüchig und nackt – am Strand der Königstochter Nausikaa

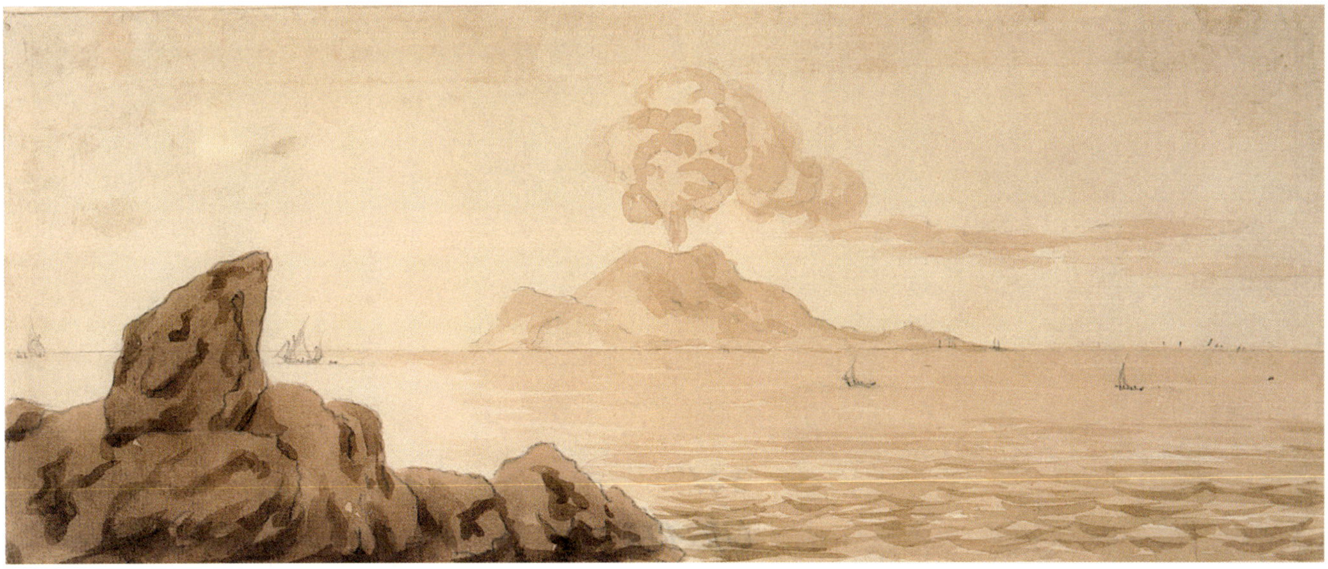

Goethe: Stromboli, 1787
Die Zeichnung des mitten im Meer gelegenen Vulkans, ganz im Stil und Format von Knieps Sepia-Arbeiten, wird bestimmt von der »großen simplen« Horizontlinie, auf der die Insel zu schwimmen scheint. Die Tiefenwirkung erhält das Blatt durch die dunkel getönten bizarren Felsen im Vordergrund.

Ch. H. Kniep: Tempel von Segesta, 1788
Eines der nachträglich von Kniep ausgeführten Blätter der Reise. Die einsame und karge Landschaft bei Segesta wird durch die kleinteilige Zeichnung der Wiesen und Büsche und die Staffage-Figuren zu einem »ganz hübschen Bildchen«. In der Reitergruppe hat Kniep vermutlich Goethe, den Vetturino und sich selbst dargestellt.

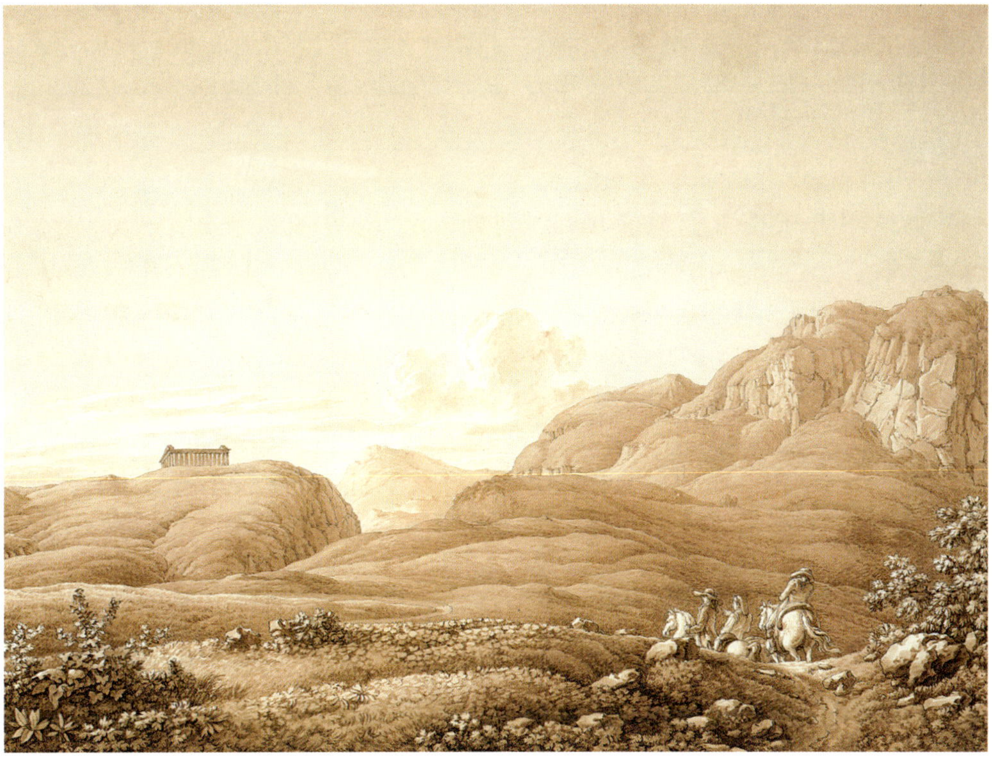

Goethes Reisepaß, ausgestellt für die Rückreise von Neapel nach Rom, 1787
Ende Mai 1787 bereitete Goethe sich auf die Rückkehr nach Rom vor und besorgte sich einen Paß. Das Dokument war eher eine Art Schutzbrief, es kostete nichts und war zehn Tage lang gültig.

begegnet war. Der umgetriebene Held mit der erotischen Ausstrahlung und dem mitreißenden Erzähltalent wird zur Projektionsfigur für Goethes immer wiederkehrendes Wanderer- und Emigranten-Gefühl. Von der Nausikaa-Tragödie, die er in Sizilien durchgedacht und entworfen hat, sind nur wenige Fragmente erhalten, darunter auch die beiden unvergleichlichen Zeilen über das sizilianisch-griechische Licht:

»Ein weiser Glanz ruht über Land und Meer
Und duftend schwebt der Aether
ohne Wolken.«[12]

Insel-Frühling

Zwei Wochen sind Kniep und Goethe in Palermo und der näheren Umgebung geblieben, fuhren nach Bagheria, der Sommerfrische des palermitanischen Stadtadels, wo sie auch die Villa Palagonia besichtigten, das »Tollhaus« des sizilianischen Barock. Die schräge Architektur und die monströsen Tuffplastiken beleidigten Goethes Sinn für klassische Schönheit und Ausgewogenheit. Er hat sie in der »Italienischen Reise« einer schonungslosen Kritik unterzogen: es ist seine persönliche Abrechnung mit dem Manierismus in der Kunst.

Am 18. April brechen die beiden Reisenden zu ihrer Inseltour auf. Sie dauert fast vier Wochen, berührt alle wichtigen Orte und Sehenswürdigkeiten, führt über Monreale, Segesta, Trapani nach Agrigent, wo die erste Pause eingelegt wird. Von dort nehmen sie die Route quer durch das Landesinnere über Caltanissetta, Enna, Catania, den Ätna, Taormina und Messina. Es ist eine Reise durch den »explodierenden« sizilianischen Frühling. Mit einem Vetturino, der zugleich Fremdenführer, Stallknecht und Koch ist, reiten sie auf schmalen Pfaden über einen bunten Blumenteppich, vorbei an duftenden Orangen- und Zitronenhainen und rot blühendem Oleander. Goethe ist wie berauscht von Farben und Gerüchen. Er sammelt Steine, beschreibt die Arten und Farben der Pflanzen, die »wie unsinnig von Blüten« glänzen, er notiert Einzelheiten des Gemüseanbaus – und er zeichnet und aquarelliert, meist neben Kniep oder in dessen Nähe sitzend.

Was hat Goethe von seinem Reisebegleiter übernommen, mit dem er länger unterwegs war als mit jedem anderen Künstler? Sicher die Wahl des richtigen »Standpunkts«, um ein Bildmotiv aus der bestmöglichen Perspektive aufzunehmen. Oft suchte Kniep schon am Tag vorher die Plätze auf, von denen er am nächsten Morgen zeichnen wollte. Auch das schmale und ungewöhnlich breite Papierformat, das Kniep benutzte, um die Weite der Landschaft einzufangen, hat Goethe in Sizilien ausprobiert. Einmal erwähnt er »mehrere Streifen Papier«, auf denen Kniep seine Umrisse der Küste festgehalten hatte. Kniep war, wie sein Lehrer Hackert, ein vorzüglicher Vedutist und Virtuose der Sepiatechnik. Er zeichnete zuerst die »Conture« der Landschaft mit feinen, spitzen englischen Bleistiften – »accurat« und »reinlich«, wie Goethe nie zu bemerken vergißt – und zog abends, in der Herberge, mit der Feder die Linien nach; manchmal schattierte und füllte er auch die Umrisse mit Sepia, um ihnen mehr Plastizität zu geben. Dabei vermischte er die Sepia mit Tusche oder Karminrot: das machte die braune Farbe heller und wärmer.[13] Goethe hat Knieps Technik schnell begriffen und angewendet. Trotzdem schien ihm das Aquarell geeigneter, den Zauber der sizilianischen Landschaft sichtbar zu machen. Die zarten Bleistift-Vorzeichnungen hat er nicht nur »aus-

DON DOMENICO CARACCIOLO de' Duchi di S. Teodora, Marchese di Villamaina, Cavaliere dell' Insigne Real Ordine di S. Gennaro, Gentiluomo di Camera con Esercizio di S. M. Consigliere di Stato, e Segretario di Stato di Casa Reale, affari Esteri, e Siti Reali, Soprintendente Generale delle Regie Poste, e Segretario di S. M. la Regina.

PArtendo per Roma Mons.r Giovanni de Goethe di Weimar, Tedesco

Per ordine di S. M. impongo a tutti li Ministri suoi, e Officiali di Giustizia, e Guerra, e a quelli che non lo sono dimando in suo Real nome che non gli diano molestia, nè impedimento alcuno nel suo viaggio, anzi gli prestino il favore che gli sia necessario per eseguirlo. Napoli primo Giugno 1787

Il Marchese Caracciolo

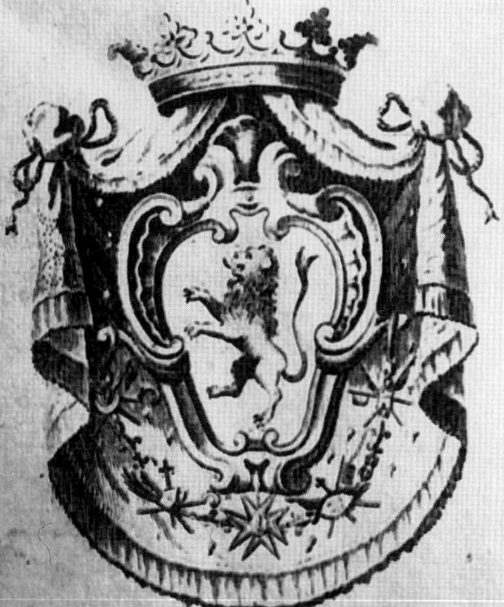

Gratis

Vaglia per Dieci giorni.

Reg.to fo. 3

Ferrari

Malutensilien:
Pinsel und Muscheln als Wasserschalen
Dieses »Stilleben« stammt aus dem auch in Deutschland sehr populären Anleitungsbuch von Henri Gautier: »Die Kunst zu tuschen«, das 1761 in Nürnberg erschien.

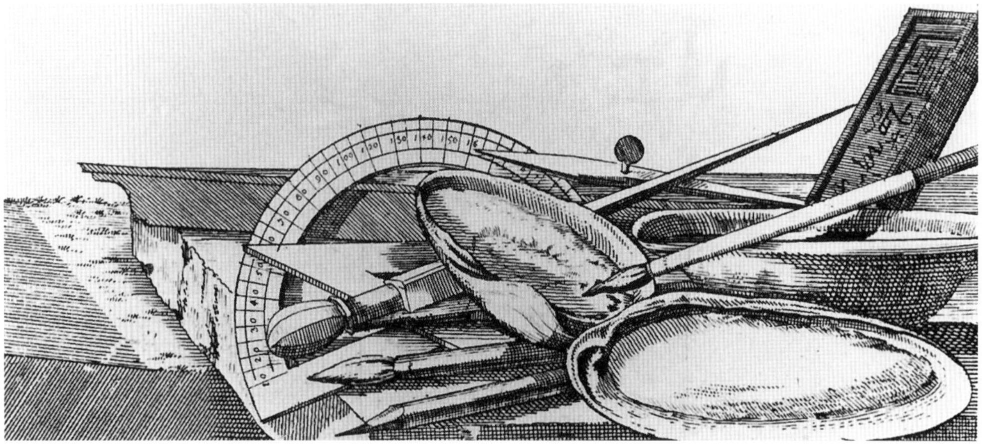

getuscht«, vielmehr setzt er jetzt manchmal die Wasserfarben in Flecken und großzügig lavierten Flächen mit dem Pinsel direkt auf das Papier. Er kommt damit dem reinen Aquarell schon sehr nahe, bei dem nicht die Linie, sondern die Farbe als Licht, als Helligkeit die Landschaft modelliert. Die wenigen sizilianischen Aquarelle sind die souveränsten Blätter seiner ganzen Italien-Reise.

»Mein Geselle ist ein exzellenter Mensch«: Goethes Kniep-Porträt

In der »Italienischen Reise« hat Goethe auch aus Kniep eine literarische Figur gemacht: den naiven, immer gut gelaunten »Hoffegut« aus der Aristophanes-Komödie »Die Vögel«, die Goethe 1780 für das Weimarer Liebhaber-Theater bearbeitet hatte. Kniep erscheint als fleißiger und genauer Zeichner, dessen kleine Schwächen mit liebenswürdiger Distanz vorgeführt werden, vor allem seine pedantischen Zeichen-Vorbereitungen, das ständige Bleistiftspitzen, die sorgfältigen, rechtwinkligen Umrandungen des Papiers, die aufreizende Langsamkeit, mit der er arbeitete.

Als sie quer durch Sizilien reiten, um die Kornfelder der Insel zu sehen – Goethe ist auf der Suche nach dem griechisch-sizilianischen Demeter-Mythos –, werden die Wege, die Herbergen und das Essen immer miserabler, die interessanten Zeichenmotive immer seltener und die beiden Reisenden immer verdrießlicher. Aber der emsige Kniep versucht es trotzdem: »Kniep hatte eine recht bedeutende Ferne umrissen, weil aber der Mittel- und Vordergrund gar zu abscheulich war, setzte er, geschmackvoll scherzend, ein Poussin'sches Vordertheil daran, welches ihm nichts kostete und das Blatt zu einem ganz hübschen Bildchen machte. Wie viel mahlerische Reisen mögen dergleichen Halbwahrheiten enthalten.«[14] Unüberhörbar ist Goethes leise Kritik an der allzu geläufigen Verwendung der Vordergrund-Staffage in der Veduten-Kunst seiner Zeit. Ihm ging es, und dafür hatte er Kniep engagiert, um möglichst wirklichkeitsgetreue Naturaufnahmen. Daß Goethe mit Knieps Arbeit durchaus zufrieden war, daß er die Reise mit ihm für eine gute »Investition« hielt, zeigt sein Brief an Charlotte von Stein aus Neapel: »Die Zeichnungen die mein Begleiter gemacht hat sind soviel werth als ich für die Sicilianische Reise ausgegeben habe«[15].

Ch. H. Kniep: Segelschiffe vor Capri, 1787
Knieps äußerst plastisch lavierte Zeichnung ist offenbar während der gefährlichsten Situation der Rückreise entstanden, als das Schiff fast gegen die hohen Felswände der Insel getrieben wurde. ▷

Auf dem Ätna

Am 1. Mai erreichen sie Catania. Goethe will unbedingt auf den Gipfel des Ätna; man rät ihm von einer Besteigung des tief verschneiten Hauptkraters ab, so begnügt er sich mit den »Monti Rossi«, zwei Nebenkegeln in 1876 Meter Höhe, die durch den Ausbruch von 1669 entstanden waren. Kniep bleibt ein Stück zurück, um von Ferne eine präzise Ansicht der »Monti Rossi« aufzunehmen, Goethe steigt allein den »roten Berg« hinauf und zeichnet im stürmischen Morgenwind die Lava im Vordergrund und den weiten Blick nach Norden auf die Bucht von Taormina. Es ist, wie so oft, wenn er einer ganz elementaren Naturgewalt gegenübersteht, ein besonders impulsives und freies Blatt geworden, ohne Rücksicht auf den gerade gelernten klassischen Zeichenkanon, aquarelliert wohl erst nach dem Abstieg in Catania.

Meeresstille und gefährliche Fahrt

Am 12. Mai gehen Goethe und Kniep in Messina an Bord eines französischen »Kauffahrers«, eines Handelsschiffes, das auch Personen beförderte. Wieder wird Goethe sofort seekrank. An Stromboli vorbei wird Kurs auf Capri genommen, aber anstatt durch die Meerenge zwischen der Insel und Cap

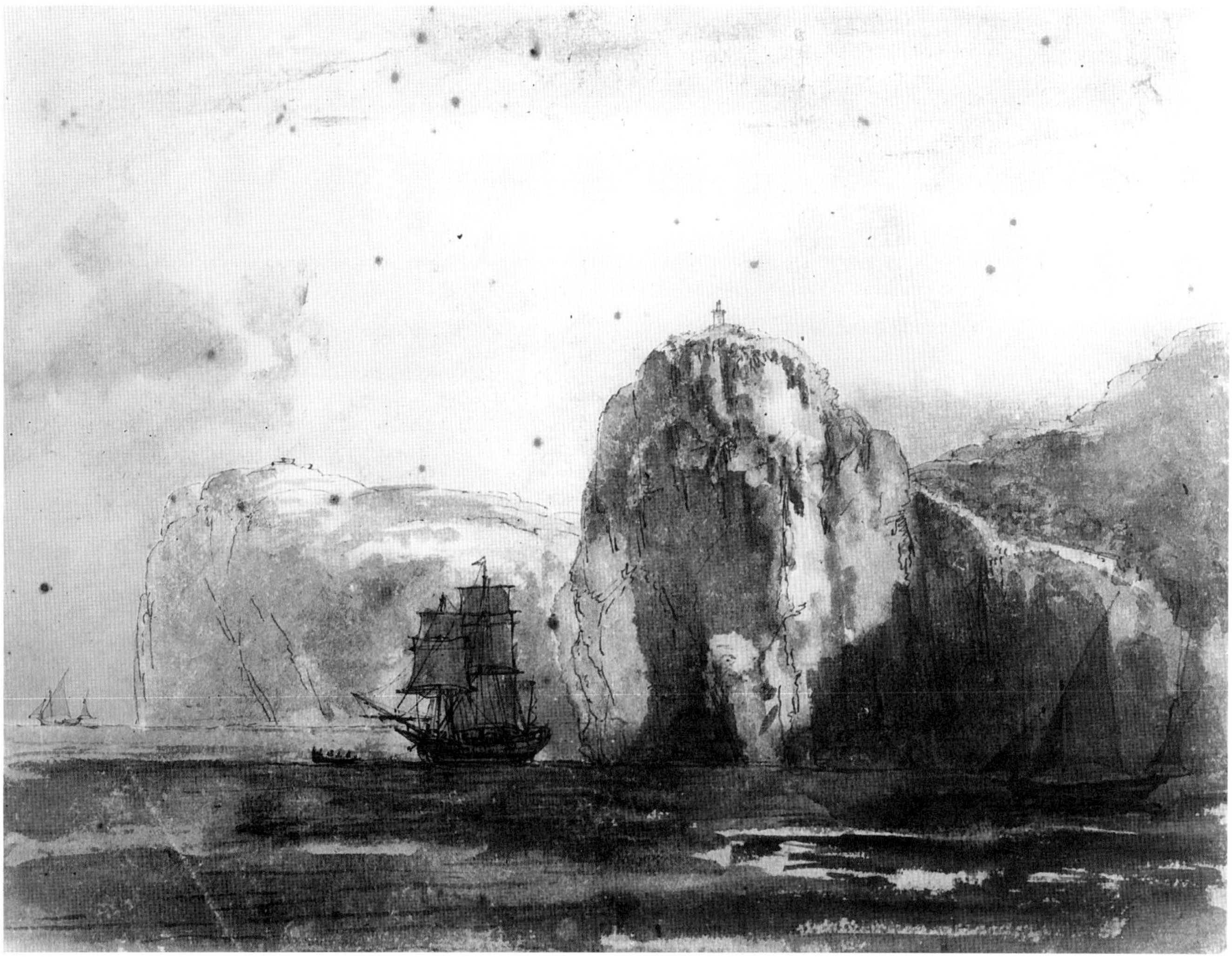

»An den Pflanzen erscheint durchaus ein Grün, das wir nicht gewohnt sind, bald gelblicher bald blaulicher als bei uns. Was aber dem Ganzen die wundersamste Anmuth verlieh, war ein starker Duft, der sich über alles gleichförmig verbreitete, mit so merklicher Wirkung, daß die Gegenstände, auch nur einige Schritte hinter einander entfernt, sich entschiedener hellblau von einander absetzten, so daß ihre eigenthümliche Farbe zuletzt verloren ging, oder wenigstens sehr überbläut sie sich dem Auge darstellten. Welche wundersame Ansicht ein solcher Duft entfernteren Gegenständen, Schiffen, Vorgebirgen ertheilt, ist für ein mahlerisches Auge merkwürdig genug, indem die Distanzen genau zu unterscheiden, ja zu messen sind; deßwegen auch ein Spaziergang auf die Höhe höchst reizend ward. Man sah keine Natur mehr, sondern nur Bilder, wie sie der künstlichste Mahler durch Lasiren aus einander gestuft hätte.«

Minerva hindurchzumanövrieren, treibt das Schiff, trotz Windstille, durch eine gefährliche Strömung auf die Felsen von Capri zu und droht zu zerschellen. Von Kniep existiert eine Sepiazeichnung, die diese gefährliche Situation eingefangen hat. Als sie schließlich in Neapel von Bord gehen, klemmt sich Kniep die Mappe mit den Zeichnungen fest unter den Arm: er hat Angst, die Gepäckträger könnten nicht nur mit den Koffern, sondern auch mit dem Portefeuille, seinem wertvollsten Schatz, spurlos im Gewühl des Hafens verschwinden.

»Daß ich Sicilien gesehn habe«, schreibt Goethe aus Neapel an Herzog Carl August, »ist mir ein unzerstörlicher Schatz auf mein ganzes Leben.«[16] Goethe hat die Sizilien-Erfahrung als Höhepunkt seiner Italien-Reise empfunden. Nicht umsonst beginnt er dreißig Jahre später die Redaktion und Niederschrift seiner italienischen Erinnerungen mit dem Sizilien-Kapitel, wobei er sich weitgehend an Knieps und den eigenen Zeichnungen orientiert hat.

Zwei Wochen ist Goethe noch in Neapel geblieben. Er bestellt seinen Paß zur Rückfahrt nach Rom, trinkt mit seinem Reisegefährten zum Abschied noch eine Flasche Wein und verspricht, ihn in Deutschland weiterzuempfehlen. Am 3. Juni reist er aus Neapel ab. Bei der Zoll-

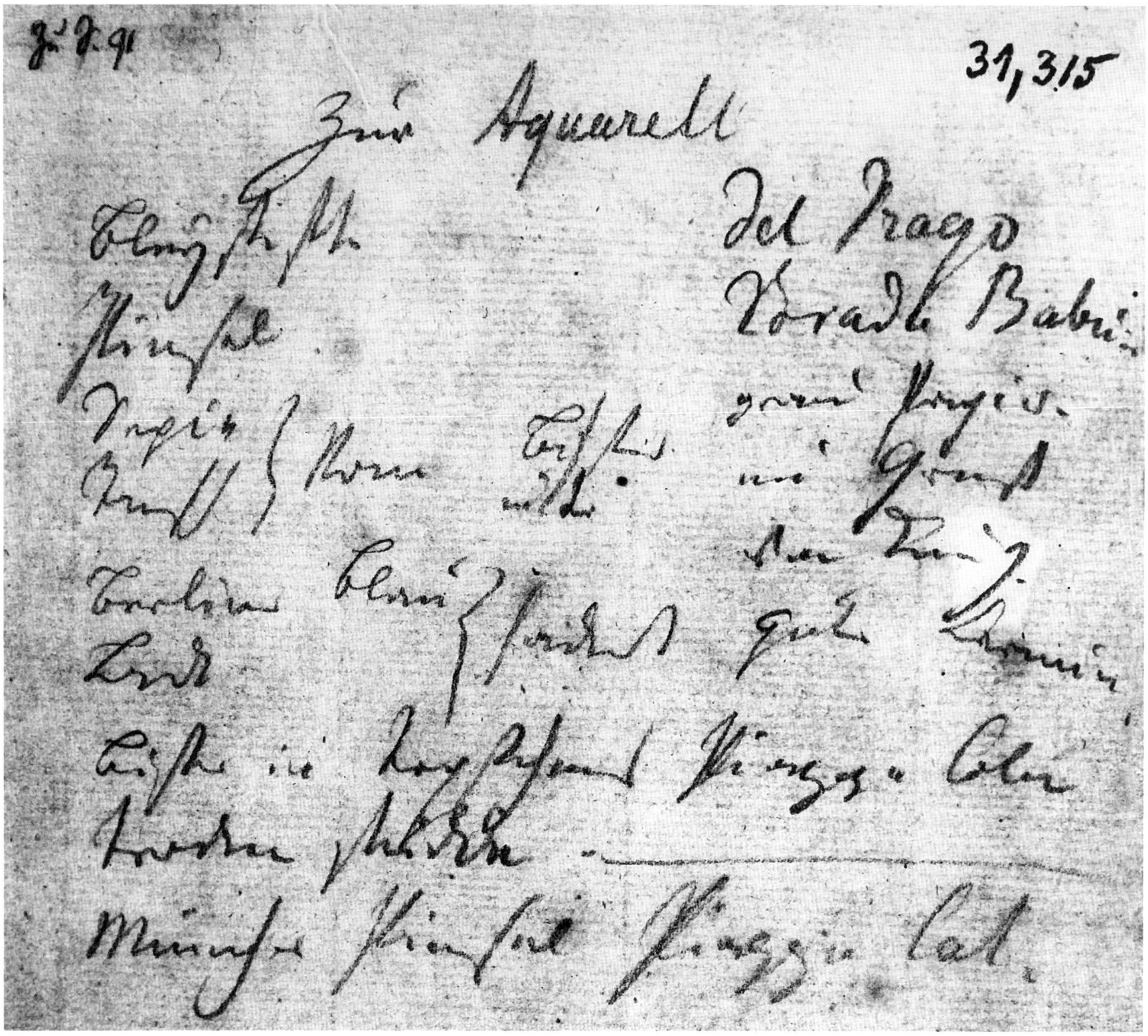

Zur Aquarell

Bleystifte		*del Drago*
Pinsel		*Strada Babuino*
Sepia Tusch	} Rom	grau Papier im . . . .
Berliner Blau Lack	} Hackert	von Kniep guter Carmin
Bister in Töpfchens		*Piazza Colon.*
trockne stücke		———
Münchner Pinsel		*Piazza Col.*

———

Goethe: »Zur Aquarell«, Notiz-Blatt von der italienischen Reise, 1787
Auf einem Oktavblättchen hat sich Goethe, vielleicht auf der Schiffsreise nach Palermo, Malmaterialien aufgeschrieben, dazu auch gleich die Läden in Rom, im Corso-Viertel, wo er sie kaufen konnte.

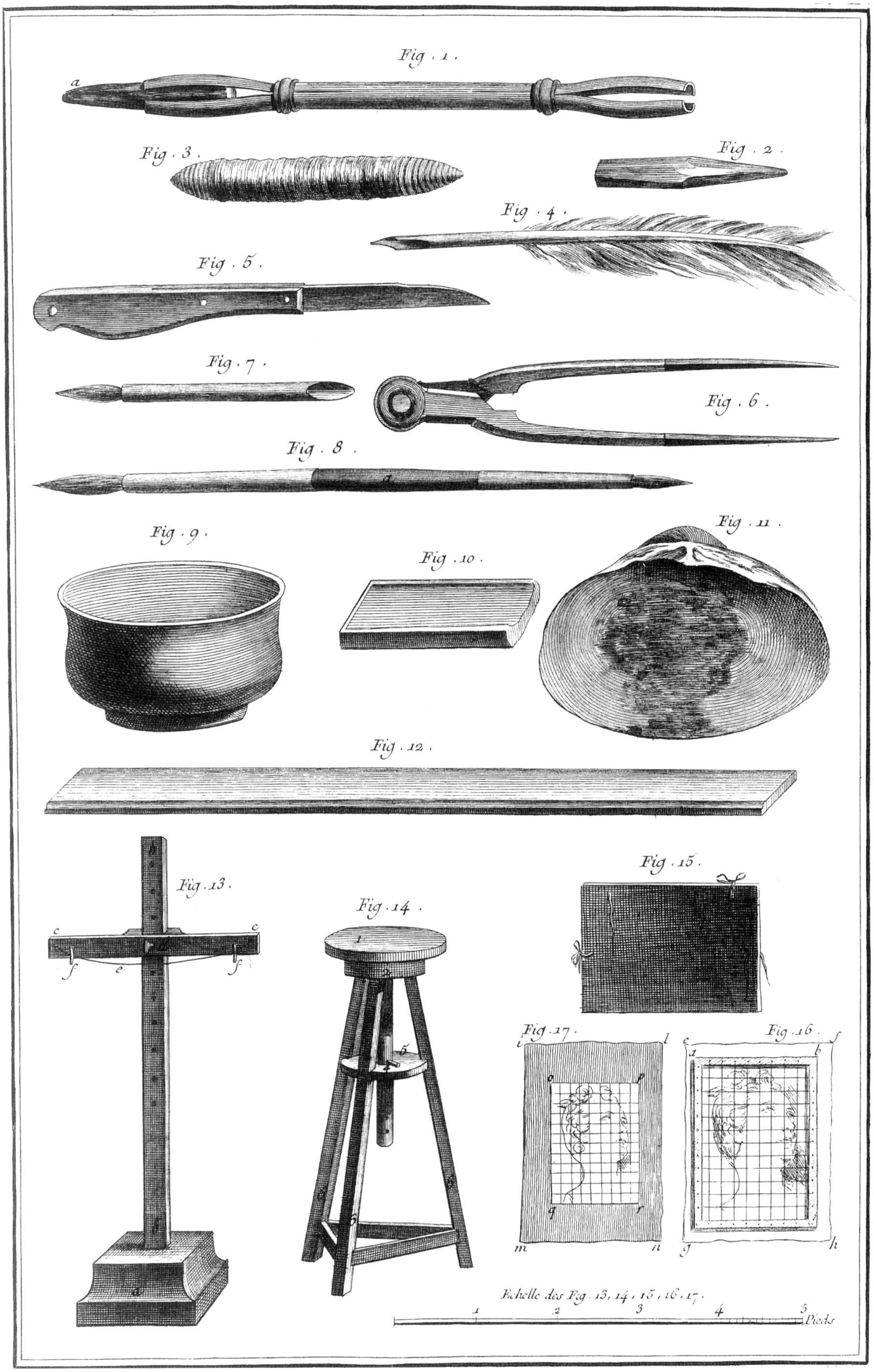
Fig. 1.
Fig. 2.
Fig. 3.
Fig. 4.
Fig. 5.
Fig. 6.
Fig. 7.
Fig. 8.
Fig. 9.
Fig. 10.
Fig. 11.
Fig. 12.
Fig. 13.
Fig. 14.
Fig. 15.
Fig. 16.
Fig. 17.
Echelle des Fig. 13, 14, 15, 16, 17.
Pieds

kontrolle am Stadtrand taucht unvermittelt Kniep mit einer Tasse Kaffee auf: »Er nahte sich dem Wagenschlag langsam mit einem Ernst, der, von Herzen gehend, ihn sehr gut kleidete. Ich war erstaunt und gerührt, eine solche erkenntliche Aufmerksamkeit hat nicht ihres Gleichen. ›Sie haben‹ sagte er, ›mir so viel Liebes und Gutes, auf mein ganzes Leben Wirksames erzeigt, daß ich Ihnen hier ein Gleichniß anbieten möchte, was ich Ihnen verdanke.‹«[17]

Die beiden Reisegefährten haben sich nie wieder gesehen.

Exkurs: Von englischen Bleistiften, Tintenfischen und Tusch-Muscheln

Von Goethes persönlichen Zeichenutensilien hat sich nichts erhalten. Sie lassen sich nur aus seinen Briefen und Aufzeichnungen erschließen. Wie die Reisezeichner des 18. Jahrhunderts arbeitete auch er am liebsten mit einfachen und leicht zu transportierenden Malmaterialien. Für schönes Papier, gute Bleistifte, Pinsel und Farben, für das Tuschen, Ausschneiden, Kleben und Umrahmen hatte er eine geradezu sinnliche Vorliebe.

Die besten Zeichen- und Aquarellpapiere, Bleistifte und Farben kamen damals aus England, dem Land der vielen Zeichner und »water colourists«, die ihre aristokratischen Auftraggeber auf der »Grand Tour« durch Frankreich und Italien begleiteten. Ab 1757 stellte die Firma Whatman ein Velin-Papier her, das glatter war als die bisher verwendeten Bögen und das auch Goethe gerne benutzte. Er schätzte auch, wie viele Zeichner seiner Zeit, die blau oder braun getönten Papiere.

Amüsiert beobachtete Goethe bei Kniep das ständige Anspitzen der feinen englischen Bleistifte, deren Strichbild kaum von dem eines modernen Bleistifts zu unterscheiden ist. Sie wurden aus dem besonders qualitätvollen Borrowdale-Graphit hergestellt und manchmal bereits mit Holz ummantelt. Der »moderne« Bleistift wurde erst 1790 von dem Franzosen Jacques Louis Conté entwickelt. Oft steckte man, um saubere Finger zu behalten, ein angespitztes Graphit- oder Kreidestück in einen Holzhalter, einen »porte crayon«, wie er auf zahlreichen Künstler-Porträts der Zeit zu sehen ist.

Knieps Bleistiftspitzen erklärt sich aus der zeitgenössischen Zeichenweise, bei der eine Ansicht mit einfachen Linien scharf umrissen wurde. So haben auch noch die deutschen Romantiker in Italien vor der Natur gearbeitet, wie sich der Maler Ludwig Richter erinnert: »Der Bleistift konnte nicht hart, nicht spitz genug sein, um die Umrisse bis ins feinste Detail fest, bestimmt zu umziehen.«[18] Goethe selbst hat auch in Italien, wie von Jugend auf gewöhnt, meist mit weicheren Bleistiften gezeichnet.

Am Morgen des 6. Oktober 1786 war Goethe in Venedig am Strand des Lido spazierengegangen und hatte, eifrig wie ein Kind, Muscheln gesammelt, in denen er das Sekret des Tintenfisches, die Sepia, aufbewahren wollte, die er zum Zeichnen brauchte. In seinem Tagebuch für Charlotte von Stein schrieb er: »Es wird der Dintenfisch hier viel gegeßen, ich habe mir von der schwarzen Feuchtigkeit geben laßen und will ihrer noch mehr nehmen. Diese laß ich in den Muscheln eintrocknen und schicke sie dir, Du

Bildtafel zum Stichwort »Zeichnung« aus der französischen »Encyclopédie« von Diderot und d'Alembert, Kupferstich, 1762–1777
Übersichtlich angeordnet und numeriert, präsentieren sich die Zeicheninstrumente des 18. Jahrhunderts auf einer Bildseite der »Encyclopédie«: Graphit- oder Kreidehalter aus Holz, Bleistift, Zeichenfeder, Messer zum Bleistiftspitzen, Zirkel, Pinsel, Wassergefäß, ein Stück Chinatinte und die Muschel zum Verdünnen von Tusche oder Bister.

brauchst davon und hebst mir auf, ich bringe dessen zusammen soviel ich will. Die Farbe ist ganz schwarz, mit Wasser vermischt ein wenig grißelig, wird aber mit Bister gut thun. Man muß nun versuchen und ich will mich erkundigen ob sonst noch etwas dabey zu bedencken und zu thun ist.«[19] Offensichtlich wollte Goethe die Rezeptur des Dresdner Professors Jacob Seydelmann ergründen, der 1778 in Rom mit einer Mischung aus Sepia und Bister (einer aus Holzruß gewonnenen bräunlichen Tinte) experimentiert hatte und als Erfinder der Sepia als Zeichenflüssigkeit galt. Die »Sepia-Manier«, die Goethe bei Hackert und Kniep kennenlernte, wurde zu einer regelrechten Mode, wohl vor allem auch deshalb, weil Claude Lorrains berühmte Nachzeichnungen eigener Gemälde (sein »Liber Veritatis«) 1777 in England als braun getönte Aquatinta-Radierungen reproduziert worden waren. Sepia und Wasserfarben kamen noch bis zum Ende des 18. Jahrhunderts häufig getrocknet in Muscheln auf den Markt. Solche Tusch-Muscheln waren schon seit der Spätrenaissance als Malgefäße üblich. Goethe erwähnt sie zuerst 1780 in Weimar; auf der Italien-Reise benutzte er sie abwechselnd zum Zeichnen und Schreiben: »Die Gesellschafft ist zu Bette und ich schreibe dir noch aus der Tusch Muschel aus welcher gezeichnet worden ist«[20], berichtet er Charlotte von Stein im November 1786 aus Frascati.

In Rom konnte Goethe dann die Sepia, wie auch die Aquarellfarben, bereits als gepreßte Täfelchen kaufen. Er schickte einige Stücke nach Weimar, nicht ohne darauf hinzuweisen, daß sie nicht leicht zu bekommen seien und man haushälterisch damit umgehen müsse.

IX. »Der einzige Ort in der Welt für den Künstler«

(Rom 7.6.1787–22.4.1788)

»Es ist eine Welt für den Landschaftsmahler«

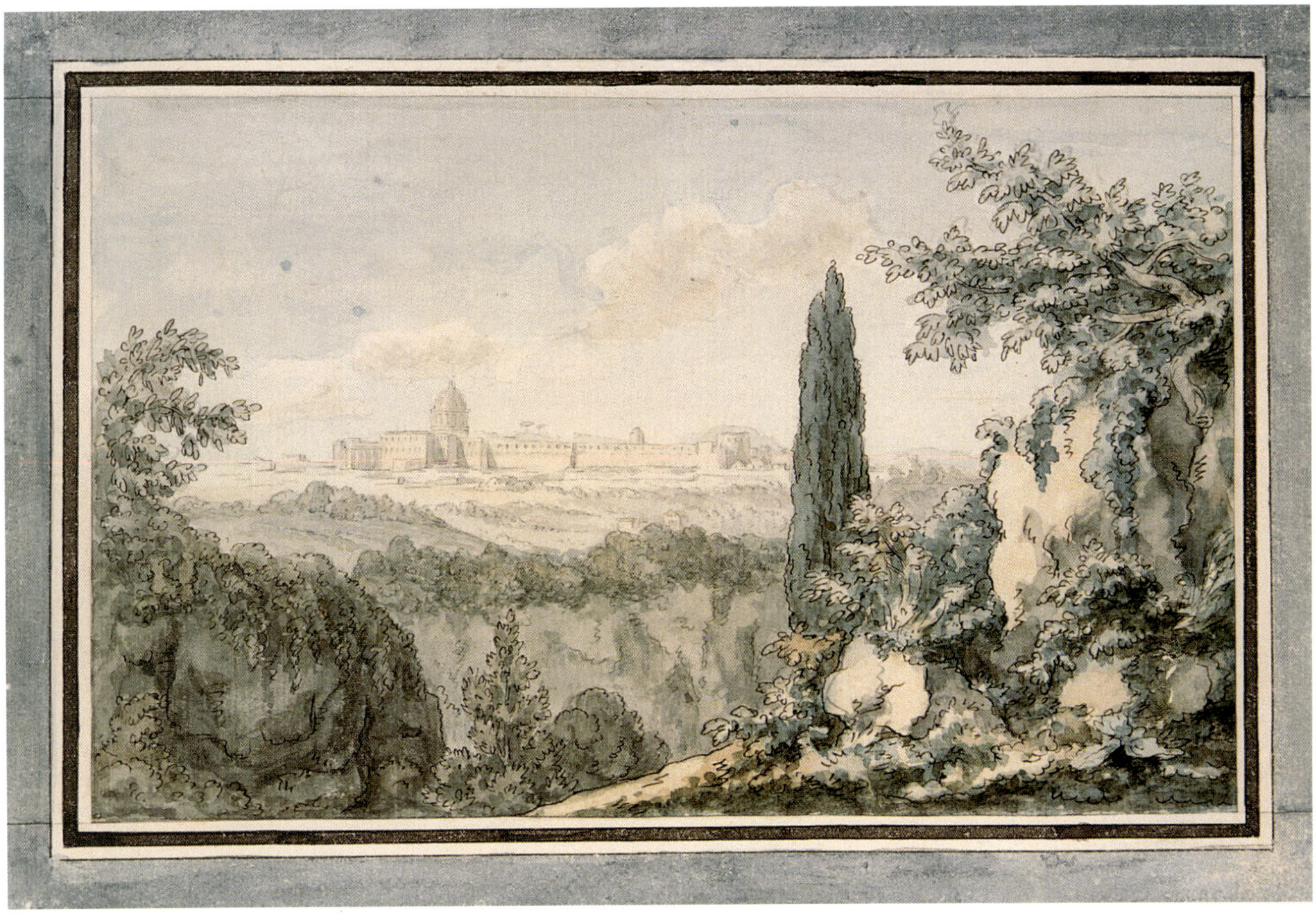

Goethe: Peterskirche in Rom, 1788
Ein klassisch gewordenes Rom-Motiv: Man schaut aus dem prächtigen, hochgelegenen Park der Villa Pamphili auf den Vatikanischen Architekturkomplex. Meisterhaft hat Goethe die Tiefendimension herausgearbeitet: Bäume und bewachsene Felsen im Vordergrund lenken den Blick in die Ferne zur Kuppel von Sankt Peter im dunstigen Licht des leicht bewölkten Sommerhimmels.

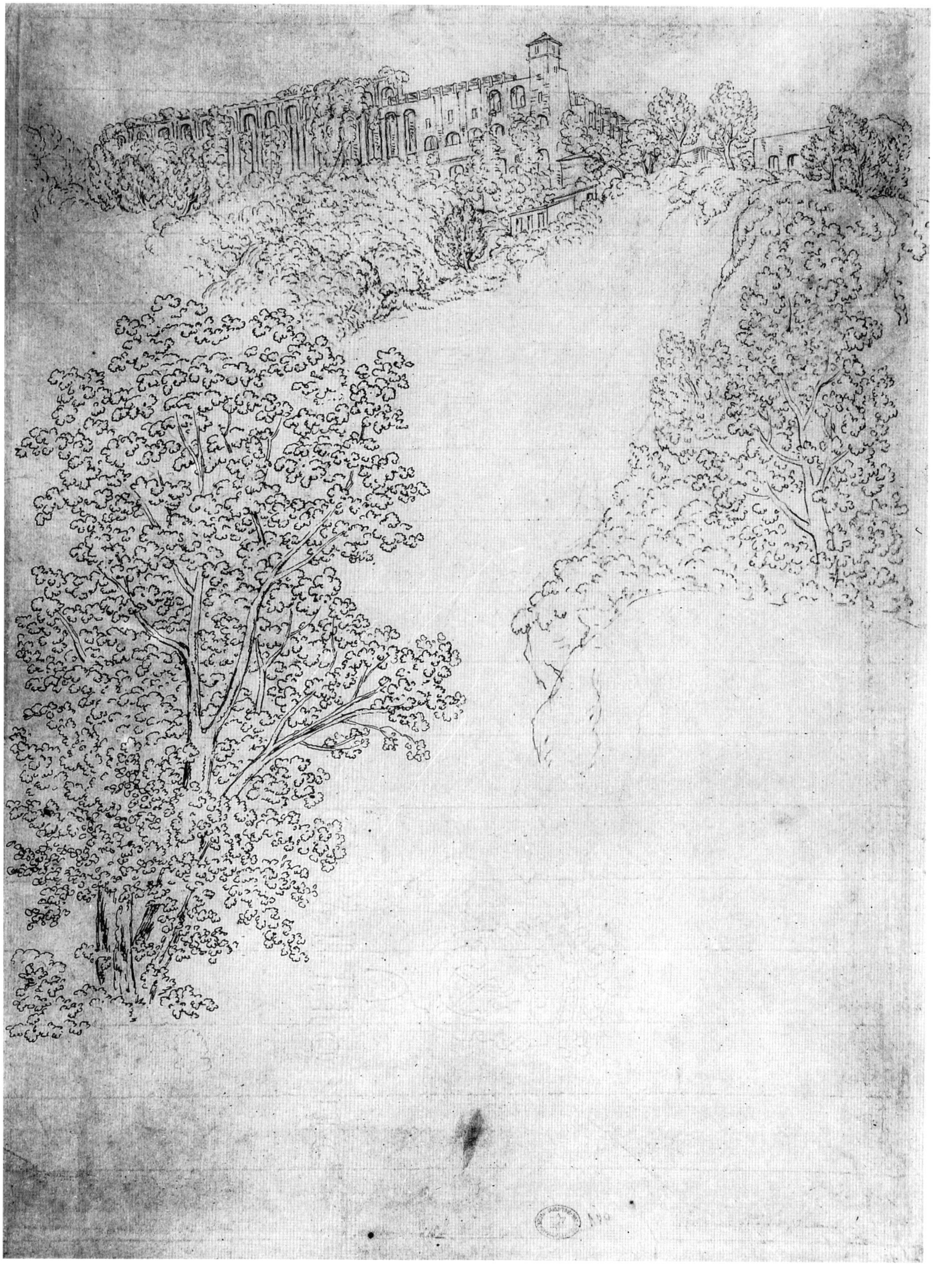

Der Sommer des Zeichners

◁ ***Goethe: Villa des Maecenas in Tivoli, 1787***
Die Bleistiftzeichnung, die Goethe im Vordergrund mit der Sepia-Feder nachgezogen hat, ist beim gemeinsamen Arbeiten mit Hackert in Tivoli entstanden. Man sieht, wie Goethe versucht, sich Hackerts »Handschrift« anzupassen. Er hat die Cascatellen, die von hoch oben ins Flußtal herunterstürzenden Wasserfälle des Anio, auf seinem Blatt ausgespart. So entsteht der Eindruck von Feinheit und Leichtigkeit.

Rom empfing Goethe mit einem Bilderbuch-Sommer, wie ihn jeder Landschaftsmaler sich nur wünschen konnte: ungewöhnlich heiß und beständig, mit zauberhaften lauen Vollmondnächten. Er könne nun auch einmal sagen, er »habe einen Sommer gelebt«, berichtet er Philipp Seidel nach Weimar.

Der »Zweite Römische Aufenthalt«, über den er erst im Frühjahr 1829, als fast Achtzigjähriger, zu schreiben beginnt, erscheint als Zusammenfassung aller seiner bisherigen italienischen Erfahrungen: auf die »Wiedergeburt« folgt nun die systematische Selbsterziehung, die Zeit der konsequentesten Auseinandersetzung mit seinem Zeichentalent.

Schon nach zehn Tagen Rom lockt ihn das strahlende Wetter hinaus in die Landschaft. Mit Hackert, der in Rom zu tun hat, geht er nach Tivoli. Der Ort am Fuße der Sabiner Berge, schon zur römischen Kaiserzeit eine beliebte

J. Ph. Hackert: Ansicht der Solfatara bei Neapel (Ausschnitt), 1788
Am rechten Rand seines Gemäldes hat Hackert einen vor der Natur arbeitenden Maler mit seinem Gehilfen unter dem Sonnenschirm dargestellt. Ähnlich mag er auch mit Goethe vor den Cascatellen in Tivoli gesessen haben.

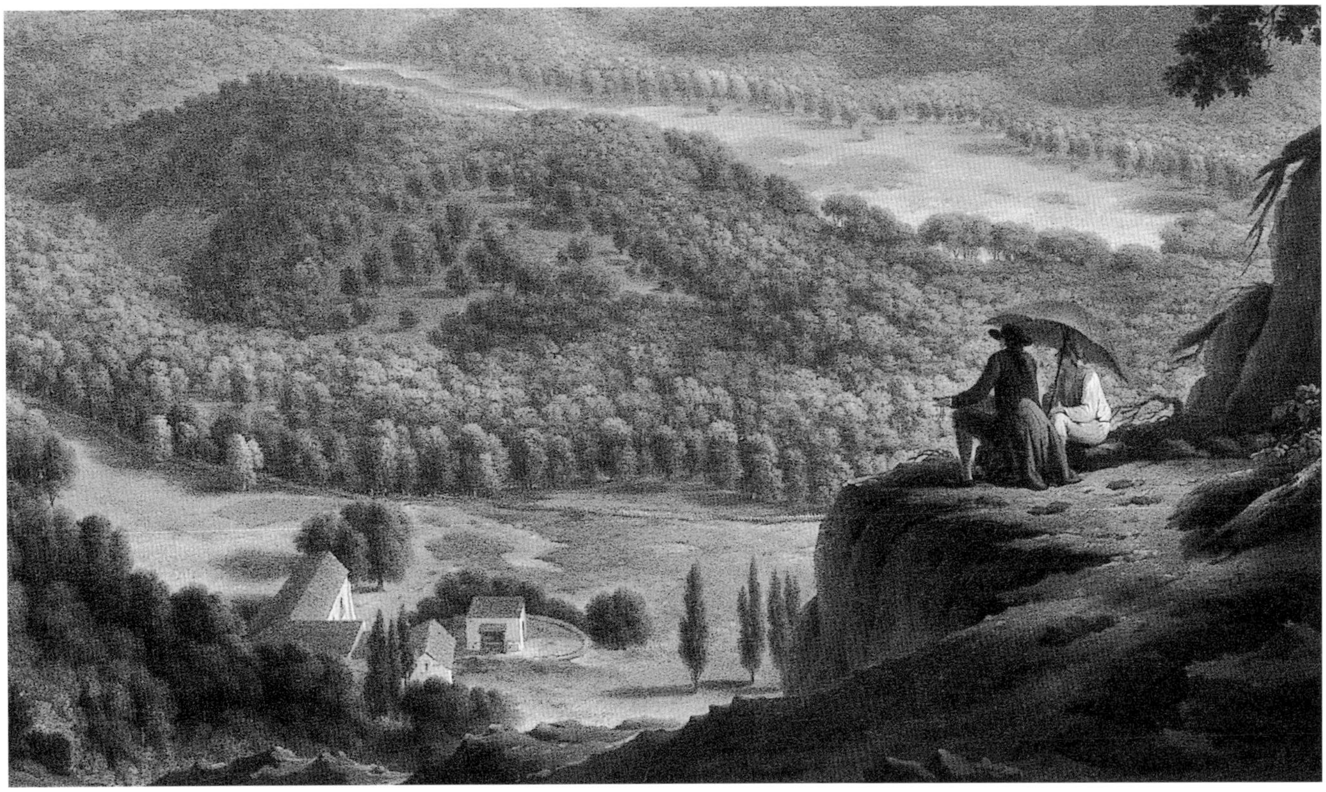

Sommerfrische, war mit seinen Wasserfällen, antiken Tempeln und Villen-Ruinen ein bevorzugtes Sujet der Malerei seit dem 17. Jahrhundert. Natürlich hatte auch Hackert schon oft hier gearbeitet. An einem Sommermorgen sitzen beide auf ihren Klappstühlen unter dem Sonnenschirm und zeichnen die »Cascatelle«, die berühmten Wasserfälle des Anio, und die Ruinen der sogenannten »Villa des Maecenas«. Schon die Malstunden in Neapel hatte Goethe auffallend knapp geschildert. Auch hier, in Tivoli, erfährt man wenig Konkretes über den Unterricht des bewunderten Freundes und Lehrers, den Goethe erst jetzt wirklich als Mentor akzeptiert: »Ich war mit Herrn Hackert draußen, der eine unglaubliche Meisterschaft hat, die Natur abzuschreiben und der Zeichnung gleich eine Gestalt zu geben. Ich habe in diesen wenigen Tagen viel von ihm gelernt.«[1] Mit Hackerts »Abschreiben der Natur« meint Goethe dessen besondere, tatsächlich an Schrift erinnernde Zeichentechnik: die Kürzel zum Beispiel, mit denen er die Blattformen wiedergibt, oder auch die Art, wie er mit großzügigen Umrißlinien die Landschaft charakterisiert. Müde von der Motivsuche und vom Zeichnen in der Hitze fahren beide zurück in die Stadt: gemeinsam besuchen sie die Galleria Colonna, wo damals, dicht gedrängt, die Meisterwerke der klassischen Landschaftsmalerei hängen, Bilder von Poussin, Lorrain und Salvator Rosa. Wie wir es von Goethe bereits kennen: wenn er anregende Landschaftsgemälde sieht, muß er so schnell wie möglich das Gesehene in der Natur überprüfen und selbst produktiv werden. So fährt er Ende Juni für einige Tage in die Albaner Berge nach Frascati, Albano und Castel Gandolfo – es sind auch Hackerts Lieblingsorte –, wo er demnächst fleißig draußen arbeiten will: »Ich muß in der Landschaft und im Zeichnen überhaupt fortrücken, es koste was es wolle«[2], schreibt er an Charlotte von Stein.

Inzwischen war Tischbein, der sich nur kurz in der gemeinsamen Wohnung am Corso aufgehalten hatte, mit Hackert nach Neapel zurückgereist, und Goethe freute sich, bei der Hitze in Tischbeins »frisch ausgewaschenes« Studio zu

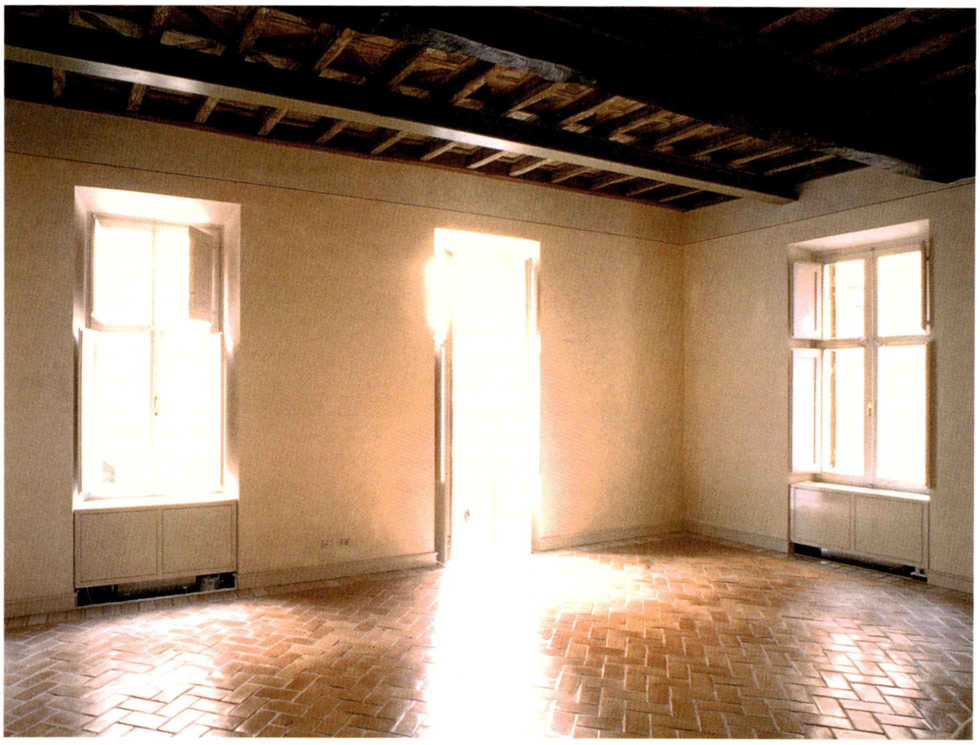

Das Tischbein-Atelier nach Fertigstellung der Restaurierungsarbeiten, heute Museum »Casa di Goethe« in Rom
Tischbeins Studio war der schönste Raum im ersten Stock. Seine Fenster gehen auf die Via del Corso (links) und den gegenüberliegenden Palazzo Rondanini – und auf die kleine Via della Fontanella (rechts). Wenn Tischbein nicht in Rom war, wohnte Goethe in dem großen kühlen Saal.

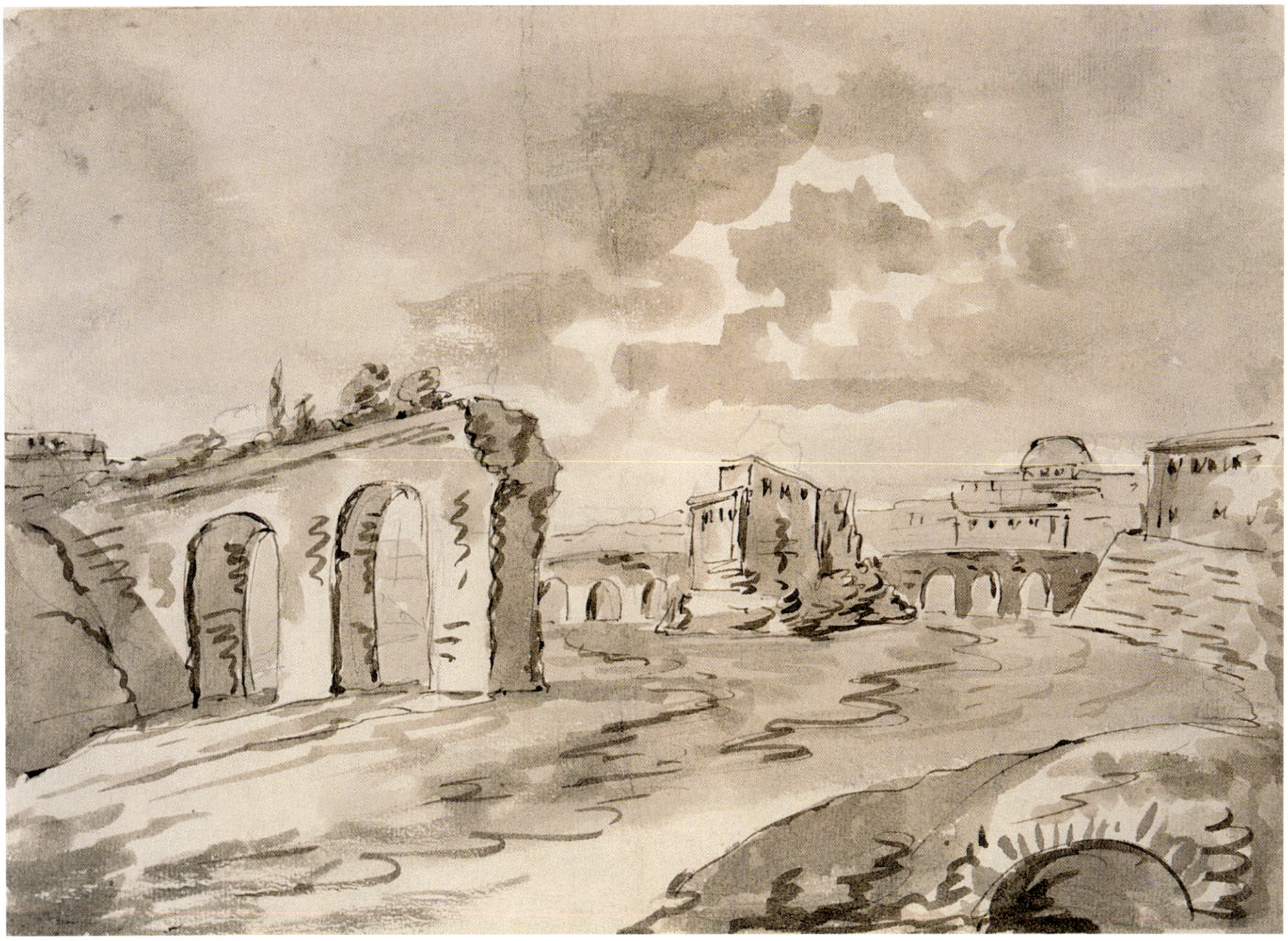

Goethe: Ponte Rotto und Isola Tiberina, 1787
Vom rechten Tiberufer blickt man nach Norden auf die Ponte Rotto, die Ruine der ältesten antiken Steinbrücke Roms, und die Tiber-Insel. Goethe hat die Flußströmung durch peitschenhiebartige Pinselstriche charakterisiert. Sie verraten die Lockerheit seines Zeichenduktus und kehren auch in anderen Partien des Blattes wieder. Zusammen mit dem dramatischen Wolkenhimmel entsteht eine unruhige, spannungsvolle Stadtlandschaft.

ziehen. Dort konnte er auch sein »kleines Museum« mit den Gipsabgüssen aufstellen und still für sich zeichnen und schreiben. Er ging nur früh morgens und nach Sonnenuntergang aus, durchstreifte die sommerwarmen Parks der Villen und die antiken Ruinen-Stätten, versuchte, von den verschiedenen Aussichtspunkten das Bild der großen Stadt in sich aufzunehmen. So wagte er sich – nach den neapolitanischen und sizilianischen Erfahrungen – nun auch an eine panoramische Stadtlandschaft: vom Park der Villa Pamphili aus zeichnete er den Blick auf Sankt Peter und den Vatikan. Meist aber achtete er bei der Motivwahl darauf, sich von den Klischees der zeitgenössischen Rom-Vedute fernzuhalten. Im Borghese-Park, am Tiber oder auf dem Palatin arbeitet er nun mit Sepia und brauner Tusche, probiert aus, was er von Hackert und Kniep ge-

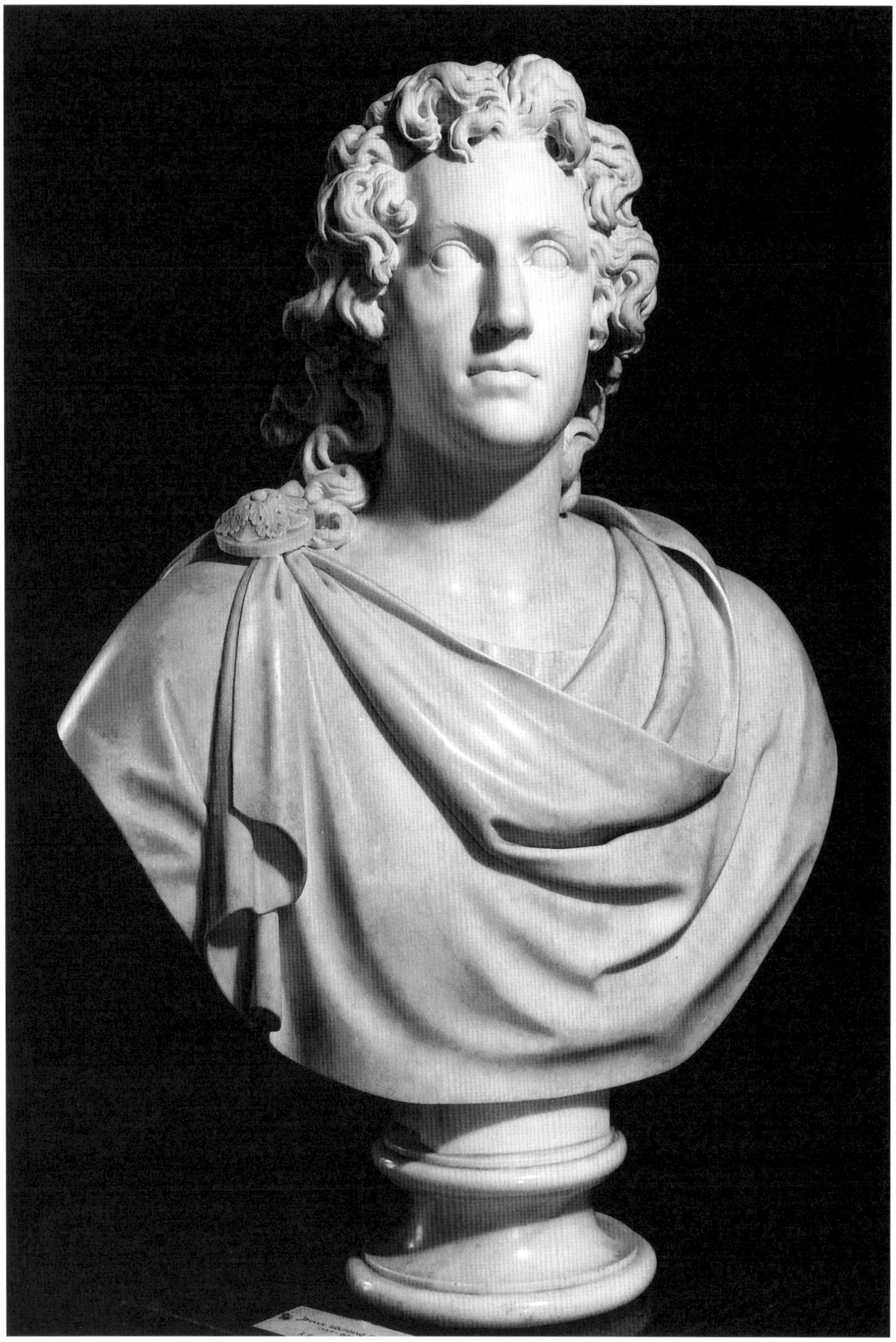

Alexander Trippel: Johann Wolfgang Goethe, Marmorbüste (Replik), 1790
Das dritte der Goethe-Porträts, die in Rom entstanden sind. Trippel hatte die Marmorbüste im Auftrag des Fürsten von Waldeck angefertigt. Goethe erscheint als »geistiger Eroberer«, orientiert an der Darstellung Alexanders des Großen, mit Lockenpracht und Feldherrnmantel. Während der Bildhauer 1788 an den Auftraggeber schrieb, Goethe sei mit der »Gleichheit« sehr zufrieden, urteilte der Porträtierte selbst aus dem Abstand von vierzig Jahren mit leiser Ironie: »Gewiß ist sie in einem schönen und edlen Stil gearbeitet, und ich habe nichts dagegen, daß die Idee, als hätte ich so ausgesehen, in der Welt bleibt.«

lernt hat. Die römischen Sepia- und Tuschzeichnungen des Sommers 1787 zeigen den sicheren Umgang mit der Linie, der Lavierung, der Modellierung von Licht und Schatten.

Merkwürdigerweise hat er nur selten die weiträumige Campagna im Norden Roms gezeichnet, die für viele Maler seit Lorrain und Poussin ein wichtiges Motiv-Reservoir für ihre arkadischen Landschaftsbilder war. Goethe kam in diesem Sommer öfter an die Stelle, wo der Tiber seine große Schleife nach Norden macht; dort sprudelte seit zweihundert Jahren eine Heilquelle, die

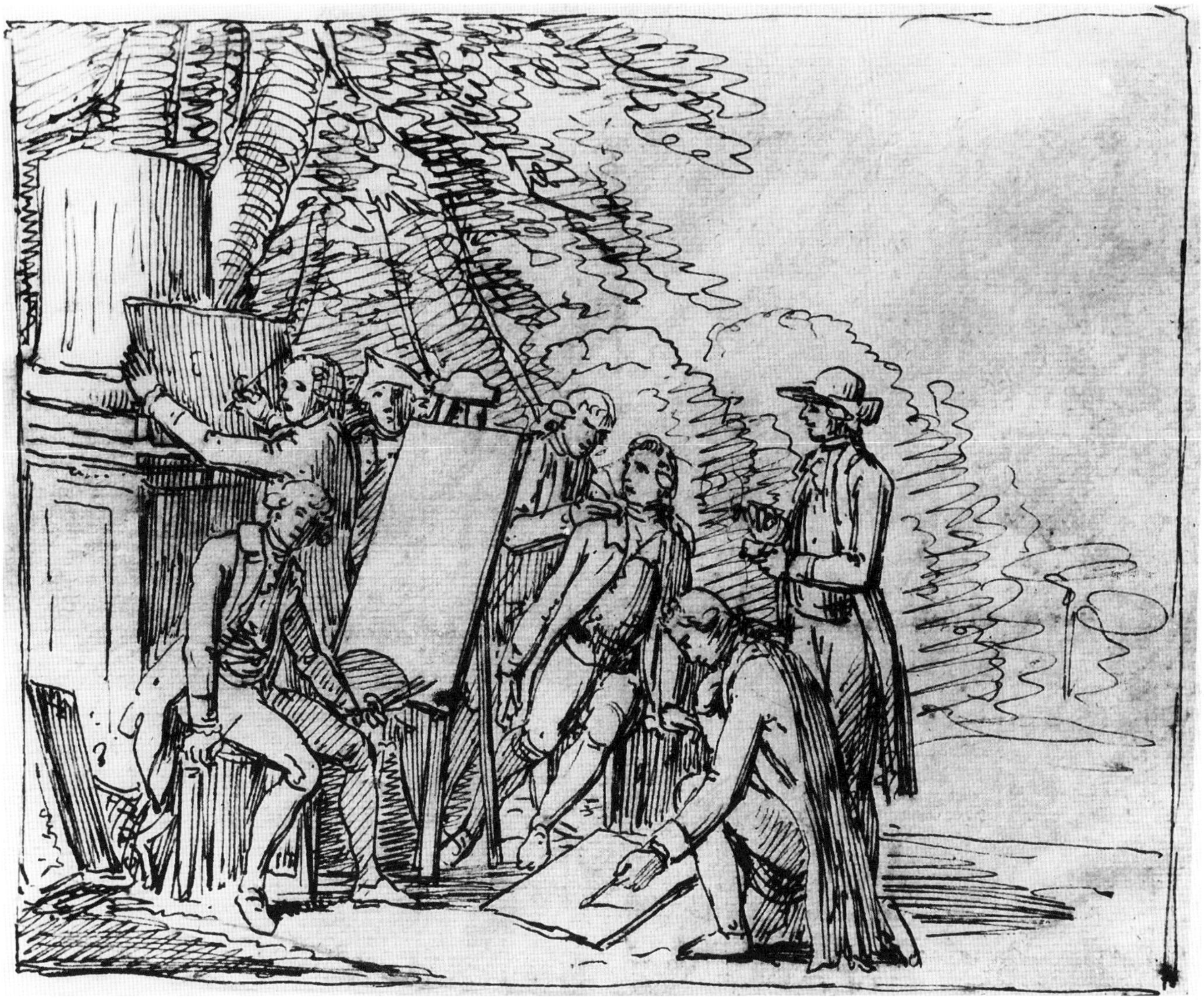

bei Verdauungsstörungen helfen sollte: »Die Hitze ist gewaltig. Morgens mit Sonnenaufgang steh' ich auf und gehe nach der Acqua Acetosa, einem Sauerbrunnen, ungefähr eine halbe Stunde von dem Thor, an dem ich wohne, trinke das Wasser, das wie ein schwacher Schwalbacher schmeckt, in diesem Klima aber schon sehr wirksam ist.«[3] Die Hitze bekam ihm, er war in produktiver Arbeitsstimmung, fühlte sich wie ein Fisch im Wasser. Hatte er noch vor kurzem nach Weimar geschrieben, er werde im September zurückkommen, so entschloß er sich nun, bis Ostern des folgenden Jahres zu bleiben: »Ich habe mich in eine zu große Schule begeben, als daß ich geschwind wieder aus der Lehre gehen dürfte … Mein Auge

Friedrich Bury: Goethe in seinem römischen Freundeskreis, 1786/88
Gleich drei seiner Künstlerfreunde wollen Goethe porträtieren; Karl Philipp Moritz hinter der Staffelei bringt ihn in Positur, Hofrat Reiffenstein nimmt derweil eine kleine Prise Tabak. Seinen Malerfreunden gegenüber war Goethe stets großzügig. Er habe sie immer mit sich leben lassen und so zugleich Lehrer, Freunde und Diener gewonnen, schreibt er vor seiner Abreise aus Rom an den Herzog.

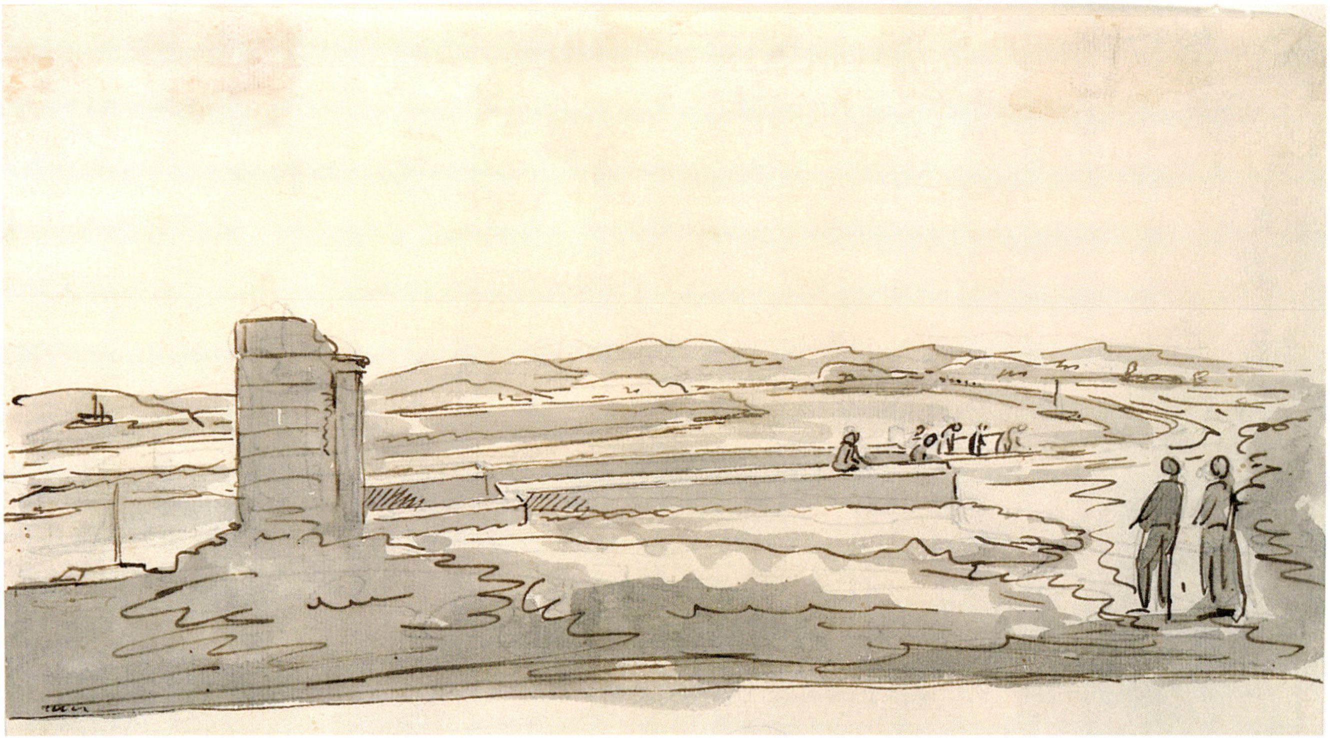

Goethe:
Acqua Acetosa, 1787
Die Weiträumigkeit der Tiber-Ebene im Norden Roms hat der Zeichner bis zu den fernen Sabiner Bergen mit zügiger Linienführung und Lavierung wiedergegeben. Wie eine antike Ruine steht die Brunnenanlage, zu der Goethe im Sommer 1787 häufig wanderte, in der einsamen Campagna-Landschaft.

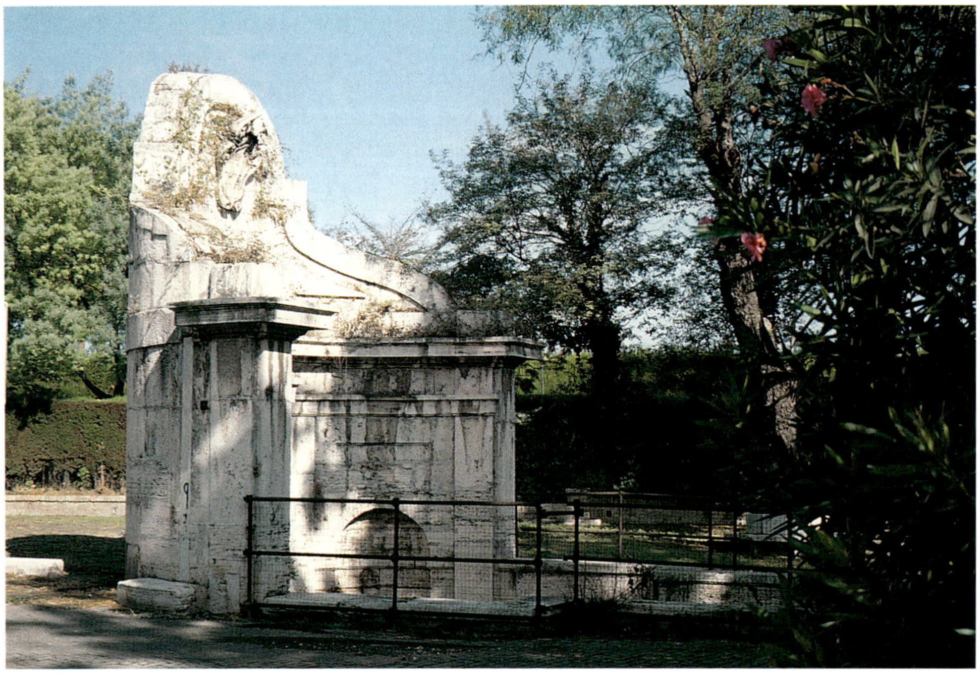

Acqua Acetosa
Die seit Mitte des 16. Jahrhunderts vielbesuchte Heilquelle wurde 1661/62 von dem Maler und Baumeister Andrea Sacchi mit einer einfachen barocken Brunnenarchitektur eingefaßt. Sie liegt heute völlig vergessen im Verkehrsgewühl der Stadt. Nichts erinnert mehr an den einstigen Zauber dieses Ortes. Eine versteckte Inschrift auf dem schmalen Travertinblock an der Rückseite des Brunnens berichtet, daß der bayerische Kronprinz Ludwig hier im Jahr 1821 Bäume und Bänke setzen ließ.

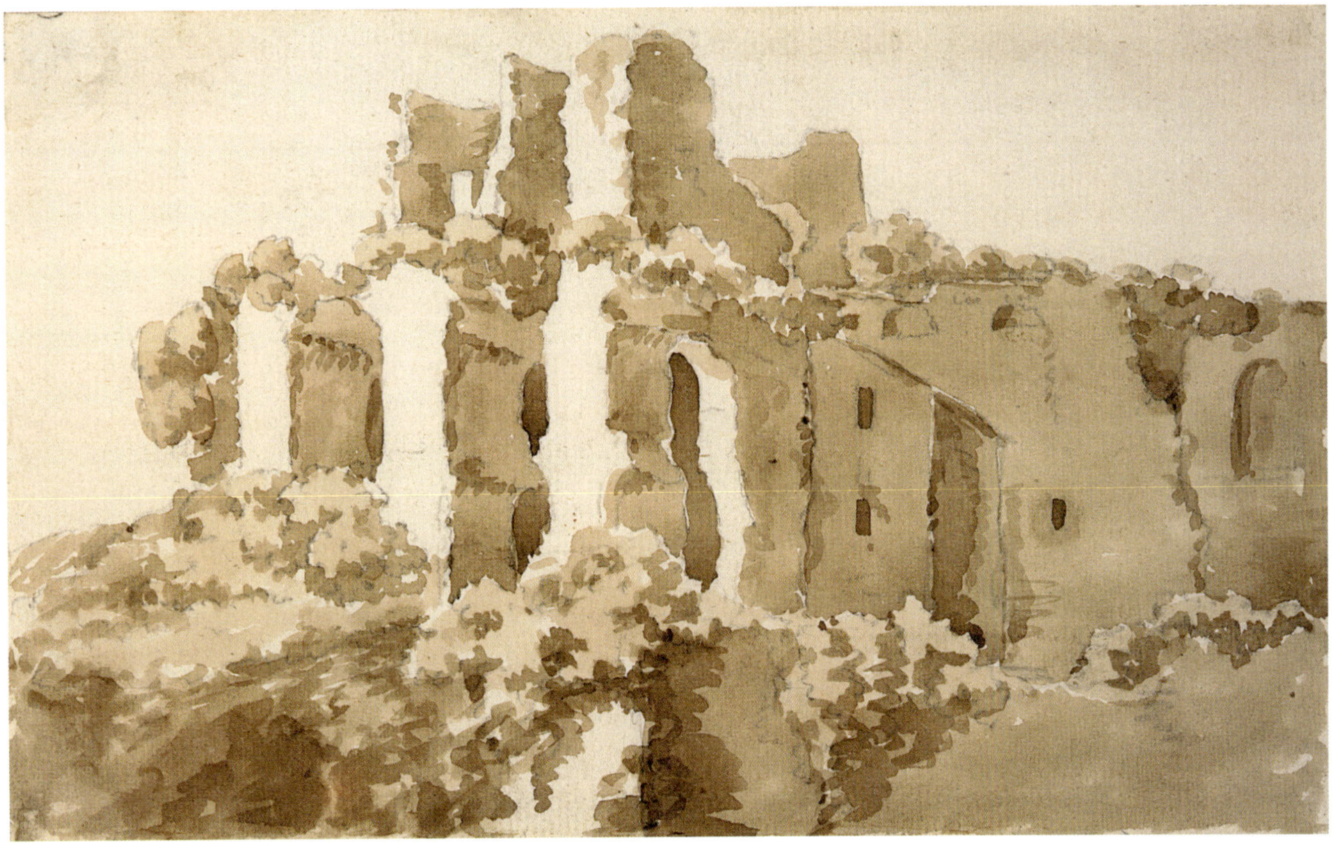

Goethe: Palatin, 1787
Goethe hat die zerfallende antike Architektur gezeichnet, die, von Büschen und Bäumen überwuchert, von der Natur zurückerobert wird. Das schöne Sepiablatt ist keine archäologische Bestandsaufnahme, sondern der nah herangeholte Ausschnitt eines zeitlosen malerischen Motivs. Struktur und Wirkung entstehen ganz aus dem Kontrast von Licht und Schatten.

Ruinen des Palatin
Der Palatin heute, aufgenommen von der gegenüberliegenden Böschung des Circus Maximus. Von dort hat ihn auch Goethe gezeichnet.

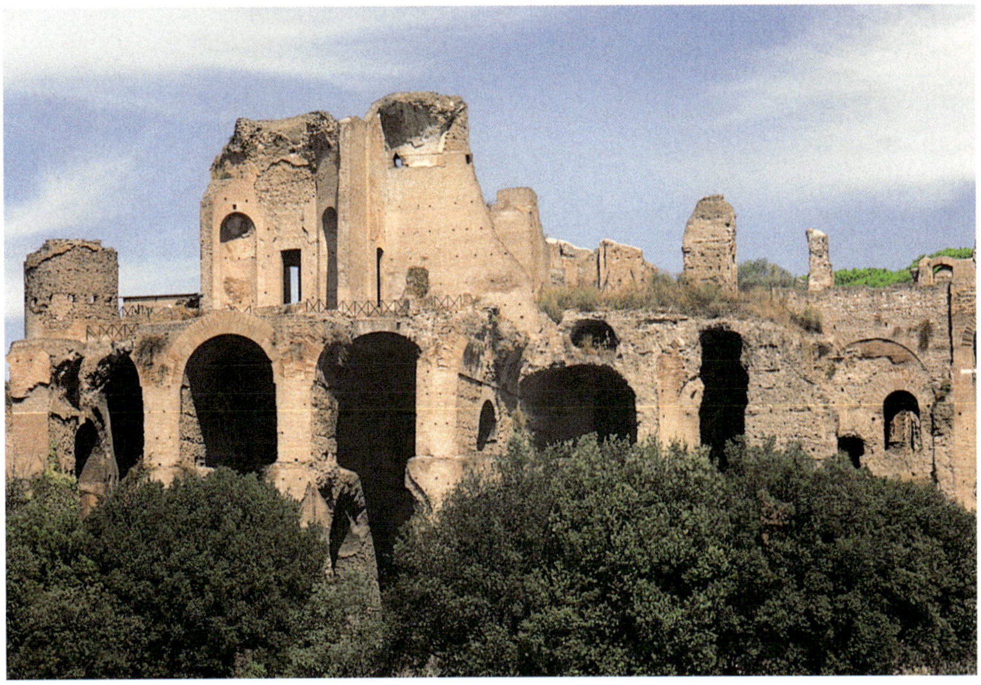

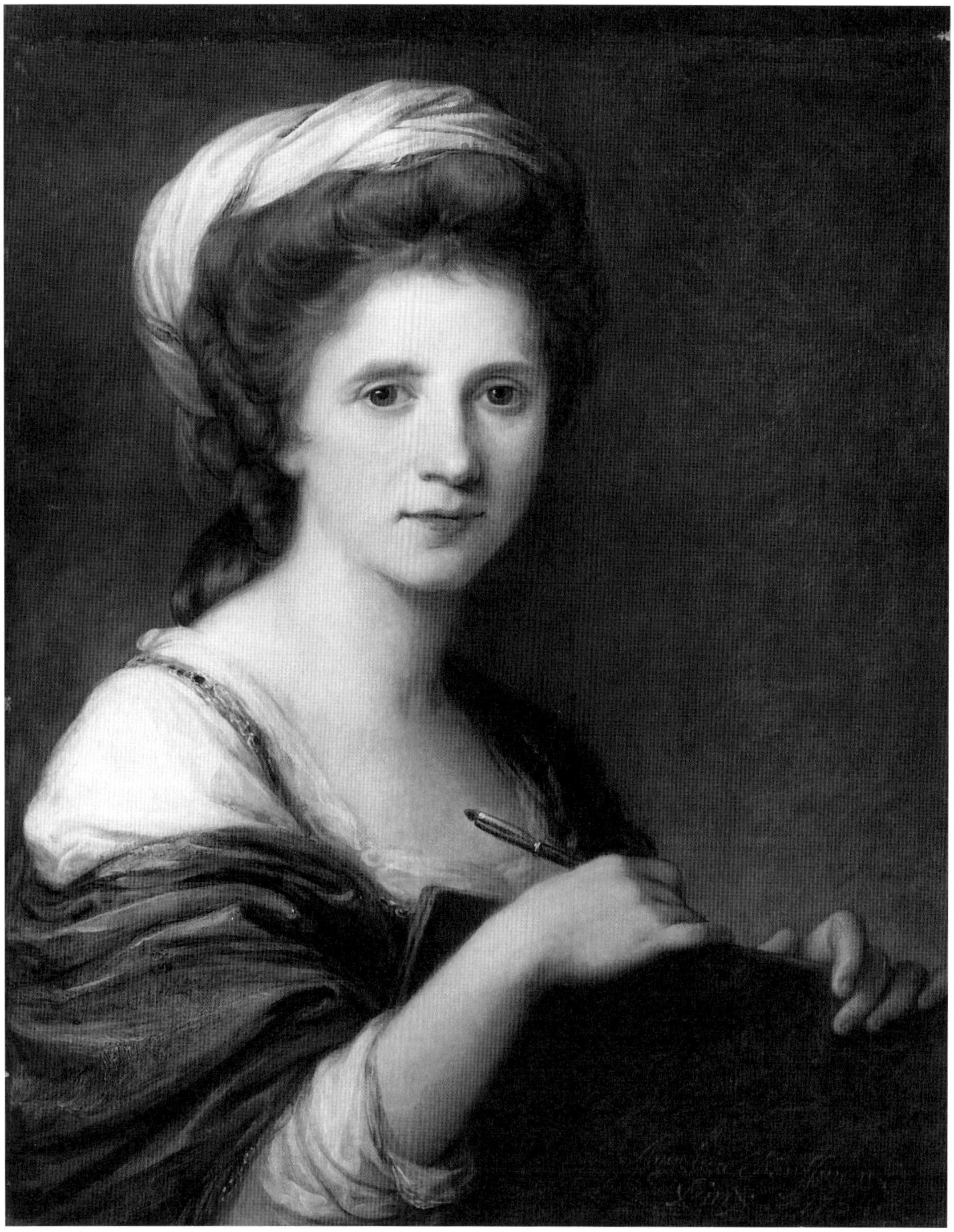

Angelika Kauffmann: ***Selbstbildnis mit Turban****, 1784*
»Madam Angelica«, wie die berühmte Porträtistin in der »Italienischen Reise« meist genannt wird, malte dieses Selbstbildnis zwei Jahre, bevor sie Goethe kennenlernte. Die Dreiundvierzigjährige hat sich als Zeichnerin in altersloser Jugendlichkeit dargestellt. Ihre Sensibilität und Professionalität haben Goethe stark beeindruckt: »Sie ist eine trefliche zarte, kluge, gute Frau, meine beste Bekanntschaft hier in Rom.«

bildet sich unglaublich, und meine Hand soll nicht ganz zurückbleiben.«[4] Obwohl er nun schon lange kein Anfänger mehr ist, nimmt er Rat und Hilfe seiner Künstlerfreunde immer noch offen und neugierig an, seine Lernbereitschaft scheint unbegrenzt. Alle motivieren ihn, sein »kleines Zeichentalentchen« auszubilden,wie er es – aus dem Altersrückblick untertreibend – gerne nennt.

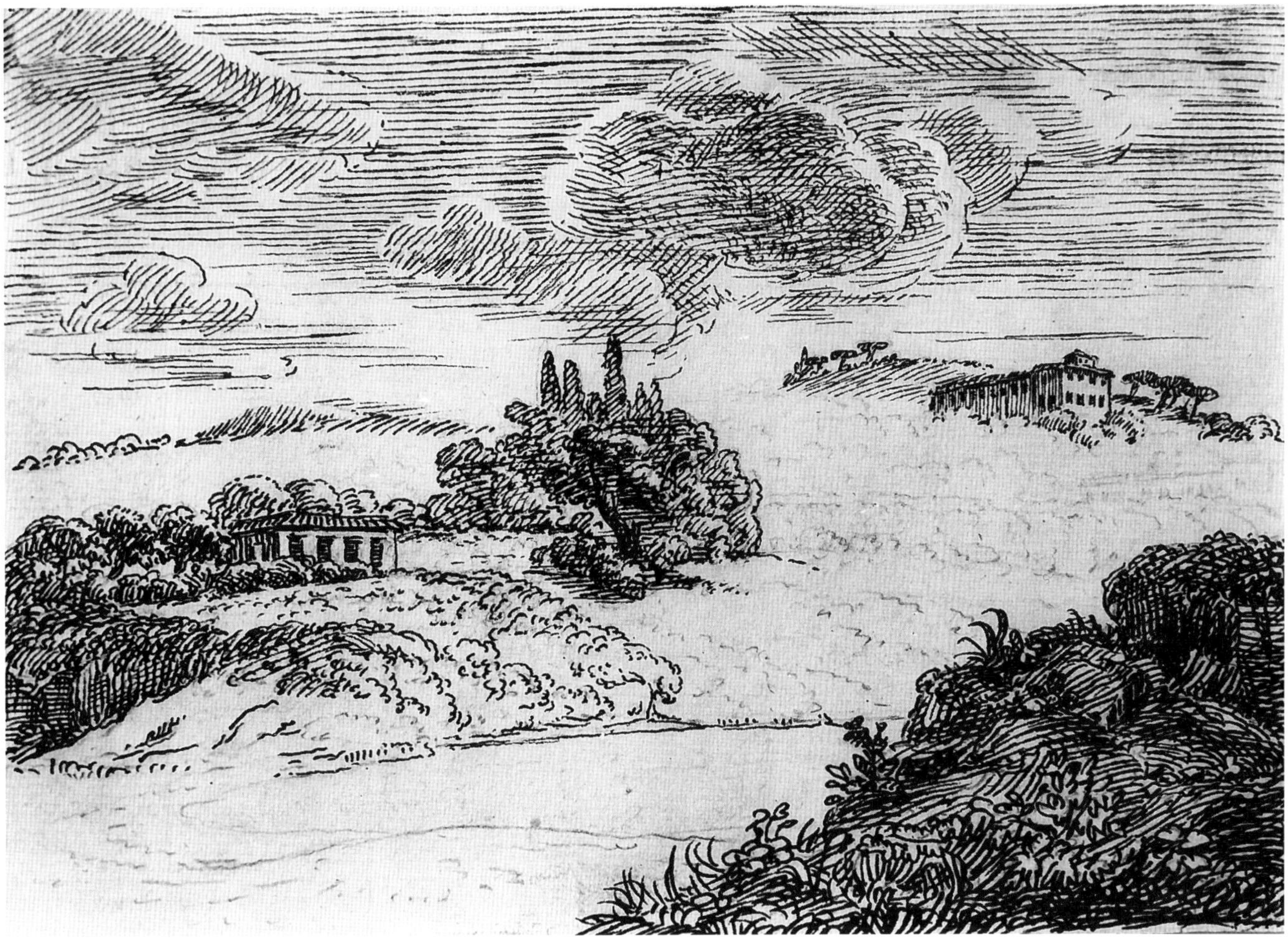

Goethe: Villengebäude in Frascati, 1787
Goethe hat die Lage der Villen in den Hügeln um Frascati mit kräftigen Sepia-Schraffuren herausgearbeitet. Der Zusammenklang der vielfältigen horizontalen und vertikalen Linien erschien ihm wie eine »stumme Musik«.

Seine »kleine Haushaltung« am Corso ist gegen Ende des zweiten römischen Aufenthalts etwas aufwendiger geworden: er leistet sich eine Dienstmagd und einen »Butler«, einen ehemaligen Jesuiten, der bei Tisch aufwartet und die Kleider in Ordnung hält. In einer der herrlichen Vollmondnächte im Juli veranstaltet er am Corso sogar ein großes Sommerfest mit Musik und »Erfrischungen«. Eingeladen waren unter anderen die Malerin Angelika Kauffmann mit ihrem Mann, Hofrat Reiffenstein und der Kunsthändler Thomas Jenkins, alles Leute, deren Gastfreundschaft Goethe häufig genossen hatte und bei denen er sich einmal »revanchieren« wollte. Unter den offenen Fenstern versammelte sich nach und nach das ganze Viertel, und von nun an galt Goethe als »reicher Mylordo«.

Bilanz und Selbstkritik

»Welch ein Jahr«, notiert Goethe Anfang September in Rom, als sich der Tag seiner Abreise aus Karlsbad zum ersten Mal jährt. Und bevor er, wie die meisten wohlhabenden Römer, in die »Villeggiatura«, die Sommerfrische der kühlen Albaner Berge aufbricht, wo er den ganzen Herbst über ausschließlich Landschaften zeichnen will, summiert er gewissenhaft Erfolge und Defizite seiner bishe-

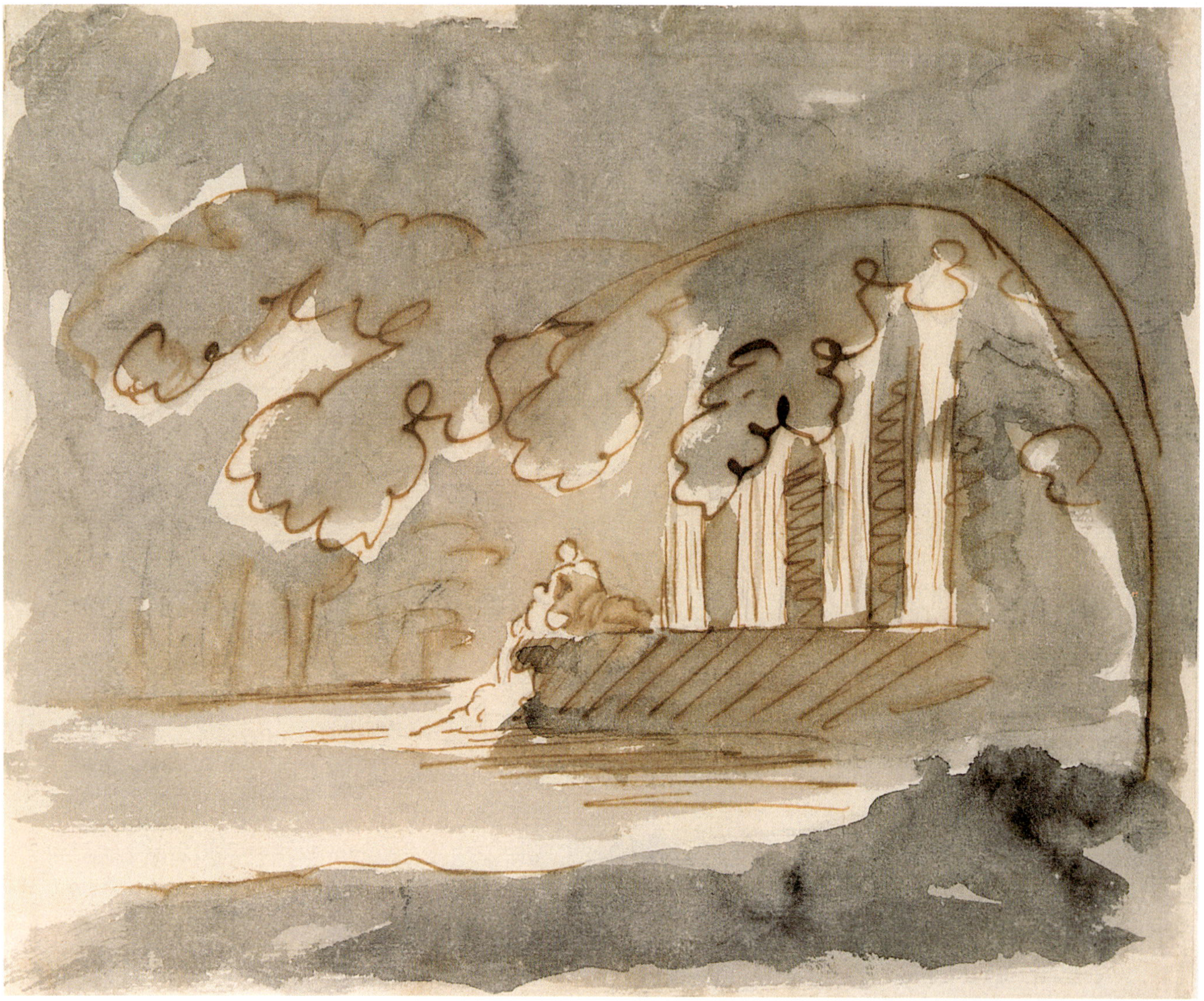

Goethe: Aesculap-Tempel, 1787
Der Aesculap-Tempel im Borghese-Park ist eines der wenigen Mondlichtmotive aus der römischen Stadtlandschaft. Mit schwungvollen Linien, Schraffuren und großzügiger Laviertechnik gibt Goethe die Atmosphäre einer sommerlichen Vollmondnacht wieder. Der Vergleich mit den einige Monate zuvor entstandenen, penibel kolorierten Blättern aus dem Borghese-Park macht deutlich, wieviel freier er als Zeichner geworden ist.

Aesculap-Tempel im Borghese-Park
Der kleine, pavillonartige Aesculap-Tempel war erst 1787 an dem künstlichen See errichtet worden – im Zuge der Umgestaltung des barocken Parks in einen englischen Garten.

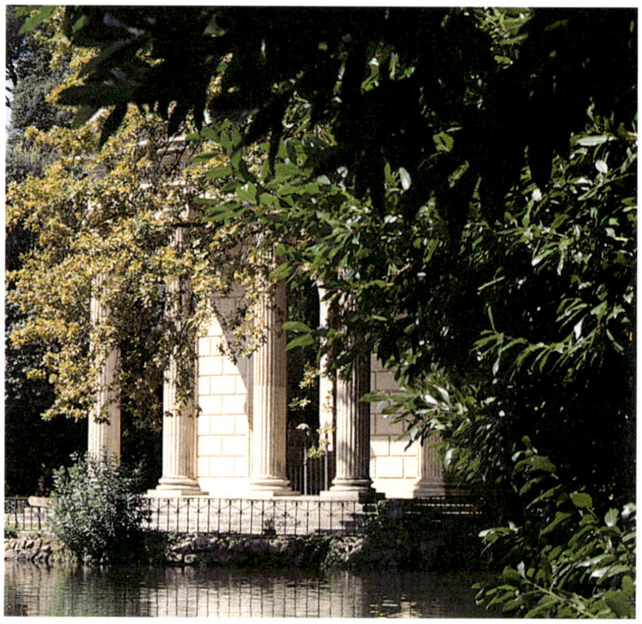

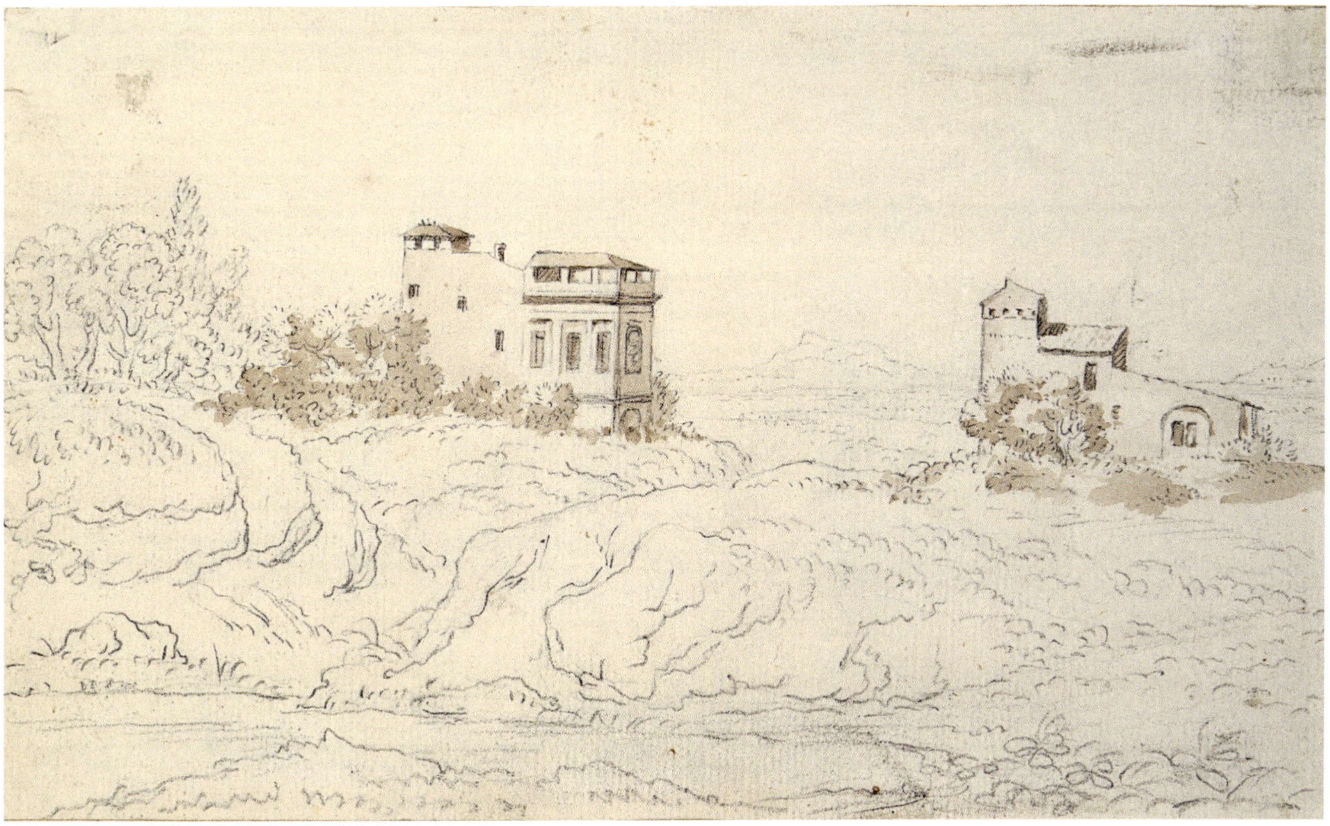

Goethe: Landhäuser in Hügellandschaft, 1788
Die Landschaft um Frascati war für Goethe einer »der schönsten Plätze des Erdbodens«. Die beiden Landhäuser hebt er mit leichter Bister-Lavierung heraus und beläßt die Umgebung in notizenhafter Andeutung. Gerade das Unfertige gibt solchen Blättern aus der »Villeggiatura« ihren besonderen Reiz.

rigen Studien. An sich selbst beobachtet er eine zunehmende professionelle Ernsthaftigkeit beim Zeichnen, ein geradezu deutsches Arbeits-Ethos, das er auch von seinen oft allzu bequemen Künstlerfreunden fordert. Für sein Kunstverständnis glaubt er endlich den »Kapitalschlüssel« gefunden zu haben: die großen Künstler der Antike und der Renaissance nämlich hätten ihre bedeutendsten Werke aus einer genauen Natur-Erfahrung, aus ihrem Blick in die innerste Werkstatt der Natur gewonnen: »Diese hohen Kunstwerke sind zugleich als die höchsten Naturwerke von Menschen nach wahren und natürlichen Gesetzen hervorgebracht worden. Alles Willkür-

Villa Grazioli bei Frascati
Der Reiz der Villen um Frascati liegt in der gebauten und gewachsenen Einheit von Architektur, Garten und Landschaft. Die Ende des 16. Jahrhunderts entstandene Villa Grazioli, auf einer großen Terrasse gelegen, umgeben von einem Olivenhain, verkörpert den ländlichen Villen-Typ, der gleichzeitig das Aussehen eines Palazzo hat.

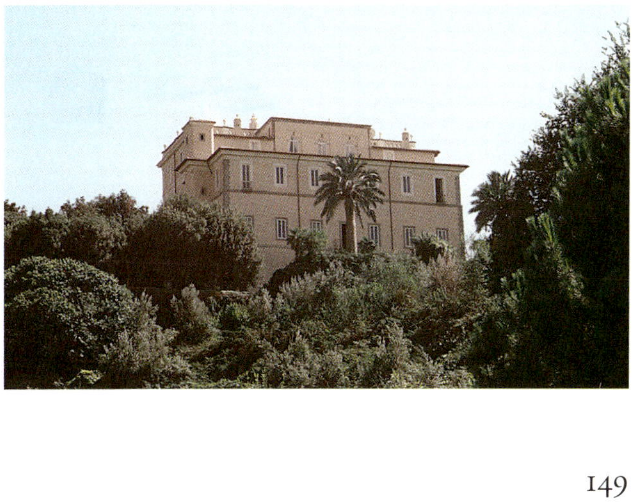

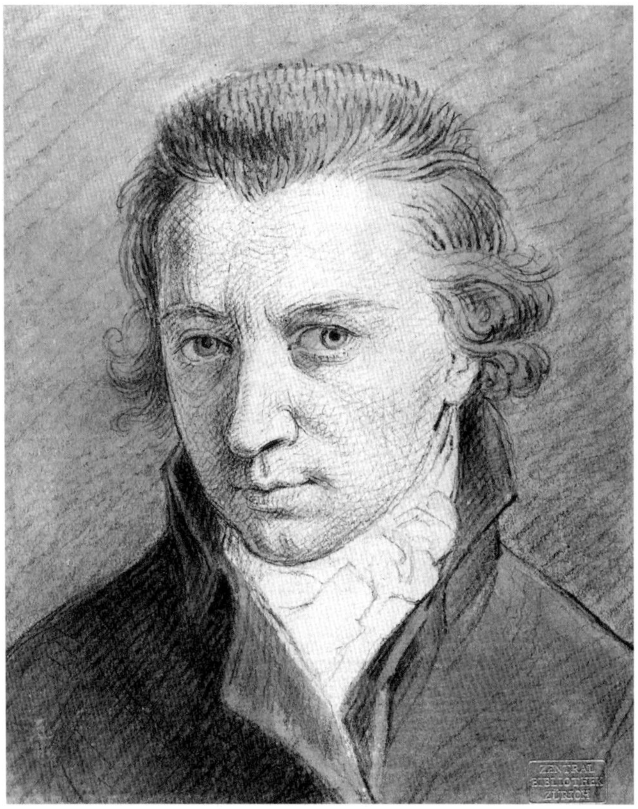

Johann Heinrich Meyer: Selbstporträt, frühe 1780er Jahre
Kennengelernt hatten sich Goethe und Meyer, der Schweizer Kunsthistoriker und Maler, schon im Dezember 1786. Aber erst beim »Zweiten Römischen Aufenthalt« wurde ihre Beziehung enger. Später in Weimar verwandelte sie sich in eine lebenslange, fast symbiotische Arbeitsfreundschaft.

liche, Eingebildete fällt zusammen, da ist die Nothwendigkeit, da ist Gott.«[5] Wie Goethe in Italien auf der Suche nach der »Urpflanze« war, dem anschaulichen Exemplar aller Pflanzenentwicklung, so suchte er auch als Zeichner nach dem »Urbild« der Landschaft. Wenn er später über Lorrains Bilder schreibt: »Im Claude Lorrain erklärt sich die Natur für ewig«[6], dann meint er damit dessen Verfahren, aus genauer Naturbeobachtung Ideallandschaften zu komponieren. Dazu gehörte das geduldige Studienmachen vor dem Motiv, das Sammeln unzähliger »Natur-Konserven«, aus denen später im Atelier in einem langen Umschmelzungsprozeß die Bilder entstanden. Diese Arbeitsweise, die mehr der Malerei als dem Zeichnen entsprach, konnte Goethe nur unter Schwierigkeiten mit seinem eigenen Naturerleben und seiner Kreativität in Einklang bringen. Goethe war und blieb ein Zeichner des »ersten Anlaufs«: eine Zeichnung entstand schnell, wurde in einem einzigen Schaffensakt begonnen und abgeschlossen, »im Fluge geschossen«, wie er das treffend nennt. Sie war also nicht Teil eines längeren Werkprozesses, sondern gleich das endgültige Ergebnis einer kurzen, schöpferischen Begegnung von Zeichner und Landschaft. Klarsichtig und schonungslos wie sonst nirgends hat er seine Produktionsweise im »Zweiten Römischen Aufenthalt« analysiert. Dabei mischen sich die beiden »Stimmen« Goethes, die des erlebenden Ich von 1787 und die des selbstkritischen achtzigjährigen Erzählers: »Ich habe recht diese Zeit her zwei meiner Capitalfehler, die mich mein ganzes Leben verfolgt und gepeinigt haben, entdecken können. Einer ist, daß ich nie das Handwerk einer Sache, die ich treiben wollte oder sollte, lernen mochte. Daher ist gekommen, daß ich mit so viel natürlicher Anlage so wenig gemacht und gethan habe. Entweder es war durch die Kraft des Geistes gezwungen, gelang oder mißlang, wie Glück und Zufall es wollten, oder wenn ich eine Sache gut und mit Überlegung machen wollte, war ich furchtsam und konnte nicht fertig werden.«[7] Der zweite Fehler, so Goethe weiter, seien Schnelligkeit und Ungeduld, die ihm »eine schrittweise Ausführung nojos und unerträglich«[8] machten.

Wenn er nüchtern und objektiv mit dem festen Formelschatz der klassischen Landschaftsmalerei arbeiten, seine Spontaneität zurückdrängen sollte, fühlte er sich verunsichert, beklagte seine mangelnde Technik und kam trotz aller, bis zu Migräne und Schwindel führenden Anstrengung nicht so voran, wie er sich das vorgenom-

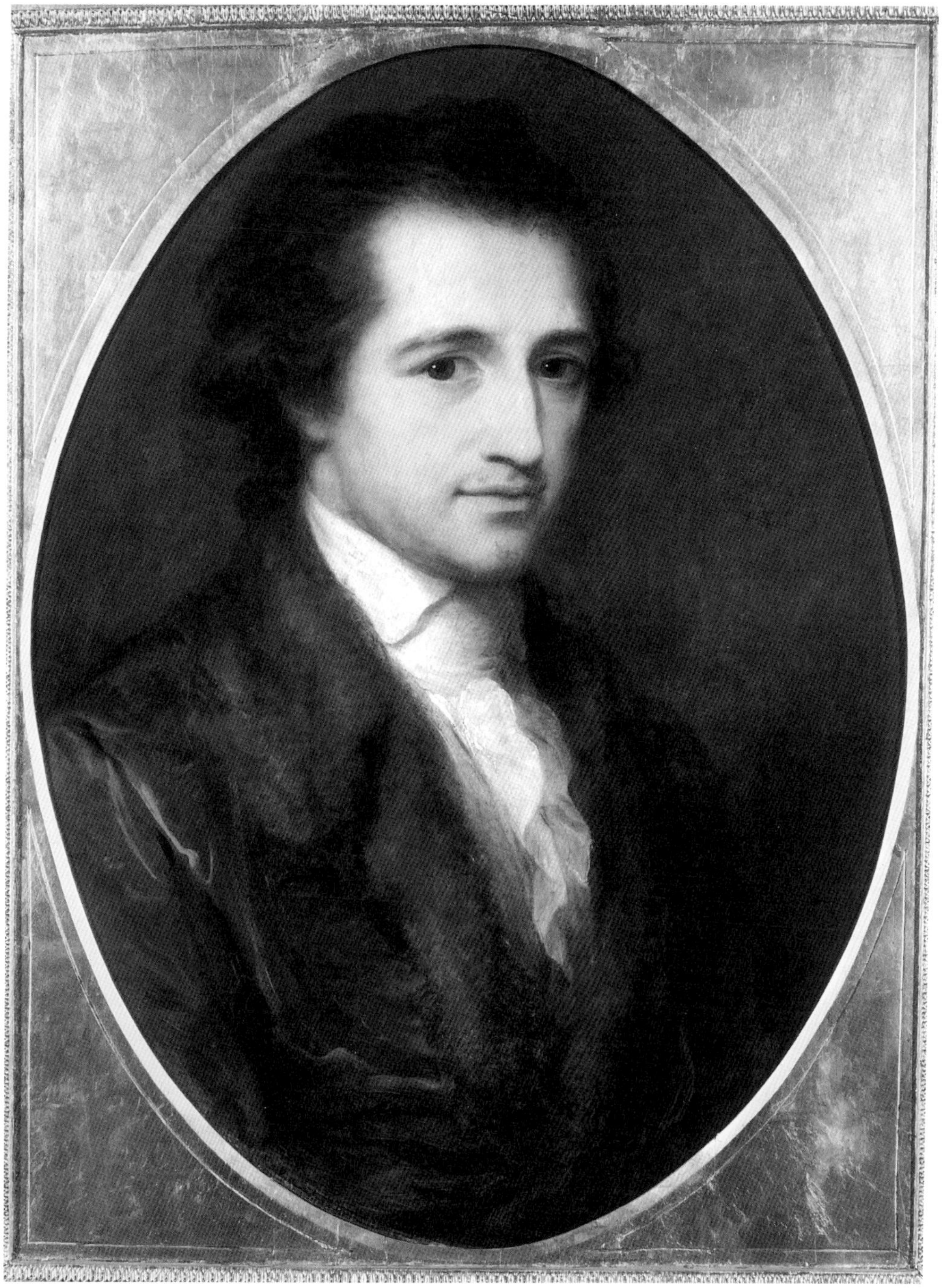

Angelika Kauffmann: J. W. von Goethe, 1787
Scheu und kaum merklich lächelnd, blickt Goethe aus Angelika Kauffmanns römischem Porträt, das der Malerin zu einem versteckten Selbstbildnis geraten ist: ein reines Freundschaftsbild, in dessen Liebenswürdigkeit sich Goethe, im Gegensatz zu Tischbeins Campagna-Porträt, allerdings nicht wiedererkennen mochte: »Es ist immer ein hübscher Bursche, aber keine Spur von mir.«

men hatte. Tatsächlich behielt er bis an sein Lebensende immer beide Zeichenweisen bei: die intuitive und die klassisch distanzierte, die ihm manchmal geradezu langweilig und unkreativ vorkommen mußte. Fast vierzig Jahre später klagte er Eckermann gegenüber, daß die Italien-Reise seine ursprüngliche »Zärtlichkeit« für die Landschaft zerstört habe.

»Villeggiatura« in den Albaner Bergen

Im September bricht Goethe aus dem »tiefen Rom« auf in die »heitern Gebirge«. Er ist – mit anderen Malern – wieder Gast in Reiffensteins Sommerwohnung in Frascati und fest entschlossen, seinem »eigentlichen Trieb« zu folgen: dem Landschaftszeichnen. Die Zeit

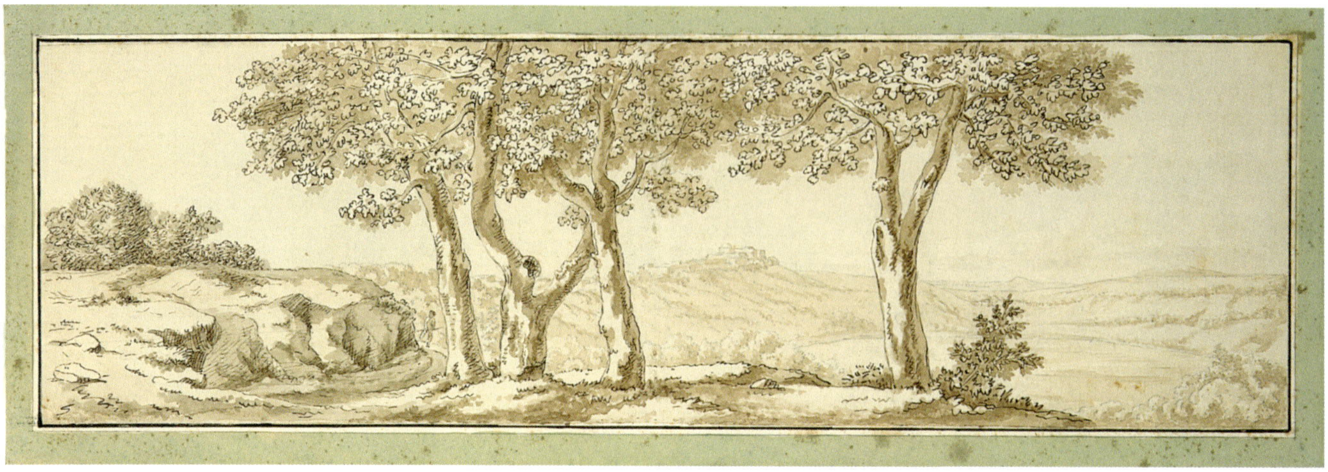

Goethe: Albanersee mit Castel Gandolfo, 1787
Eine von Goethes Herbstzeichnungen aus den Albaner Bergen im Panorama-Format zeigt die inzwischen erreichte Beherrschung des klassischen Formenkanons: die Bäume im Vordergrund mit dem kleinteilig wiedergegebenen Laubwerk rahmen den Durchblick auf das gegenüberliegende Ufer des Albanersees mit Castel Gandolfo.

Goethe: Garten- und Terrassentreppen, 1787 ▷
Das seltene Beispiel einer Vorzeichnung mit Farbproben und -notizen aus der »Villeggiatura« in den Albaner Bergen.

drängt, er weiß, daß er seine letzte große Anstrengung unternimmt, auch als Zeichner ein ernstzunehmender Künstler zu werden. Er gehe langsam, aber sicher vorwärts, als wenn es sein »Metier« werden solle, teilt er Knebel mit. Zum ersten Mal sieht er sich auf dem richtigen Weg zur Professionalität. Auch seine Malerfreunde scheinen ihn darin bestärkt zu haben: Angelika Kauffmann macht ihm »Hoffnungen«, was sein Landschaftszeichnen betrifft, Tischbein berichtet an Merck, Goethe sei ein »halber Maler« geworden. Der Ruf seiner italienischen Fortschritte drang natürlich auch nach Weimar. Charlotte von Stein sprach von »artigen Land-

Albanersee mit Castel Gandolfo
Castel Gandolfo, das bekannteste der »Castelli Romani«, war seit dem 17. Jahrhundert die Sommerresidenz der Päpste. Im Spätsommer herrschte, zu Goethes Zeit, in den vornehmen Landhäusern und Parks der Umgebung ein heiteres gesellschaftliches Leben.

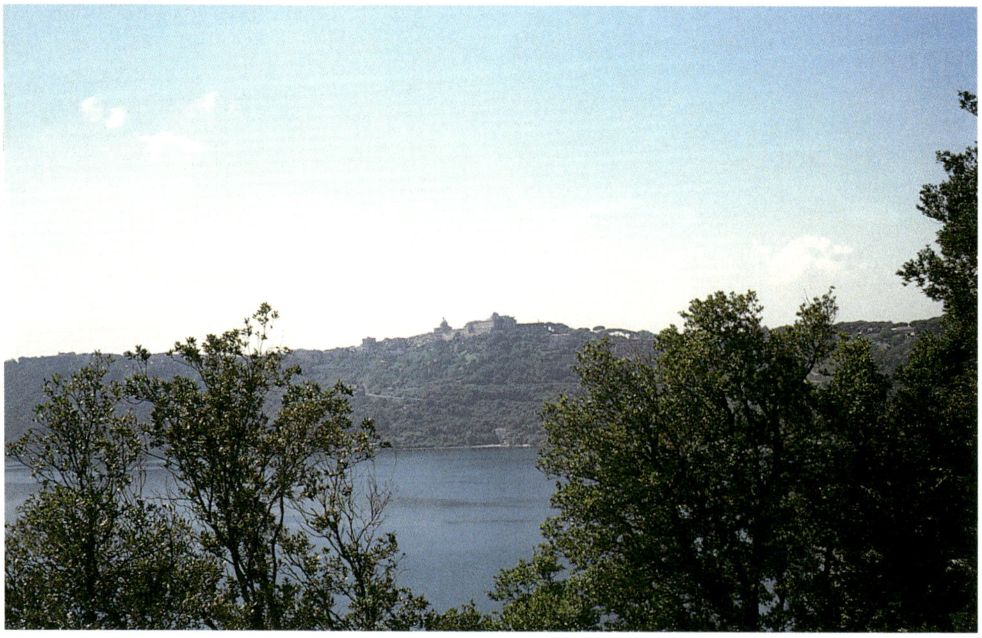

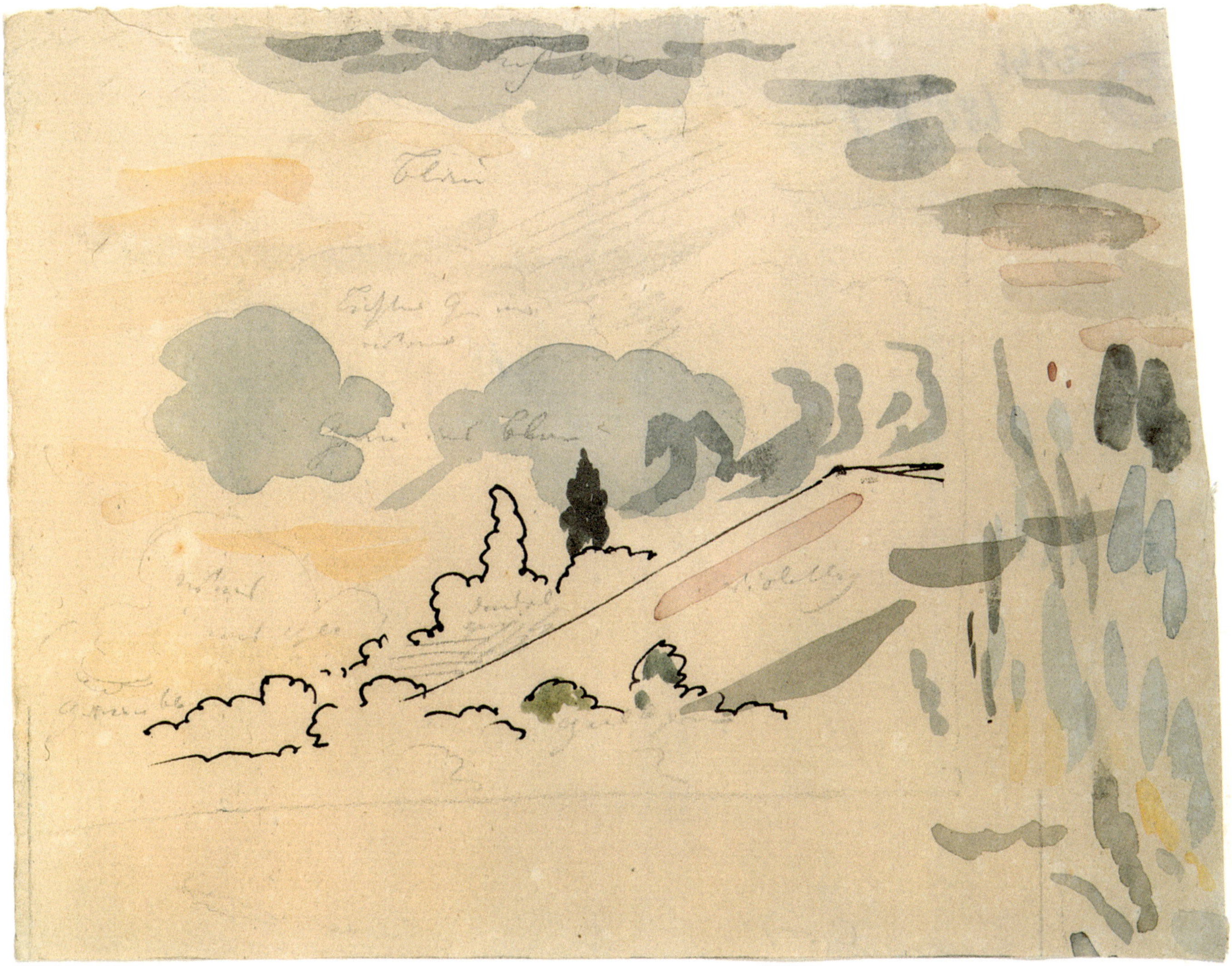

schaften«, die Goethe ihr geschickt habe; wenn er so weiter mache, solle er »seinen Geheimrat mit einem Platz in der Malerakademie von Neapel vertauschen«[9]. Und Friedrich Schiller, der Goethe noch nicht persönlich kannte, schrieb an Christian Gottfried Körner: »Er soll dort im Zeichnen große Schritte getan haben.«[10] Nicht ohne die ihm eigene leichte Bosheit drückte er aus, was sicher auch manch anderer in Weimar über Goethes lange Abwesenheit dachte: »Während er in Italien malt, müssen die Voigts und Schmidts für ihn wie die Lasttiere schwitzen.«[11]

»Amor als Landschaftsmahler«

Allein oder mit Georg Schütz aus dem gemeinsamen Quartier am Corso, wanderte Goethe durch die Hügel- und Parklandschaft, in der die prächtigen Villen des 16. Jahrhunderts liegen, manche ganz versteckt, viele aber weithin sichtbar, wie »Feenschlösser« aus den sanften Hängen herausschauend. In Frascati war Goethe glücklich. Hier konnte er ganze Tage draußen zeichnen. Abends versammelte man sich – wie im Jahr zuvor – um Reiffensteins Ahorntisch; dann wurden die Bleistiftzeichnungen mit der Feder nachgezogen, laviert oder aquarelliert, aufgeklebt und umrahmt. In

Amor als Landschaftsmahler.

Saß ich früh auf einer Felsenspitze,
Sah mit starren Augen in den Nebel;
Wie ein grau grundirtes Tuch gespannet
Deckt' er alles in die Breit' und Höhe.

Stellt' ein Knabe sich mir an die Seite,
Sagte: Lieber Freund, wie magst du starrend
Auf das leere Tuch gelassen schauen?
Hast du denn zum Mahlen und zum Bilden
Alle Lust auf ewig wohl verloren?

Sah ich an das Kind und dachte heimlich:
Will das Bübchen doch den Meister machen!

Willst du immer trüb' und müßig bleiben,
Sprach der Knabe, kann nichts Kluges werden:
Sieh, ich will dir gleich ein Bildchen mahlen,
Dich ein hübsches Bildchen mahlen lehren.

Und er richtete den Zeigefinger,
Der so röthlich war wie eine Rose,
Nach dem weiten ausgespannten Teppich,
Fing mit seinem Finger an zu zeichnen:

Oben mahlt' er eine schöne Sonne,
Die mir in die Augen mächtig glänzte,
Und den Saum der Wolken macht' er golden,
Ließ die Strahlen durch die Wolken dringen;
Mahlte dann die zarten leichten Wipfel
Frisch erquickter Bäume, zog die Hügel,
Einen nach dem andern, frei dahinter;
Unten ließ er's nicht an Wasser fehlen,
Zeichnete den Fluß so ganz natürlich,
Daß er schien im Sonnenstrahl zu glitzern,
Daß er schien am hohen Rand zu rauschen.

Ach, da standen Blumen an dem Flusse,
Und da waren Farben auf der Wiese,
Gold und Schmelz und Purpur und ein Grünes,
Alles wie Smaragd und wie Karfunkel!

Hell und rein lasirt' er drauf den Himmel
Und die blauen Berge fern und ferner,
Daß ich ganz entzückt und neu geboren
Bald den Mahler, bald das Bild beschaute.

Hab' ich doch, so sagt' er, dir bewiesen,
Daß ich dieses Handwerk gut verstehe;
Doch es ist das Schwerste noch zurücke.

Zeichnete darnach mit spitzem Finger
Und mit großer Sorgfalt an dem Wäldchen,
G'rad an's Ende, wo die Sonne kräftig
Von dem hellen Boden widerglänzte,
Zeichnete das allerliebste Mädchen,
Wohlgebildet, zierlich angekleidet,
Frische Wangen unter braunen Haaren,
Und die Wangen waren von der Farbe,
Wie das Fingerchen, das sie gebildet.

O du Knabe! rief ich, welch ein Meister
Hat in seine Schule dich genommen,
Daß du so geschwind und so natürlich
Alles klug beginnst und gut vollendest?

Da ich noch so rede, sieh, da rühret
Sich ein Windchen, und bewegt die Gipfel,
Kräuselt alle Wellen auf dem Flusse,
Füllt den Schleier des vollkommnen Mädchens,
Und was mich Erstaunten mehr erstaunte,
Fängt das Mädchen an den Fuß zu rühren,
Geht zu kommen, nähert sich dem Orte,
Wo ich mit dem losen Lehrer sitze.

Da nun alles, alles sich bewegte,
Bäume, Fluß und Blumen und der Schleier
Und der zarte Fuß der Allerschönsten;
Glaubt ihr wohl, ich sei auf meinem Felsen,
Wie ein Felsen, still und fest geblieben?

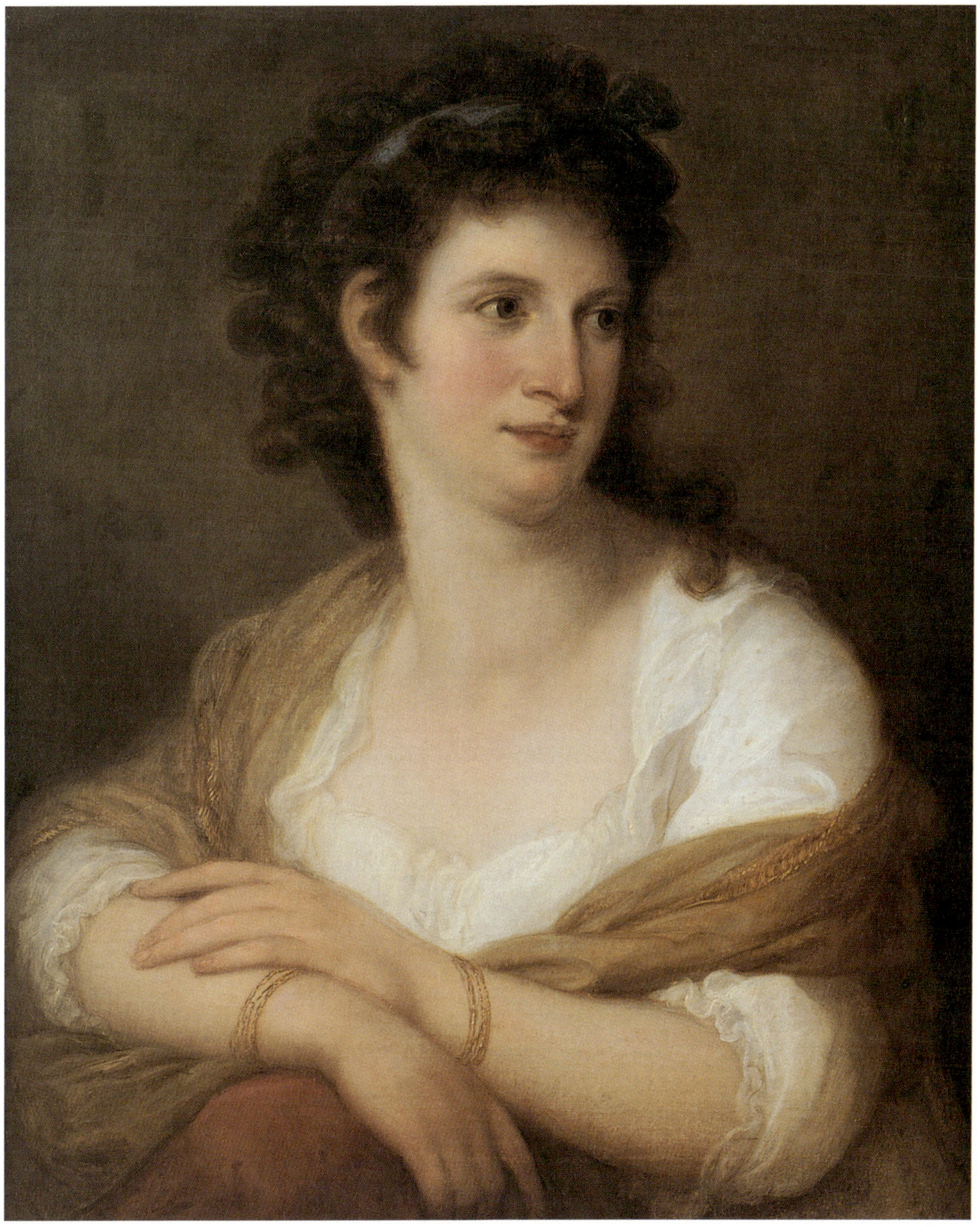

Angelika Kauffmann:
Bildnis der Maddalena Riggi, 1795
Der Name der »schönen Mailänderin« wird in der »Italienischen Reise« nirgends genannt. Wir kennen ihn nur aus einem späteren Brief Angelika Kauffmanns an Goethe nach Weimar. Die junge Frau hieß Maddalena Riggi und war Schauspielerin.

den Vollmondnächten ging man in den Villen-Gärten spazieren und versuchte, im silbrigen Dämmerlicht »die frappantesten Motive« nachzuzeichnen. Goethe braucht die zeichenwürdigen Sujets nun nicht mehr mühsam zu suchen, sie umgeben ihn von allen Seiten: »In diesen Gegenden muß man zum Künstler werden, so dringt sich alles auf, man wird voller und voller gezwungen etwas zu machen.«[12] Wieder einmal ergreift ihn das »Zeichenfieber«, aber diesmal wird seine Euphorie durch ein Gefühl von Krankheit und Krise verdunkelt, das seinen italienischen Selbstheilungsprozeß immer wieder stört: »Ich mag nun von gar nichts mehr wissen als etwas hervorzubringen und meinen Sinn recht zu üben. Ich liege an dieser Krankheit von Jugend auf krank, und gebe Gott, daß sie sich einmal auflöse.«[13]

Ab Anfang Oktober genießt er für drei Wochen eine »förmliche Villeggiatur«. Er ist Gast in der Villa »Delizia Carolina« in Castel Gandolfo am Albanersee bei dem wohlhabenden englischen Kunsthändler Thomas Jenkins. Auch Angelika Kauffmann wohnt in der Nähe. Es ist eine muntere Gesellschaft, die sich dort zu gemeinsamen Mahlzeiten, Spaziergängen, Gesprächen und Spielen zusammengefunden hat. Man lebt, »wie man in Bädern lebt«. Schon frühmorgens geht Goethe zum Zeichnen hinaus, zu einer Zeit also, die er sich bisher streng für das Schreiben reserviert hatte. Wie gerufen läuft ihm in diesen Tagen bei Jenkins eine schöne und junge Mailänderin über den Weg, in die er sich »blitzschnell und eindringlich genug« verliebt. Im Medium der Liebe verändert sich – wie schon in Weimar – auch seine Wahrnehmung der Landschaft: »... es ging vor meinen Augen etwas anderes vor als das Landschaftlich-Mahlerische; es hatte sich ein Ton über die Gegend gezogen, der weder dem Untergang der Sonne noch den Lüften des Abends allein zuzuschreiben war. Die glühende Beleuchtung der hohen Stellen, die kühlende blaue Beschattung der Tiefe schien herrlicher als jemals in Öl oder Aquarell ...«[14] Als Goethe schließlich erfahren muß, daß seine »so lieb gewonnene« neue Bekanntschaft bereits verlobt ist, wandert er am nächsten Morgen, das Portefeuille unter dem Arm, hinaus in die Landschaft und macht wieder einmal die Erfahrung, daß das Zeichnen ihm zum Heilmittel wird und daß er durch den leisen Schmerz die Natur besser, schärfer, ja körperlicher sieht als vorher.

Warum erzählt uns Goethe in der »Italienischen Reise« diese Geschichte, die er zu einer regelrechten Liebesromanze ausgesponnen hat? Er wollte nachdrücklich auf den Zusammenhang von Liebe, Schmerz und schöpferischem Impuls verweisen, der für sein Zeichnen und Schreiben so wichtig war. Also blieb er an einem windigen Tag in seinem Zimmer und schrieb das Gedicht »Amor als Landschaftsmahler« – eine erotisch-ironische Idylle über das Lehrer-Schüler-Verhältnis, in dem diesmal nicht Hackert, sondern der knabenhafte Gott der Liebe den Zeichenlehrer spielt. Der kleine Amor lehrt ihn sehen und zaubert ihm mit dem Finger eine Lorrainsche Landschaft vor Augen, gemalt ganz nach den Anweisungen von Hackert: eine Überschau-Landschaft im Gegenlicht, von hinten nach vorn gearbeitet, mit lasierter blauer Ferne. Zum Schluß plaziert Amor noch mit »spitzem Finger« als Vordergrund-Staffage eine hübsche Mädchenfigur in das Bild. Als alles fertig ist, erhebt sich ein leichter Wind, bewegt die gemalten Bäume, das Mädchen kommt auf den Zeichner zu – das ganze Bild beginnt zu leben. Erst der liebevolle Blick des Malers, so die Botschaft dieser Zeichenstunde, beseelt die Natur und das Kunstwerk.

Abschied vom Maler-Traum und Wiedergeburt als Künstler

Ende Oktober kehrt Goethe nach Rom zurück. Aus dem großen Studio zieht er wieder in sein kleines Zimmer, weil Tischbein sich aus Neapel angesagt hat, dann allerdings doch erst im Frühjahr des nächsten Jahres erscheint. Besonders eng schließt er sich jetzt an Heinrich Meyer an, den Schweizer Maler und Kunstschriftsteller, der – glaubt man Goethes Bericht in der »Italienischen Reise« – plötzlich sein wichtigster Kunst- und Zeichenlehrer wird: »Er hat mir zuerst die Augen über das Detail, über die Eigenschaften der einzelnen Formen aufgeschlossen, hat mich in das eigentliche M a c h e n initiirt.«[15] An Meyer, den er später nach Weimar holte, imponierten ihm der Fleiß und die Strenge. Diese Eigenschaften schätzte er auch an »Madam Angelica«, so pflegte er die berühmte Porträtistin und Historienmalerin Angelika Kauffmann zu nennen, in deren Salon er einen Abend pro Woche verbrachte und die ihn jeden Sonntag zum Essen mit anschließender Spazierfahrt zu einer der großen römischen Kunstsammlungen einlud. Als Landschaftszeichner konnte Goethe allerdings weder von Angelika Kauffmann noch von Heinrich Meyer wirklich profitieren. Die Malerin war vor allem Porträtistin und Meyer, im Vergleich mit Hackert und Kniep, ein eher schwacher Landschafter.

Mitte Dezember macht Goethe, bei fast spätsommerlichem Wetter, seinen letzten Ausflug in die Albaner Berge, steigt auf den Monte Cavo, besucht Albano, Castel Gandolfo, Ariccia und zeichnet mit Fritz Bury. Er nimmt Abschied von einer Landschaft, die ihn von seiner ersten Begegnung an als Zeichner »elektrisiert« hat: »Alles ist vulkanisch und die Gegend die manigfaltigste die ich kenne ... Es ist eine Welt für den Landschaftsmahler.«[16]

Das Jahr 1787 geht zu Ende. Fast schmerzhaft wird ihm bewußt, daß ihm nicht mehr viel Zeit bleibt, die hier in Rom »doppelt und dreyfach zu eilen scheint«. Wenn Goethe am Ende seiner römischen Tage seine Fortschritte im Landschaftszeichnen überblickt, wenn er sich mit den Künstlern seiner Umgebung vergleicht, kann er selbstbewußt feststellen: »... wie es andre treiben, seh' ich auch, finde manchen auf dem guten Pfade, keinen mit großen Schritten.«[17] Wie einer, der das gelobte Land der Kunst vor sich liegen sieht, ihre »Weiten und Fernen« erkennt, einen Begriff von der »Würde der Landschaftsmalerei« gewonnen hat, sozusagen an der Schwelle steht, aber selbst nicht mehr hin-

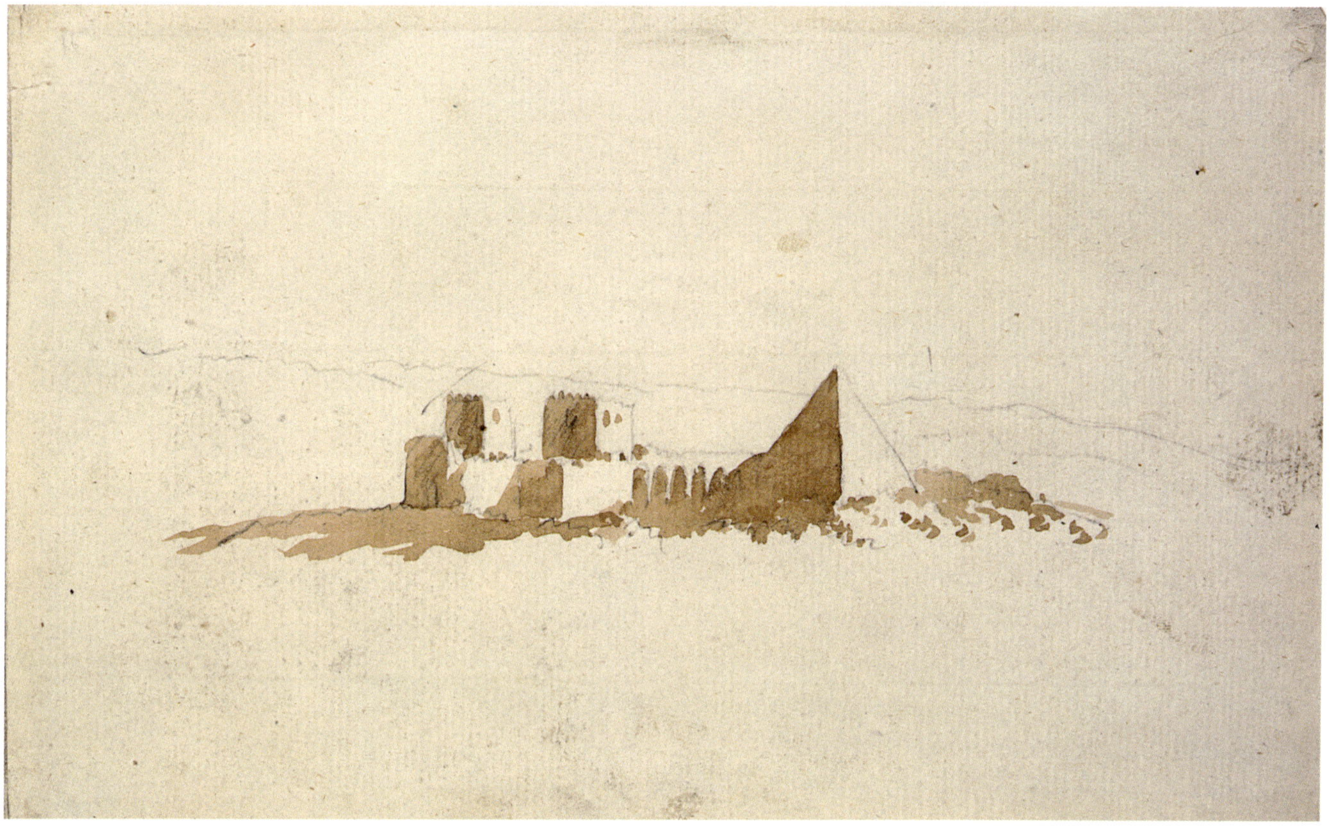

Goethe: Cestius-Pyramide, 1787
Die Fernansicht, wahrscheinlich vom Monte Testaccio aus gezeichnet, stimmt weitgehend mit der realen topographischen Situation überein. Sie erfaßt in kontrastreicher Vereinfachung das gesamte Ensemble: die Pyramide, ein Stück der Aurelianischen Mauer und die Türme der Porta San Paolo. Im Hintergrund sind die Colli Albani angedeutet.

kommt, erlebt Goethe das Gefühl des »zu spät«, das ihn schon ein paarmal auf der Reise angeweht hatte: »Ich halte mich immer ernsthafter an die Kunst, mit der ich zeitlebens nur gespielt habe, und fühle erst was Gelegenheit und Unterricht einem eingebohrnen Talente, einer dringenden Neigung aufhelfen. Es versteht sich daß ich bey meinen Jahren in der Ausführung zurückbleiben muß, in ächter, bestimmter Kenntniß will ich wenigstens so weit vorwärts als möglich.«[18] Mit seinem Abschied vom Malertraum, dem undramatischen Verzicht auf professionelle Perfektion, gewinnt Goethe zugleich ein neues Selbstbewußtsein als Künstler, findet er zu einer geistigen Haltung, einer Lebensform, die alle Künste umfaßt: die eigene Aktivität, also Schreiben und Zeichnen, die nicht als Gegensätze, sondern als sich wechselseitig steigernde Möglichkeiten empfunden werden, dazu die Fähigkeit, Kunst richtig zu sehen und zu beurteilen und nicht zuletzt die »größte aller Künste«, die Lebenskunst. So kann er – kurz vor seinem Abschied aus Rom – an den Herzog schreiben: »Ich darf wohl sagen: ich habe mich in dieser anderthalbjährigen Einsamkeit selbst wiedergefunden; aber als was? – Als Künstler!«[19] Und deshalb beschwört er Carl August immer wieder, ihn bei der Rückkehr nur »Künstler« sein zu lassen, ihn von Verwaltungsaufgaben, dem täglichen bürokratischen Kleinkram zu entlasten: »Nehmen Sie mich als Gast auf, laßen Sie mich an Ihrer Seite das ganze Maas meiner Existenz ausfüllen und des Lebens genießen …«[20] Dieses neue, freie Künstlerbewußtsein ist das Ergebnis seines langen italienischen Selbstfindungsprozesses: »… so bin ich wenigstens ganzer geworden als ich war«, schreibt er an Charlotte von Stein, »wenn ich auch schon wieder einen großen Teil in Rom zurück lassen muß.«[21]

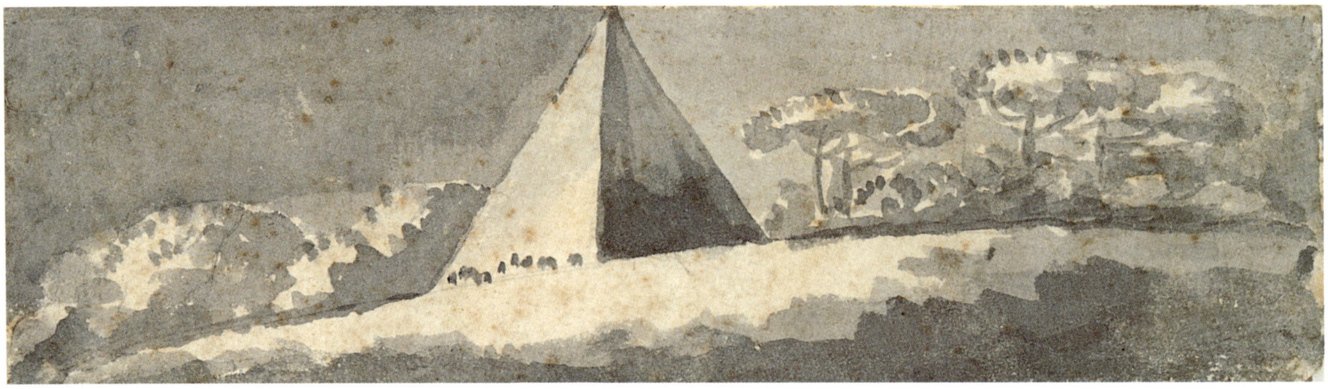

Von der Topographie zur Ideallandschaft: Die Zeichnungen der Cestius-Pyramide

Nirgends hat Goethe seine Abschiedsstimmung – eine Mischung aus Mondschein-Faszination, Trauer und Todessehnsucht – so eindrucksvoll in Bilder verwandelt wie auf seinen Zeichnungen der Cestius-Pyramide, von denen allein drei in den letzten römischen Monaten entstanden sind.

Warum hat ihn die Pyramide des Cestius nachhaltiger beschäftigt als die meisten anderen antiken Bauwerke der Stadt? Sie war fast vollständig erhalten, was Goethe, der Ruinen nicht schätzte, für sie einnahm. Seit ihrer Freilegung Mitte des 17. Jahrhunderts gehörte sie zu den

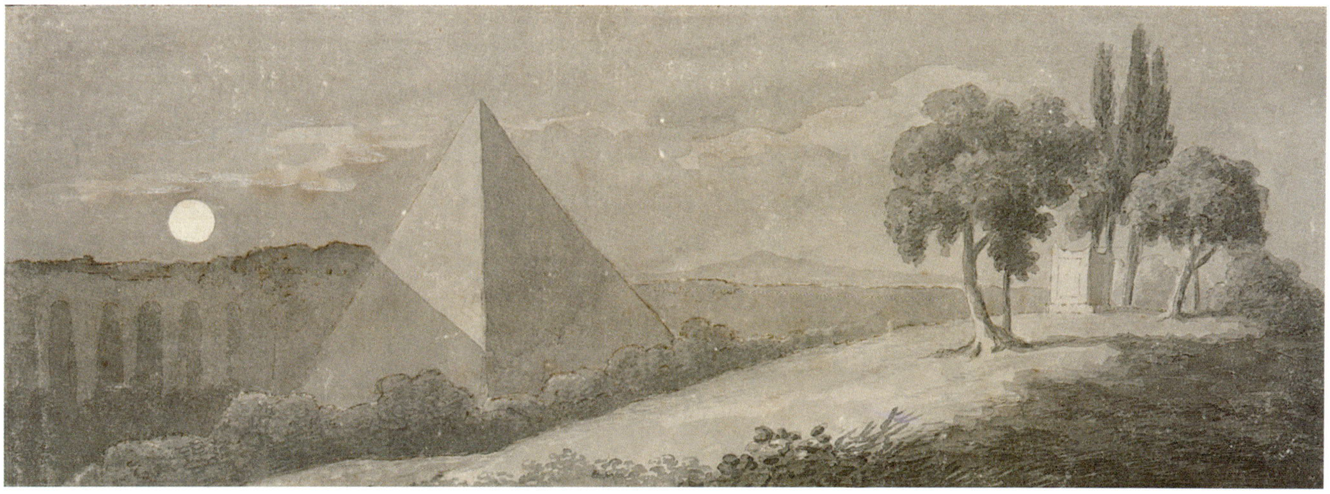

◁ ***Goethe: Pyramide im Mondlicht, 1788***
Auf dieser Zeichnung entfernt sich Goethe bereits von der Vedute. Die Pyramide steht als strenger geometrischerBaukörper in einer Umgebung von Büschen und Pinien, erscheint im Mondlicht als Symbol für Vergänglichkeit und Dauer zugleich.

Goethe: Cestius-Pyramide, 1788
Das magische Vollmondlicht über der Landschaft steigert noch die Abschieds- und Todesstimmung, die Goethe am Ende seines römischen Aufenthalts empfand. Neben das monumentale Grabdenkmal des Cestius imaginierte Goethe sein eigenes »Dichtergrab in Arkadien«; in Form eines römischen Sarkophags steht es in einem kleinen Hain aus Pinien und Zypressen. Ganz in der Ferne erscheint der unverwechselbare Umriß des Monte Cavo.

beliebtesten Motiven der Vedutisten. Schon Claude Lorrain hatte sie gezeichnet. Aber für Goethe war die Pyramide mehr als ein malerisches Objekt: sie war auch ein frühes Symbol seines Lebensplanes. An Lavater hatte er schon 1780 aus Weimar geschrieben: »Diese Begierde, die Pyramide meines Daseyns, deren Basis mir angegeben und gegründet ist, so hoch als möglich in die Lufft zu spizzen, überwiegt alles andre …«[22]

In Rom hatte er seine wichtigste Lebensepoche abgeschlossen. Die Melancholie, die ihn nun vor der Abreise ergriff, projizierte er auf die Cestius-Pyramide, die ja selbst ein Grabmal war, und den an ihrem Fuß liegenden, damals noch kleinen protestantischen Friedhof. Seinem Wei-

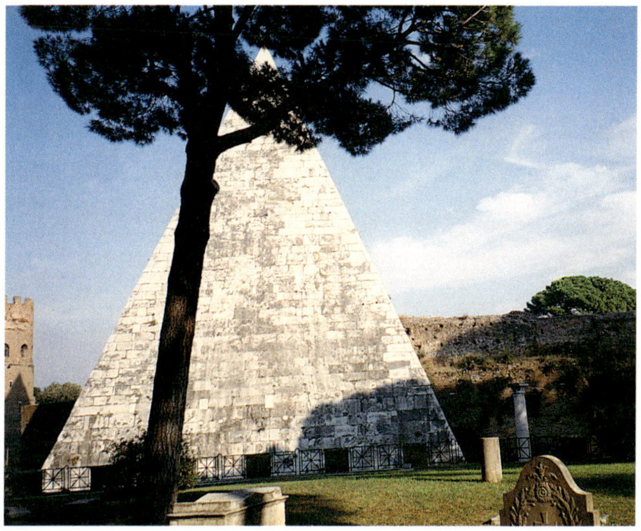

Cestius-Pyramide
Die 37 Meter hohe, mit leuchtend weißem Marmor verkleidete Pyramide ließ sich der Volkstribun und Prätor Gaius Cestius zwischen 18 und 12 vor Christus als Grabmal außerhalb der Stadt bauen. Sie wurde später mit der Aurelianischen Mauer an der Porta San Paolo verbunden. Bereits im 18. Jahrhundert entstand an der Pyramide der einzige protestantische Friedhof Roms, auf dem vor allem Künstler begraben sind. Auch Goethes römischer Freund Reiffenstein und der Bildhauer Trippel liegen hier unter hohen Pinien und Zypressen.

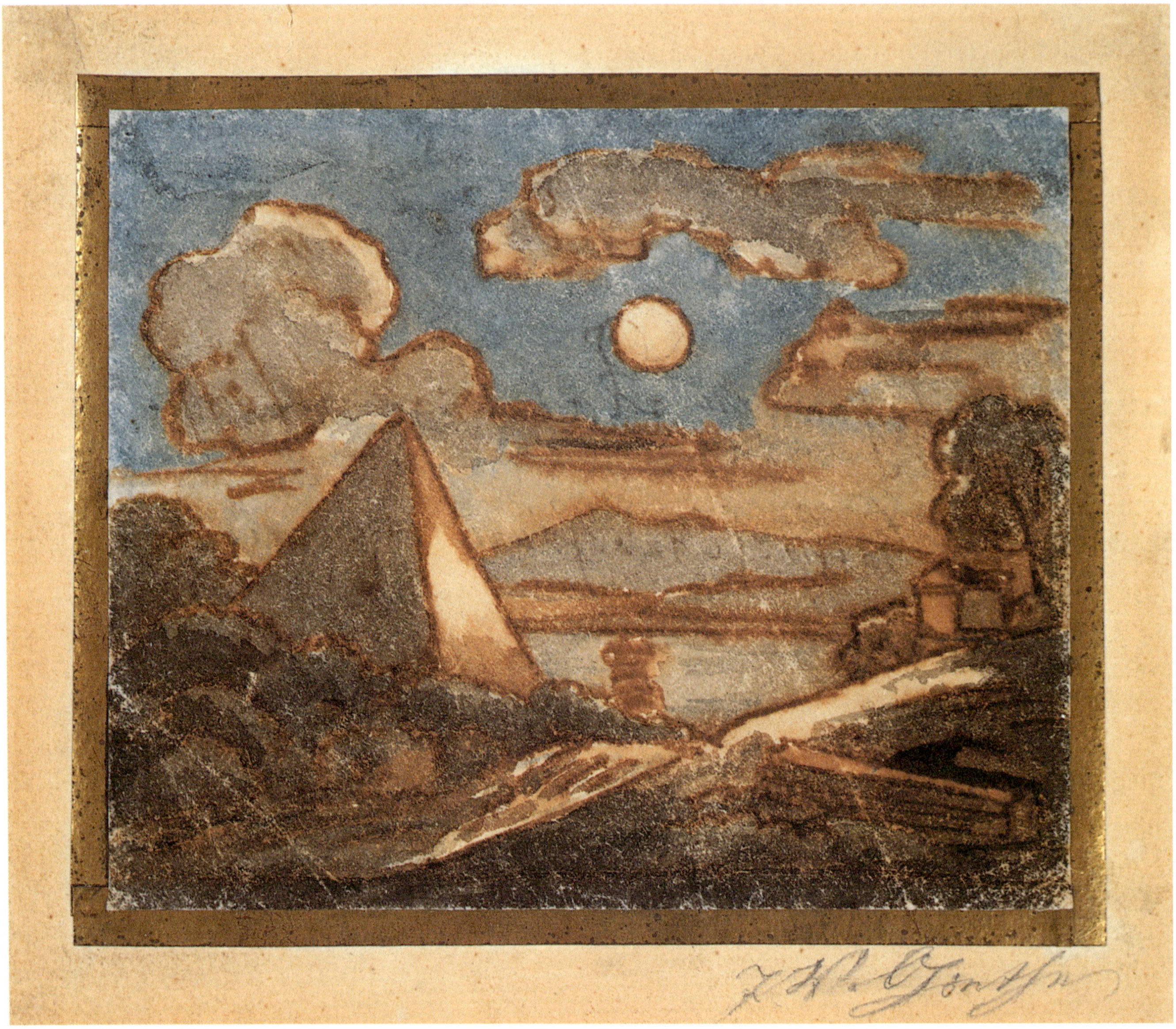

Goethe: Pyramide am Ufer eines Sees bei Vollmond (Die Cestius-Pyramide), *1788*
Auf dieser letzten Variation des Pyramiden-Motivs wird der Bau in eine völlig verwandelte südliche Landschaft versetzt. Unter dem fast taghellen Licht des Vollmonds blickt man über einen See auf die Albaner Berge. Mit vereinfachten Formen und kräftigen Umrißlinien hat Goethe sein Abschiedsgefühl und seine Sehnsucht nach dem verlorenen Paradies Italien in einer idealen Phantasie- und Erinnerungslandschaft ausgedrückt.

marer Schützling Fritz von Stein, Charlottes jüngstem Sohn, vertraute er am 16. Februar 1788 an: »Du schriebst neulich von einem Grab der Miß Gore bei Rom. Vor einigen Abenden, da ich traurige Gedanken hatte, zeichnete ich meines bei der Pyramide des Cestius, ich will es gelegentlich fertig tuschen, und dann sollst du es haben.«[23] Seine Wunsch-Phantasie, bei der Cestius-Pyramide begraben zu werden, hat Goethe häufig ausgedrückt: ein schwedischer Freund aus römischen Tagen hat fünfzehn Jahre nach Goethes Tod berichtet, Goethe habe beim letzten gemeinsamen Besuch der Pyramide ausgerufen:

»... hier tot zu liegen, das wäre ja schön, unendlich schöner als in Deutschland zu leben.«[24]

Am Schluß der VII. Römischen Elegie wird die Pyramide zum poetischen Bild seiner von der Antike geprägten Vorstellung des eigenen Todes:

»Dulde mich, Jupiter hier, und Hermes führe mich später
Cestius' Mal vorbei, leise zum Orkus hinab.«[25]

Zweiundvierzig Jahre später wurde Goethes Sohn August, der während seines Rom-Aufenthalts gestorben war, an diesem Ort begraben.

In den Variationen des Pyramiden-Motivs spielt Goethe am Ende seiner Italien-Reise alle Möglichkeiten durch, über die er als Zeichner inzwischen verfügt: sie reichen von der topographisch genauen Fernsicht über die mit persönlicher Bedeutung aufgeladene Stimmungslandschaft bis zur abgeklärten idealen Phantasie-Komposition einer südlichen Vollmondnacht.

Forum Romanum und Colosseum bei Vollmond
Über seine letzte Wanderung durch das mondbeglänzte Forum schrieb Goethe: »... in der Einsamkeit der Via Sacra erschienen die sonst so bekannten Gegenstände fremdartig und geisterhaft. Als ich aber den erhabenen Resten des Coliseums mich näherte und in dessen verschlossenes Innere durch's Gitter hineinsah, darf ich nicht läugnen, daß mich ein Schauer überfiel und meine Rückkehr beschleunigte.«

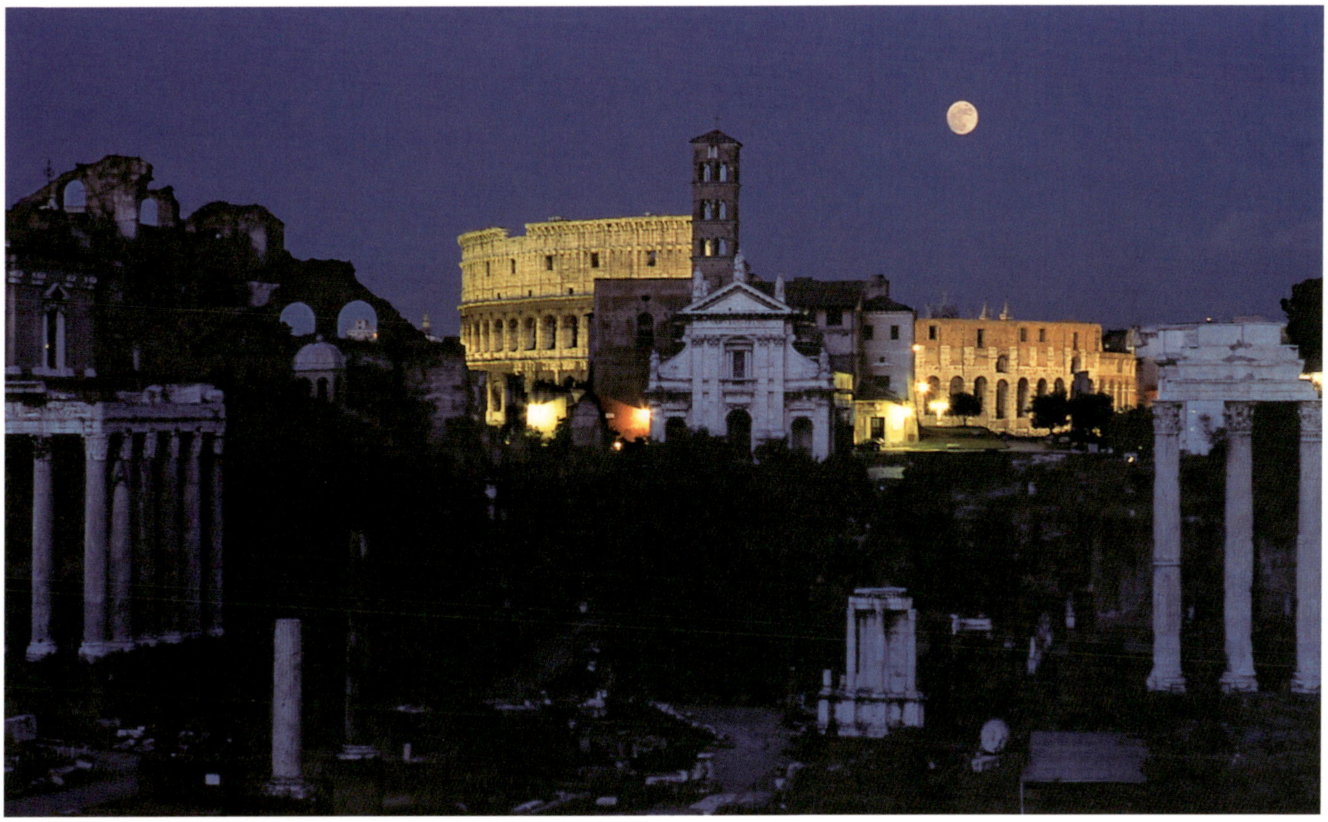

Die Zeremonie des Abschieds

Goethes Fähigkeit, die Natur in wichtigen Situationen seines Lebens mitspielen zu lassen, als sei sie Teil seiner Selbstinszenierung, erreicht am Ende seiner »Italienischen Reise« ihren Höhepunkt: »Auf eine besonders feierliche Weise sollte jedoch mein Abschied aus Rom vorbereitet werden; drei Nächte vorher stand der volle Mond am klarsten Himmel, und ein Zauber, der sich dadurch über die ungeheure Stadt verbreitet, so oft empfunden, ward nun auf's eindringlichste fühlbar.«[26] So beschreibt Goethe die unvergeßliche Abschiedsszene, bei der das Mondlicht über der Stadt, seine eigene Melancholie und Todessehnsucht und das Gefühl des bevorstehenden »Exils« ein grandios erzähltes Schlußtableau bilden.

Ein letztes Mal geht er durch den Corso zum Capitol, zum Forum und zum Colosseum. Die Magie des Vollmonds versetzt den einsamen Wanderer in »einen Zustand, wie von einer andern, einfachern, größern Welt«[27]. Sein eigener Abschied erinnert ihn an das Schicksal des römischen Dichters Ovid, der ebenfalls in einer Mondnacht Rom verlassen mußte, um in die Verbannung ans Schwarze Meer zu gehen.

Hatte Goethe die Hinreise nach Italien als Wiederkehr in seine eigentliche Heimat empfunden, so deutete er nun den Rückweg als Gang ins Exil. An den Herzog schrieb er: »Der Abschied aus Rom hat mich mehr gekostet als es für meine Jahre recht und billig ist ...«[28]

Rom blieb für Goethe immer der Ort, wo er in seinem Leben »das erste Mal unbedingt glücklich« gewesen war.

X. Zurück in Weimar

(1788 – 1832)

»Die Gesellschaft spielte, ich zeichnete«

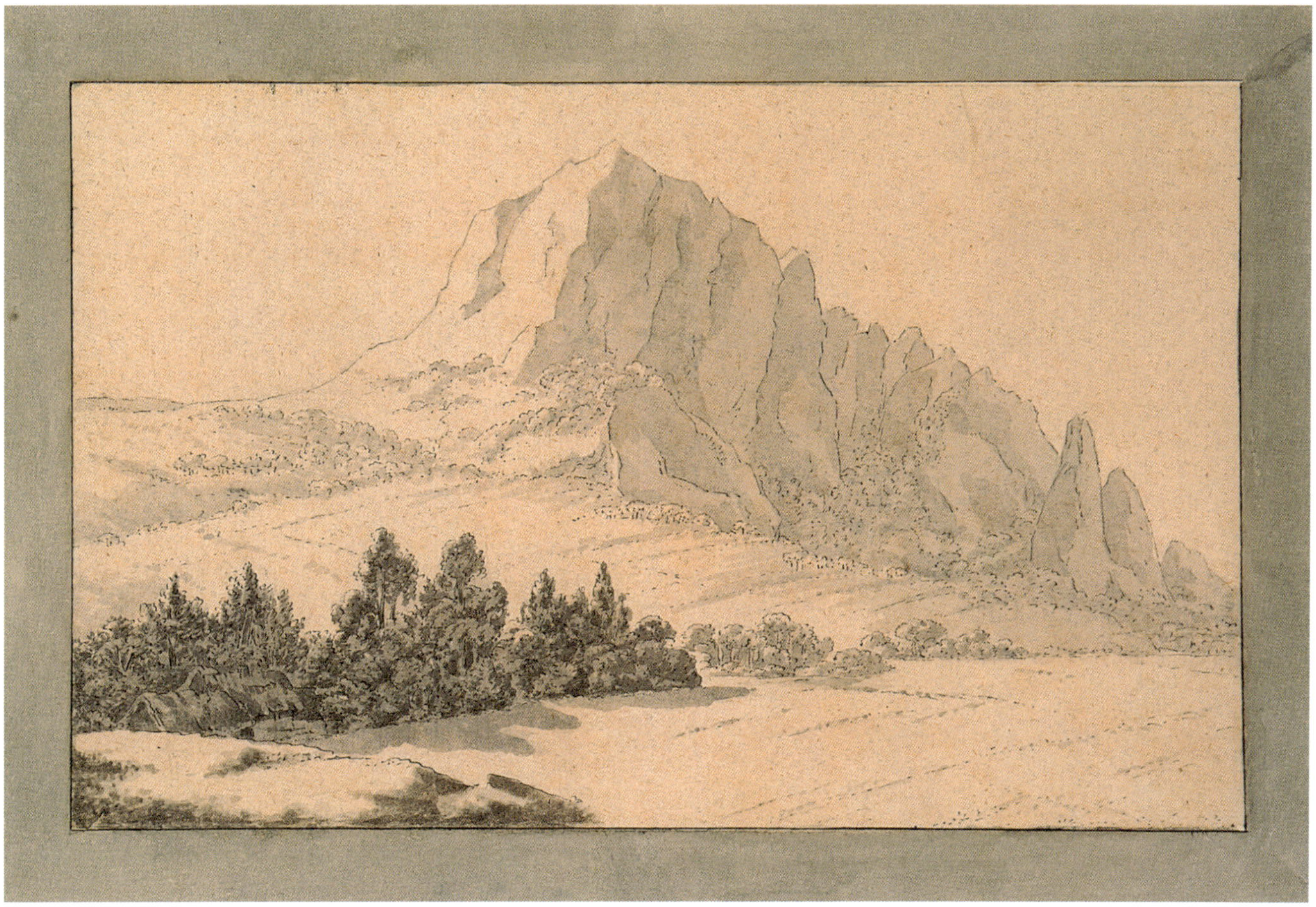

Goethe: Der Borschen bei Bilin, 1810
Die geologisch vielschichtige Gestalt des großen Felsens in der Nähe von Teplitz hat den Naturwissenschaftler und Zeichner gleichermaßen gereizt. Allein auf drei der »Zweiundzwanzig Handzeichnungen«, die Goethe 1821 zusammenstellte, setzt er sich mit dem Motiv auseinander. Trotz seiner bildfüllenden Größe wirkt der Felsen organisch mit der Natur verbunden, nicht zuletzt durch die sanften Farbabstufungen von Grau und Braun.

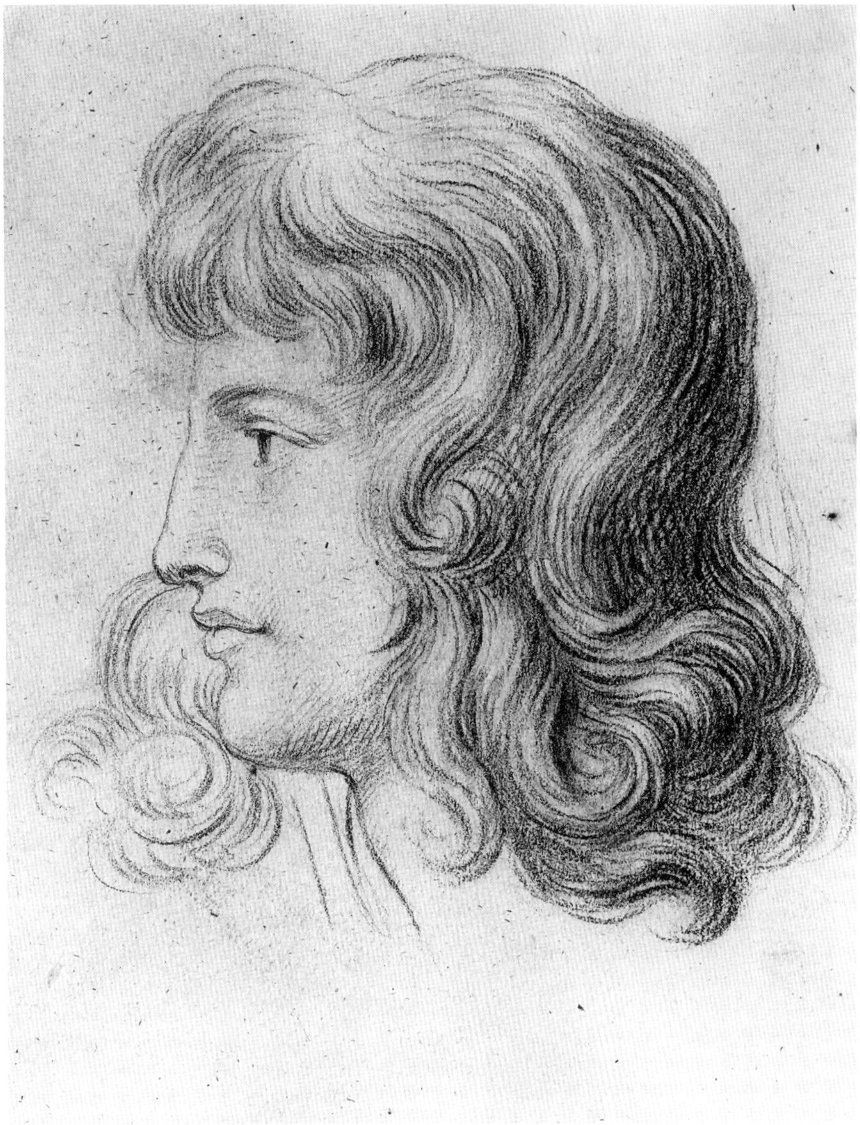

Goethe: Christiane Vulpius, 1788/89
Goethe hat Christiane Vulpius hier nach antikem Muster stilisiert. In Wirklichkeit ähnelte sie wohl eher dem Porträt, das er in den »Römischen Elegien« von Faustina entwirft, und mit dem er – wie heute allgemein angenommen wird – auch Christiane meint:

»… ein bräunliches Mädchen, die Haare
Fielen ihr dunkel und reich über die Stirne herab,
Kurze Locken ringelten sich ums zierliche Hälschen,
Ungeflochtene Haare krausten vom Scheitel sich auf.«

Goethe: Meeresstrand und Insel, Rundbild, um 1790? ▷
Unter Goethes Zeichnungen sind Rundbilder relativ selten. Der Zauber der süditalienischen Küste, nach der Goethe sich so sehr sehnte, wird hier auf einfachste Weise beschworen.

»Salve«

Braungebrannt und ziemlich mager trifft Goethe am Abend des 18. Juli 1788 in Weimar ein. Nicht als »professioneller« Maler ist er heimgekehrt, wohl aber als selbstbewußter Künstler, dessen Lebensplan feste Konturen gewonnen hat.

Von seinen politischen Ämtern weitgehend befreit, kann er sich nun stärker auf seine literarischen Arbeiten konzentrieren, sich seinen naturwissenschaftlichen Forschungen und weitgespannten Kunstinteressen zuwenden.

Aber noch ist er mit seinen Gedanken ganz in Italien. Aus seinen italienischen Zeichnungen

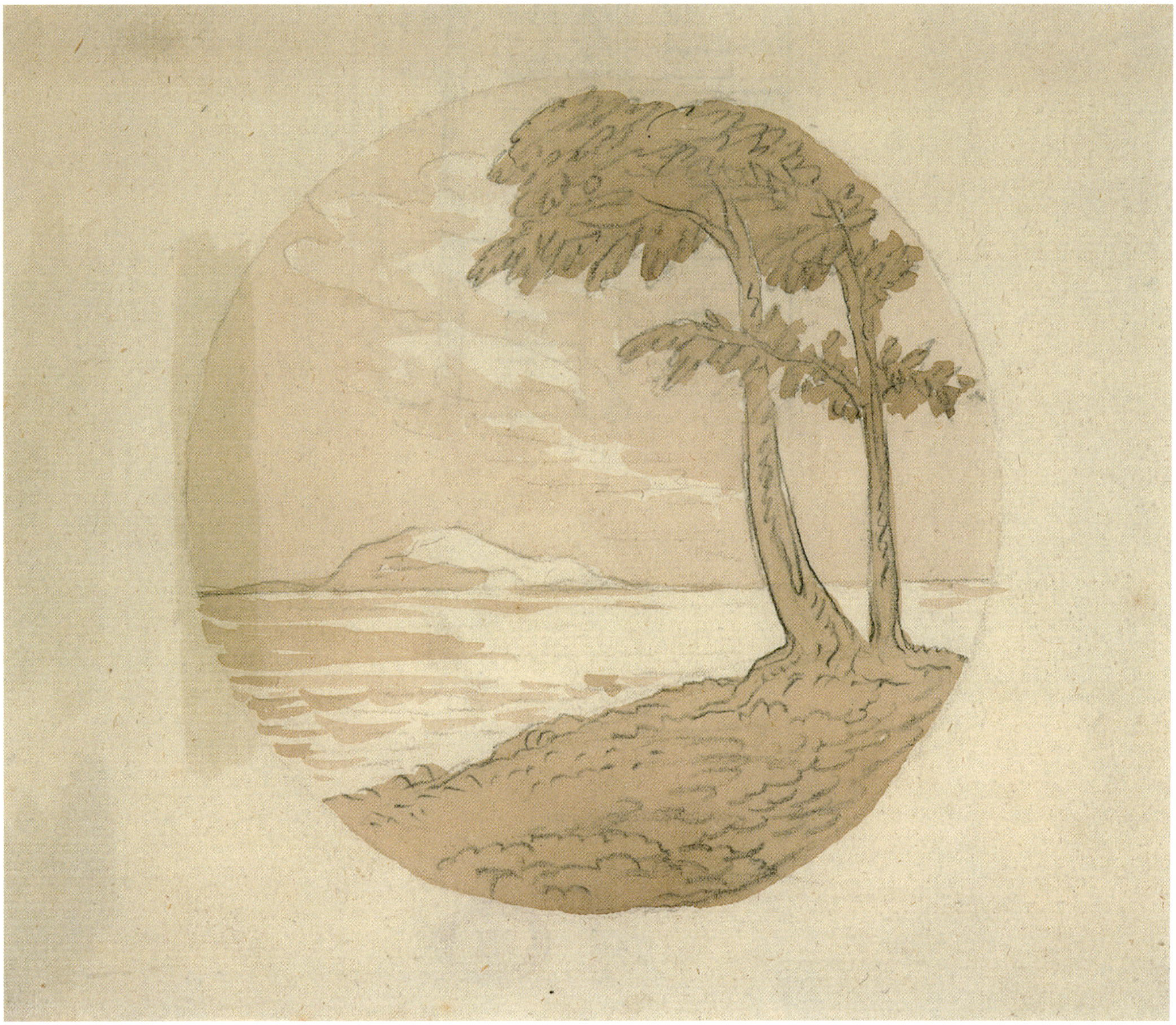

hat er dreihundert ausgewählt und in Mappen geordnet. Er schaut sie sich in einsamen Stunden immer wieder an; sie sollen ihn trösten, denn in Weimar fühlt er sich nicht mehr recht heimisch. Aus Rom und Neapel erreichen ihn Briefe der Malerfreunde, die ihn vermissen und seine baldige Rückkehr erhoffen. »Glückseeliges Weimar, und glückseelig alle, die Ihre Gegenwart genießen können«[1], schreibt Angelika Kauffmann. Sie ahnt nicht, wie isoliert der Heimkehrer sich fühlt. »Aus Italien dem formenreichen, war ich in das gestaltlose Deutschland zurückgewiesen, heiteren Himmel mit einem düsteren zu vertauschen; Die Freunde, statt mich zu trösten und wieder an sich zu ziehen, brachten mich zur Verzweiflung. Mein Entzücken über entfernteste, kaum bekannte Gegenstände, mein Leiden, meine Klagen über das Verlorene schien sie zu beleidigen, ich vermißte jede Theilnahme, niemand verstand meine Sprache«[2], notierte er verbittert. Vor allem Charlotte von Stein hatte sich tief verletzt von ihm abgewandt. Es gab aber auch Freunde, die ihm gerne zuhörten, wenn er von Italien schwärmte. Caroline Herder, zum Beispiel, berichtete ihrem Mann, Goethe habe ihr vertraut, »daß er vierzehn Tage vor der Abreise

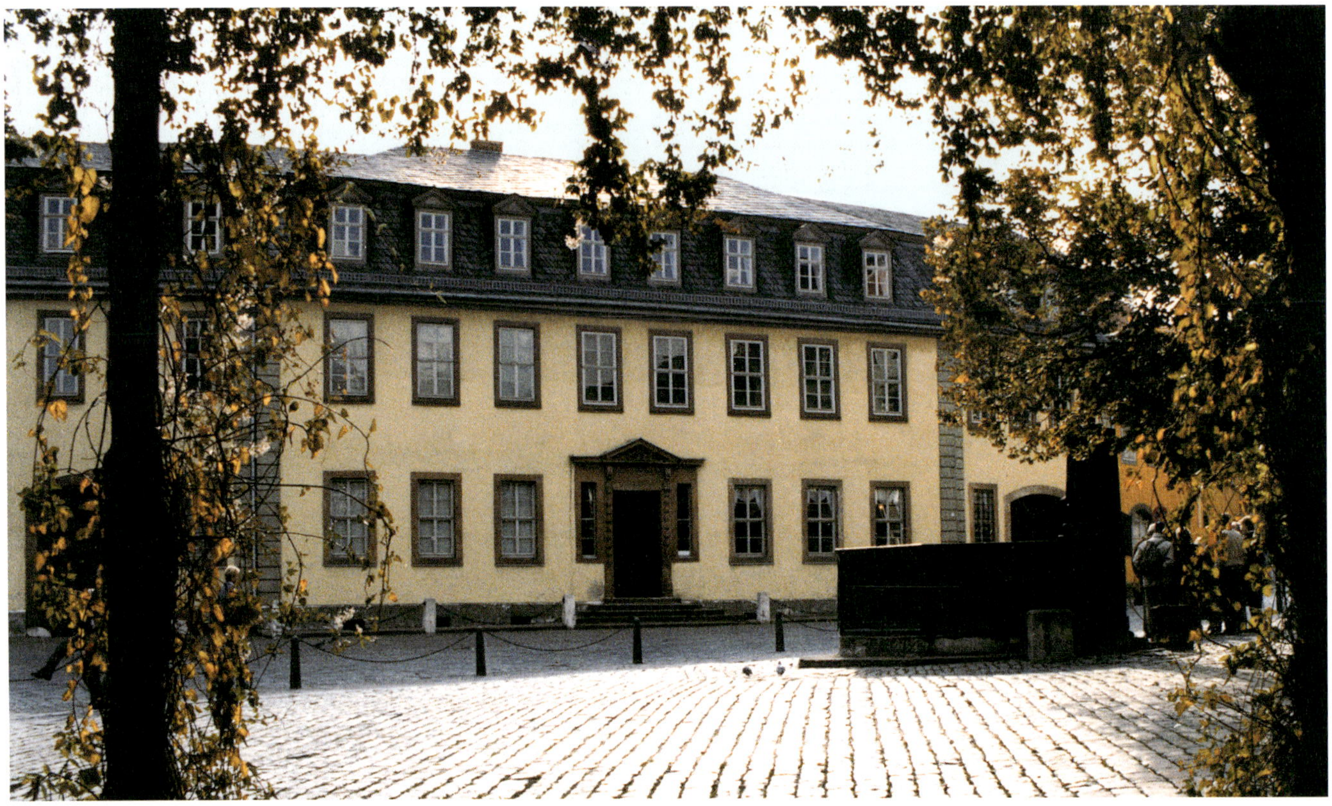

Das Haus am Frauenplan, erbaut 1709
Schon zu Goethes Lebzeiten wirkte das Haus auf manche Besucher wie ein Museum. Der Künstler, Sammler, Geheimrat und Staatsminister wohnte und arbeitete hier mit Unterbrechungen fast fünf Jahrzehnte. Das großzügige Vorderhaus dieses Barockbaus ließ er innen nach seinen klassizistischen Vorstellungen umgestalten. Nie realisiert wurde allerdings die geplante Renaissance-Fassade, die dem Haus auch äußerlich ein italienisches Aussehen geben sollte.

aus Rom täglich wie ein Kind geweint habe«, und bewegt fügte sie hinzu: »das hat mich sehr gejammert«[3].

Je weniger wohl er sich in Weimar fühlte, desto eifriger versuchte Goethe, seine Beziehungen zu Italien auszubauen. Schon von Rom aus hatte er die Italien-Reise der Herzogin-Mutter Anna Amalia und Herders mitorganisiert. Seinen dort lebenden Künstlerfreunden vermittelte er Aufträge und tätigte mit ihrer Hilfe Kunstkäufe für den Herzog und für sich selbst.

Italien, das bedeutet für ihn auch: Einklang von Kunst und Leben. Und so begreift er die Begegnung mit Christiane Vulpius, deren mädchenhafte Natürlichkeit ihn bezaubert und die in ihrem Äußeren durchaus eine kleine Italienerin hätte sein können, als Lebenschance. An der Floßbrücke im Ilmpark – er hatte sie an einem Wintertag des Jahres 1777 für Frau von Stein gezeichnet – spricht ihn die Dreiundzwanzigjährige an und überreicht ihm eine Bittschrift für den Bruder. Beide müssen eine spontane Zunei-

Blick in Goethes Gesellschafts- und Wohnräume im Haus am Frauenplan ▷
Mit dem alten römischen Gruß »SALVE« auf der Schwelle zu den Wohn- und Repräsentationsräumen empfängt das Haus den Besucher. »Sein Haus frappiert«, schrieb Jean Paul 1796. »Es ist das einzige in Weimar, im italienischen Geschmack, mit solchen Treppen, ein Pantheon mit Bildern und Statuen.«

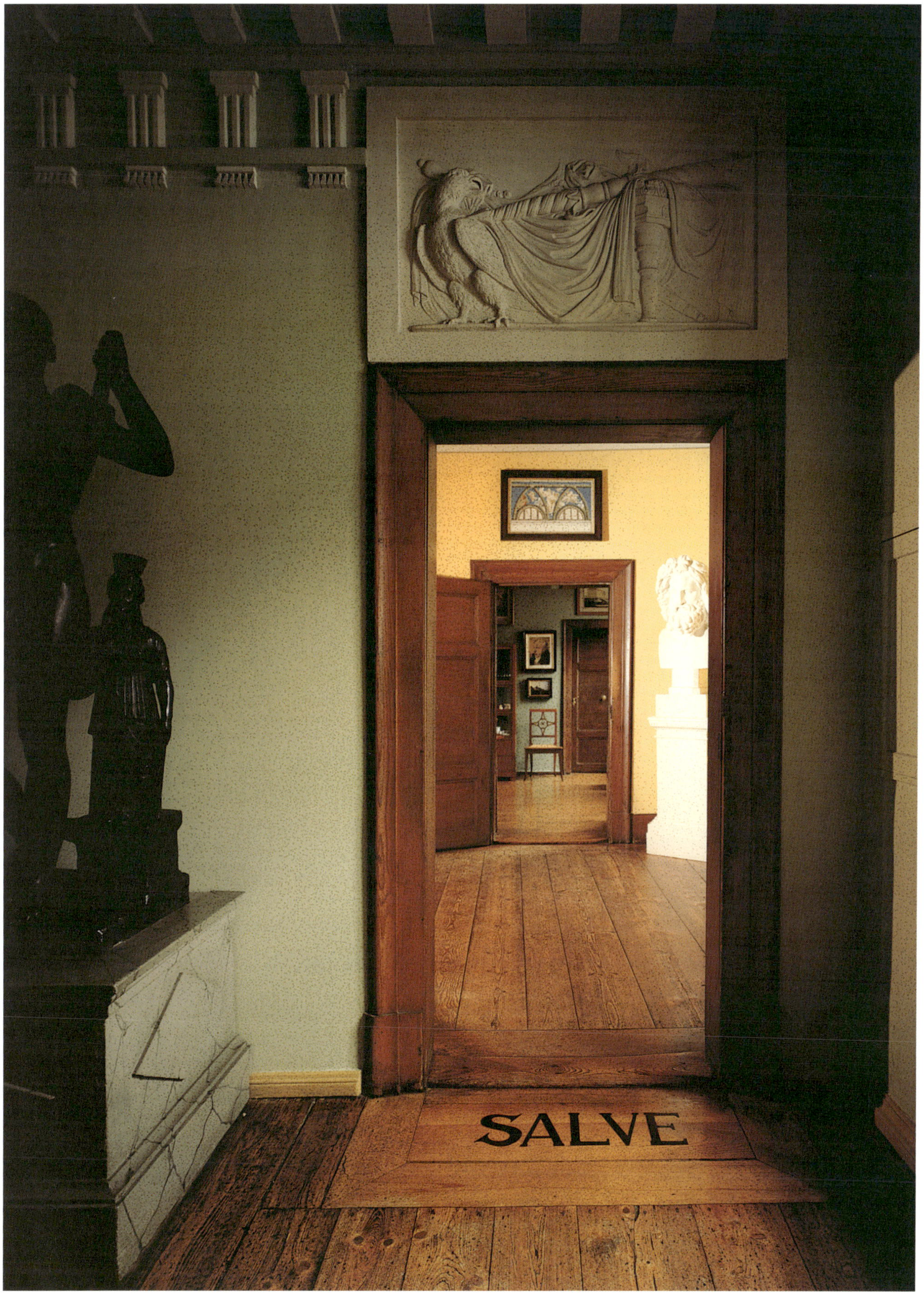
SALVE

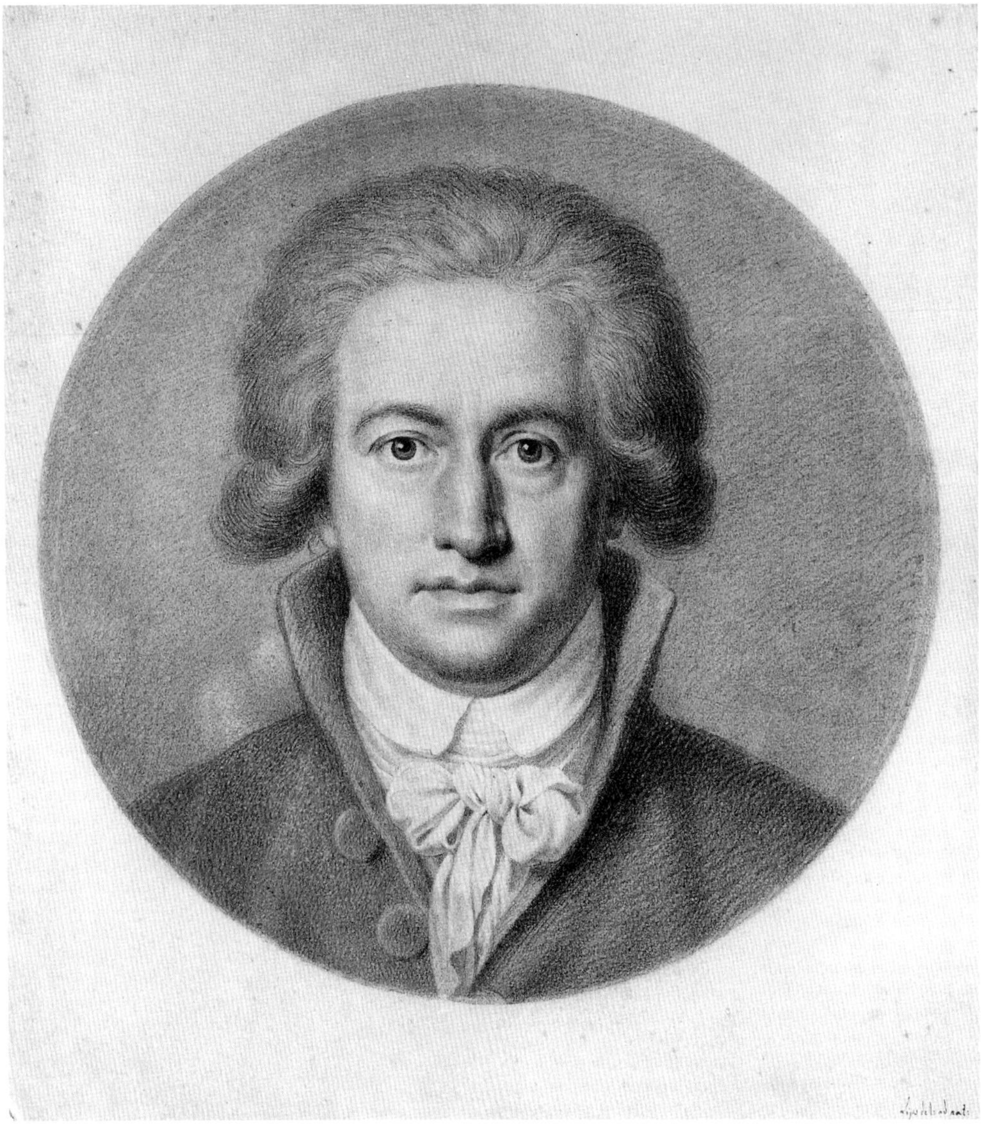

Johann Heinrich Lips: Goethe, 1791
Eines der wenigen en-face-Porträts, die es von Goethe gibt. Vielleicht wollte der Zeichner mit diesem »schönen« Bildnis jenen Weimarern, die behaupteten, Goethe sei in Italien merklich gealtert, das Gegenteil beweisen. Diese Darstellung wurde zum Standard-Porträt des klassischen, nachitalienischen Goethe.

gung füreinander empfunden haben, denn schon kurze Zeit darauf zieht Christiane in sein Gartenhaus, wo der bald Vierzigjährige sein »kleines Eroticon« so lange wie möglich versteckt, weil er den Klatsch der Weimarer Gesellschaft zu Recht fürchtet. Mit Christiane, die er erst 1806 heiratet, und dem gemeinsamen, 1789 geborenen Sohn August bewohnt er später das geräumige Haus am Frauenplan. Der Herzog hatte es ihm nach der Italien-Reise geschenkt. Mit Hilfe seines Kunstfreundes Meyer ließ Goethe es nach seinen Vorstellungen umbauen und »italianisieren«. In die Schwelle zu seiner Wohnung im ersten Stock wurde der alte römische Gruß »Salve« eingelegt.

▷
Georg Melchior Kraus: Tafelrunde bei Anna Amalia, 1795
Bei den Abendgesellschaften im Wittumspalais war Goethe ein gerngesehener Gast. Lakonisch vermerkte er im Tagebuch: »Die Gesellschaft spielte, ich zeichnete.«

Zeichnen als Spiel

Den inneren Antrieb zum Landschaftszeichnen hat Goethe nie verloren, nur sind die »Akzesse vom Zeichenfieber« seltener geworden. Im Grunde kehrt er in seiner Haltung zur voritalienischen Zeit zurück: Zeichnen wird wieder Ausdrucksmöglichkeit für seelische Stimmungen, für glückliche oder schmerzliche Empfindungen, oder dient nun einfach der Entspannung; das hatte er sich schon in seinen letzten römischen Monaten als Programm für Weimar vorgenommen. »Nur nichts als Profession getrieben! Das ist mir zuwider. Ich will alles, was ich kann, spielend treiben, was mir eben kommt und so lange die Lust währt; so habe ich in meiner Jugend gespielt, unbewußt; so will ich's bewußt fortsetzen durch mein übriges Leben«[4], sagt er Jahre später zu Riemer.

Die flüchtige Skizze, die leicht hingeworfene Naturnotiz, die komponierte Ideallandschaft: sie beherrscht er – dank der intensiven Lehrjahre in Italien – nun sehr viel sicherer. Die offensichtliche Diskrepanz zwischen dem kunsttheoretischen Anspruch, den er zusammen mit Schiller und Meyer in seiner »klassischen Phase« entwickelt hat, und dem eigenen Zeichnen führt ihn allerdings fast zwanghaft dazu, die eigenen Versuche von Zeit zu Zeit abzuqualifizieren. Als zweckfreies Spiel bleiben sie dennoch eine Ausdrucksmöglichkeit, der er sich phasenweise mit großem Elan hingibt. Das demonstrative Zeichnen in Gesellschaft wird für Goethe beinahe zur Attitüde. Ihrem Sohn Arthur berichtet Johanna

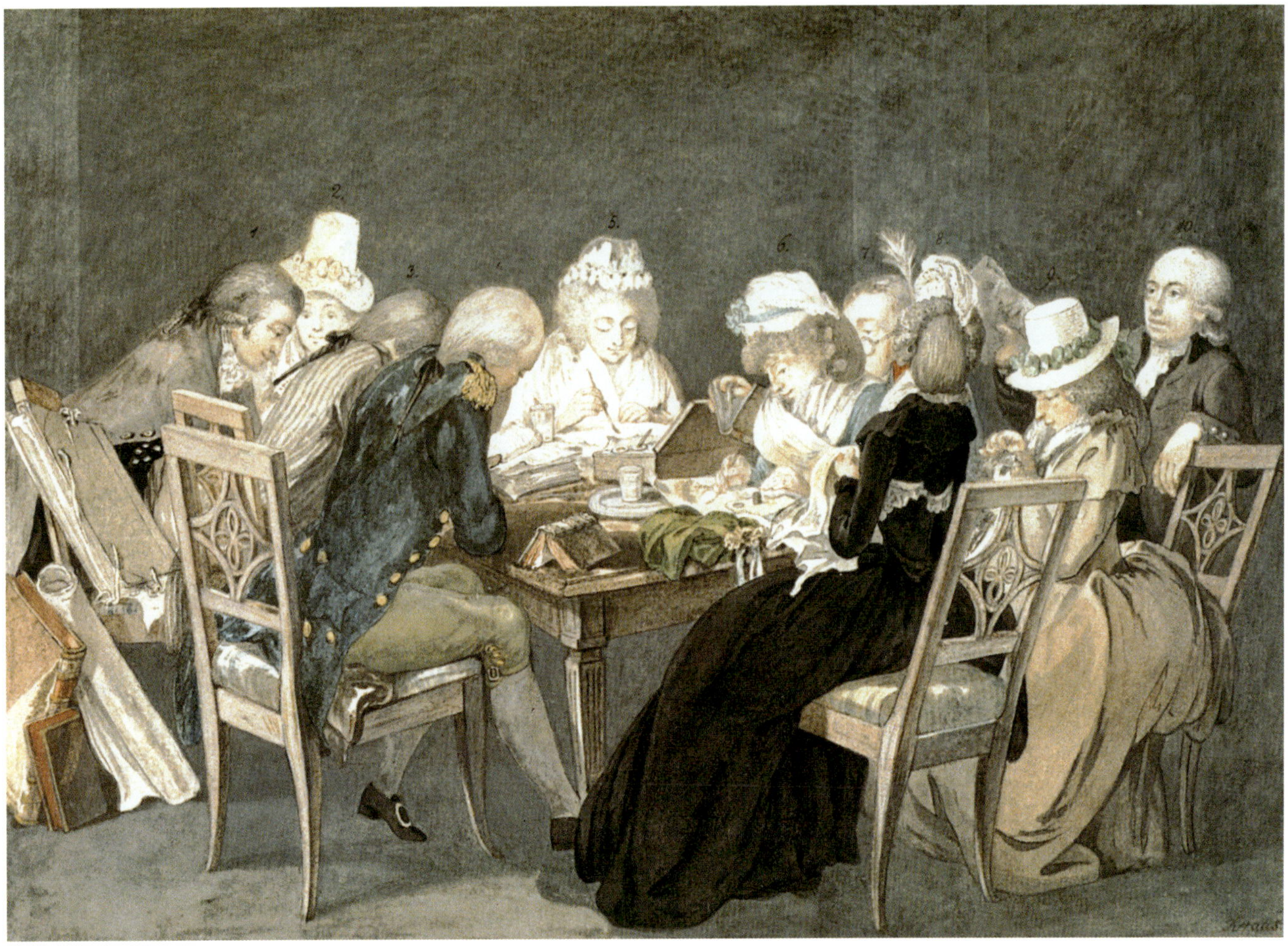

Goethe: Ansicht von Karlsbad, 1806 ▷
Die Federzeichnung gewinnt ihre Originalität aus dem krausen Zeichenstil und der flächigen Raumgestaltung. Die Strichlagen erinnern eher an eine Radierung.

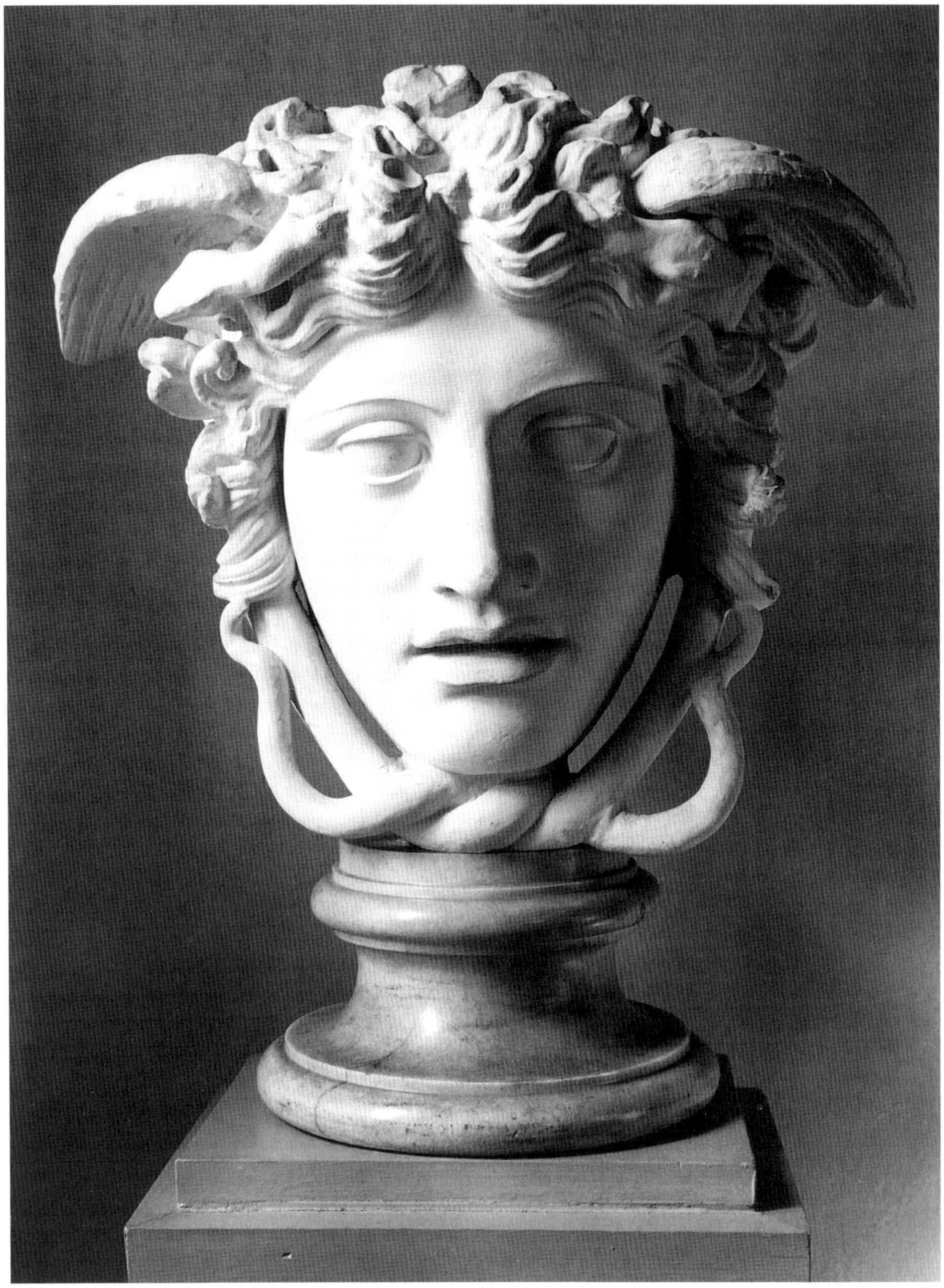

Medusa Rondanini, o. J.
Der Gipsabguß nach einer römischen Kopie des griechischen Originals vom Schild der Athena Parthenos (5. Jh. v. Chr.) kam erst im Dezember 1825 in das Haus am Frauenplan. Goethe hatte den bayerischen König Ludwig I. um dieses Geschenk gebeten. Als Goethe das Original vierzig Jahre zuvor im Palazzo Rondanini zum ersten Mal gesehen hatte, war er so überwältigt, daß er schrieb: »Nur einen Begriff zu haben, daß so etwas in der Welt ist, daß so etwas zu machen möglich war, macht einen zum doppelten Menschen.«

Schopenhauer, in deren Salon Goethe seit 1806 verkehrt: »Der Zirkel, der sich sonntags und donnerstags um mich versammelt, hat wohl in Deutschland und nirgendswo seinesgleichen! Goethe fühlt sich wohl bei mir und kommt recht oft. Ich habe einen eigenen Tisch mit Zeichenmaterialien für ihn in eine Ecke gestellt. Diese Idee hat mir sein Freund Meyer angegeben. Wenn er dann Lust hat, so setzt er sich hin und

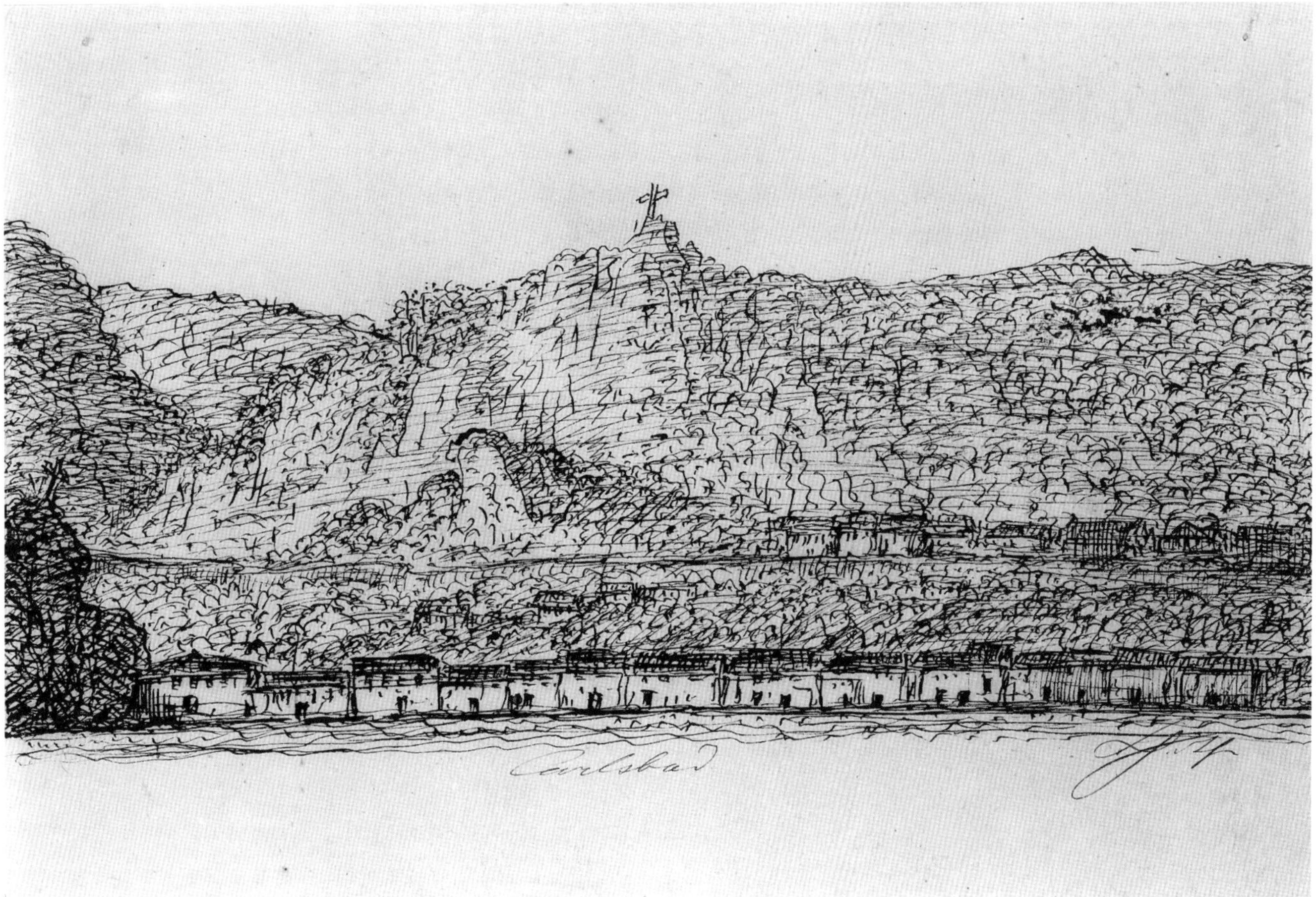

tuscht aus dem Kopf kleine Landschaften, leicht hingeworfen, nur skizziert, aber lebend und wahr wie er selbst und alles, was er macht.«[5] Erst der nachitalienische Goethe kann Phantasie- und Ideallandschaften aus dem reichen Fundus seines Bildgedächtnisses zeichnen, weil er »die Natur bis in ihre kleinsten Details nach und nach auswendig gelernt«[6] habe, wie er 1827, nicht ohne Stolz, Eckermann gegenüber äußert. Mit ähnlichen Worten charakterisiert er übrigens zwei Jahre später auch die Arbeitsweise Claude Lorrains: »Die Bilder haben die höchste Wahrheit, aber keine Spur von Wirklichkeit. Claude Lorrain kannte die reale Welt bis ins kleinste Detail auswendig, und er gebrauchte sie als Mittel, um die Welt seiner schönen Seele auszudrücken.«[7]

Allmählich hatte es sich auch herumgesprochen, daß Goethe seine »Landschäftchen« großzügigst verschenkte. Jeder wollte nun ein Blatt dieses berühmten Mannes besitzen oder sich etwas ins Stammbuch zeichnen lassen. Sicher hat es der Eitelkeit Goethes sehr geschmeichelt, daß man seine Zeichnungen derartig schätzte. Und so findet man ihn auch in sogenannten Künstler-Stammbüchern wieder, wie sie Adelige gerne den Malern vorlegten[8].

Ein »Orbis pictus« für eine Prinzessin

Die Jahre 1805 bis 1807 sind für Goethe eine Zeit schwerer Prüfungen. Eine eigene lebensbedrohliche Erkrankung, der Tod Schillers im Mai 1805, der Krieg zwischen Preußen und Frankreich mit seinen verheerenden Folgen für das Herzogtum, das alles macht ihm zu schaffen. Aber paradoxerweise wird er ausgerechnet in dem besonders verworrenen Jahr 1806 von einer langanhaltenden Zeichenlust gepackt, die er – vor allem während seiner ausgedehnten Badeaufenthalte in Karlsbad, Teplitz oder Franzensbad – voll auslebt. In Karlsbad vergeht kaum ein Tag, an dem er nicht ins Tagebuch notiert: »gezeichnet« oder »morgens einiges gezeichnet«, »Nach Tische gezeichnet«, »an den Landschaften gearbeitet«.[9] Und er schenkt der zwanzigjährigen Prinzessin Caroline, der Tochter seines Herzogs, in dieser produktiven Phase vorab einige Blätter, bevor noch von dem Büchlein die Rede ist, das er ihr ein Jahr später zueignen wird.

Im Juni 1807 dann bittet er Frau von Stein: »Mögen Sie mich Durchlaucht der Prinzeß auf das beste empfehlen und ihr sagen, daß das Stammbuch sich nach und nach füllt.«[10] »Reise-, Zerstreuungs- und Trost-Büchlein« wird er es nennen. Das junge Mädchen, dessen heile Welt durch den Tod der geliebten Großmutter Anna Amalia und den Krieg endgültig zerbrochen ist, soll beim Anschauen dieses »Orbis pictus« aus komponierten Landschaften abgelenkt und getröstet werden. 88 Blätter enthält das kleinformatige Buch; jede Zeichnung ist mit einem getuschten Rahmen eingefaßt, um die Geschlossenheit des Ganzen zu betonen.

Neben süditalienischen oder Schweizer Phantasielandschaften, Erinnerungen an eine glücklichere Zeit, enthält das Album eine Reihe von Zeichnungen mit realen Motiven aus Jena, Weimar und Böhmen. Die komponierten Ideallandschaften verraten den bleibenden Einfluß von Hackert und vor allem von Claude Lorrain. Goethe hatte sich während der Entstehungszeit des »Trost-Büchleins« einen Band mit Reproduktionsstichen nach Claude Lorrain aus der Weimarer Bibliothek entliehen, um sich anregen zu lassen. Außerdem besaß er selbst zahlreiche Radierungen dieses Malers, die Rat Reiffenstein ihm zum Abschied in Rom geschenkt hatte.

Das Widmungsgedicht an die Prinzessin endet mit dem Vers:

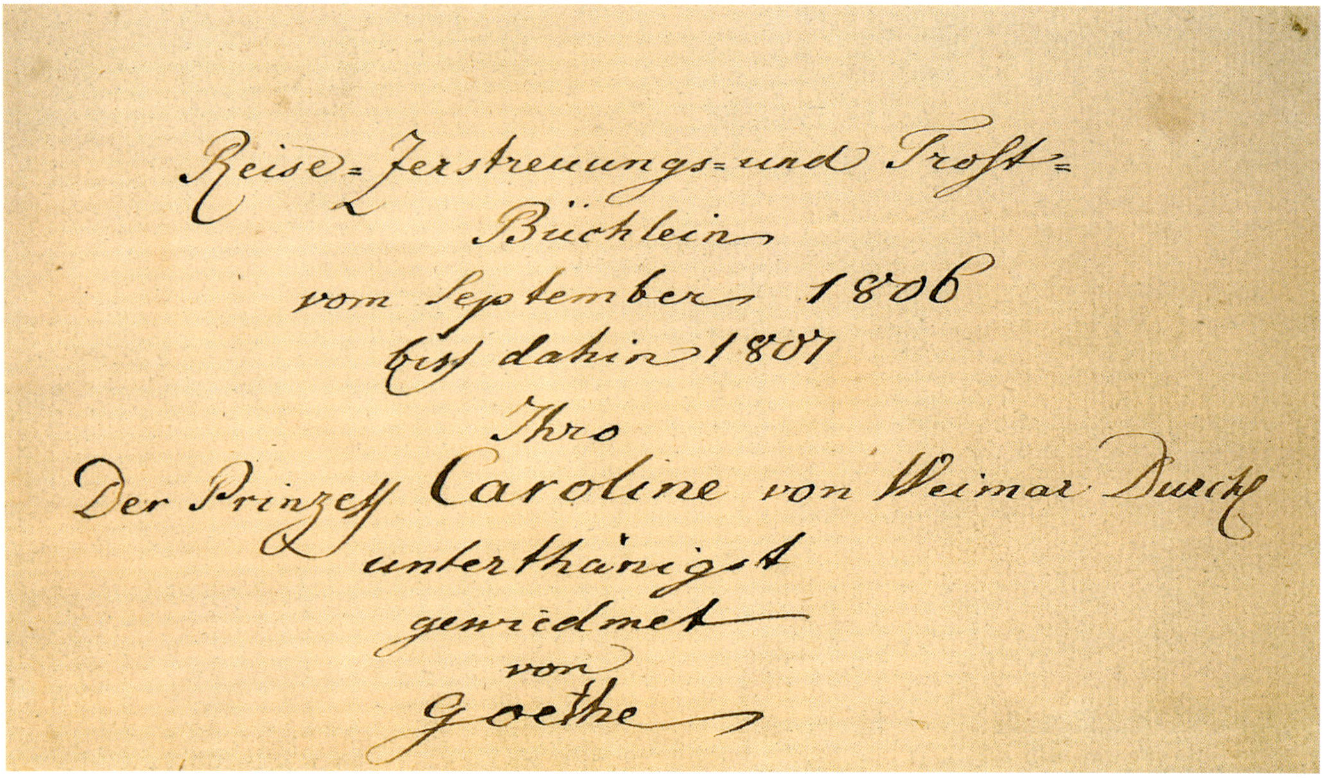
Reise= Zerstreuungs= und Trost=
Büchlein
vom September 1806
bis dahin 1807
Ihro
Der Prinzess Caroline von Weimar Durchl
unterthänigst
gewidmet
von
Goethe

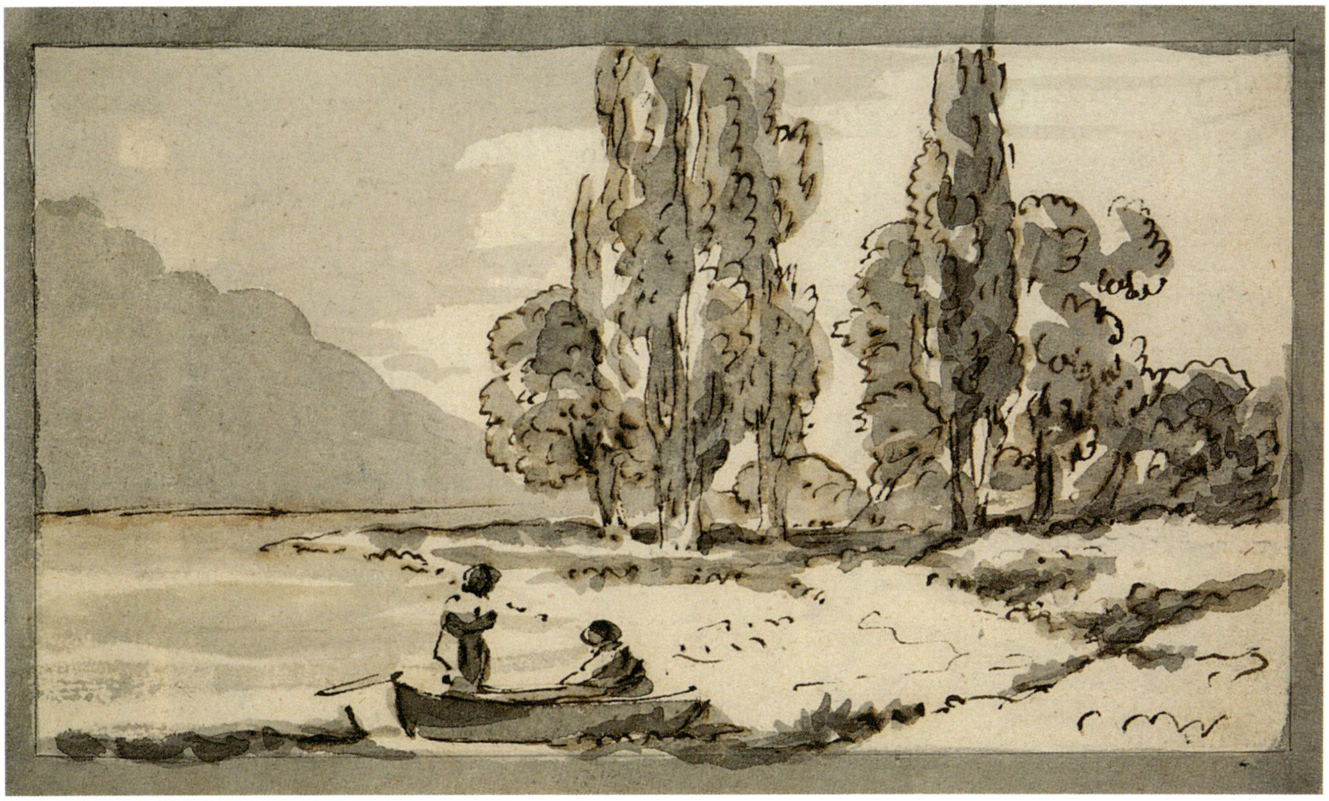

»Und Liebe bleibt zu unserm Gewinn
ein bessrer Zeichner als ich bin.«[11]

So frei und heiter klingt nun sogar seine Kritik am eigenen Zeichnen. Unter den Blättern des »Trost-Büchleins« befinden sich kleine Meisterwerke von großer Eigenständigkeit, die seine originäre Begabung zeigen. Gelassen und selbstverständlich geht er inzwischen mit den jahrelang eingeübten Techniken um: von der reinen Bleistiftskizze, über Rötel, Sepia- und Tusch-Lavierungen bis zu Arbeiten, in denen er die Zeichenmittel spielerisch mischt. Nur wenige Blätter wurden, vermutlich nachträglich, »illuminiert«. In ihrer Farbgebung – vor allem in den Rosa- und Grüntönen – erinnern sie manchmal an die zeitgenössischen ABC- und Orbis-pictus-Bücher für Kinder und Jugendliche mit ihren handkolorierten Kupferstichen, in denen eine geordnete, überschaubare Welt vorgeführt wird. Goethes Landschaftsbüchlein verfolgte einen ähnlichen Zweck.

◁ ***Goethe: Handschriftliches Titelblatt des »Reise-, Zerstreuungs- und Trost-Büchleins«, 1807***
Erstes Blatt des lange verschollenen »Trost-Büchleins«, das erst 1927 wiedergefunden wurde.

Goethe: Pappeln an der Saale, 1807
Die Saalelandschaft gehört zu den freiesten Zeichnungen des »Trost-Büchleins«: sie verbindet die atmosphärische Skizzierweise der ersten Weimarer Zeit mit den italienischen Erfahrungen beim Bildaufbau und der lockeren Lavierung. Eine heitere Gegenwelt zur Düsternis des Krieges.

Luise Seidler: Prinzessin Caroline Luise von Sachsen-Weimar-Eisenach, um 1810
Goethe hatte zu der jungen Prinzessin, der einzigen Tochter des Herzogs und seiner Gemahlin Luise, ein besonders inniges Verhältnis. Er zeichnete mit ihr und kümmerte sich um ihre künstlerische Entwicklung, denn er hielt sie für sehr begabt.

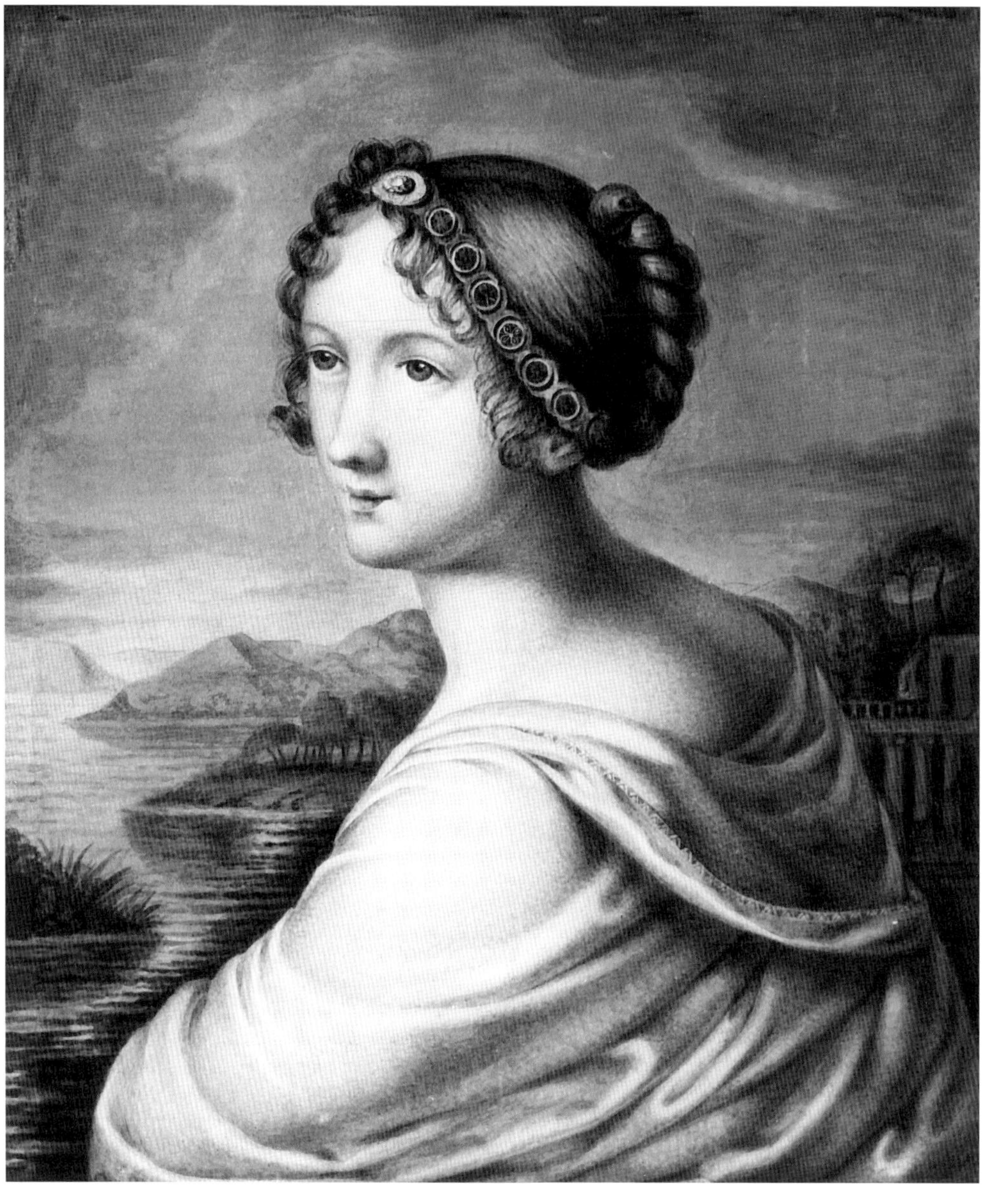

Badereisen, »Farbenlehre« und Landschaftszeichnungen bis 1810

Der gelungene Versuch, Landschaften zu einer geschlossenen Bilderfolge zusammenzufassen, hatte Goethe so beflügelt, daß er gleich ein zweites Stammbuch bei seinem Freund Karl Ludwig von Knebel orderte. Es ist unter dem Titel »Das Rote Reisebüchlein« bekannt geworden, wurde allerdings nie fertig. Ein großer Teil der Blätter entstand im August 1808,

Goethe: Jenaer Schlachtfeld, 1807 ▷
Eine der vier Zeichnungen des »Trost-Büchleins«, die er selbst mit Ortsangaben beschriftet hat, vielleicht, um den zeitgeschichtlichen Bezug zu betonen. Aber nichts auf den wie hingehauchten Blättern erinnert an die Kämpfe, die vor kurzem dort stattgefunden hatten. Als wollte Goethe zu seiner eigenen Beruhigung zeigen, wie schnell die Natur Wunden zu heilen vermag.

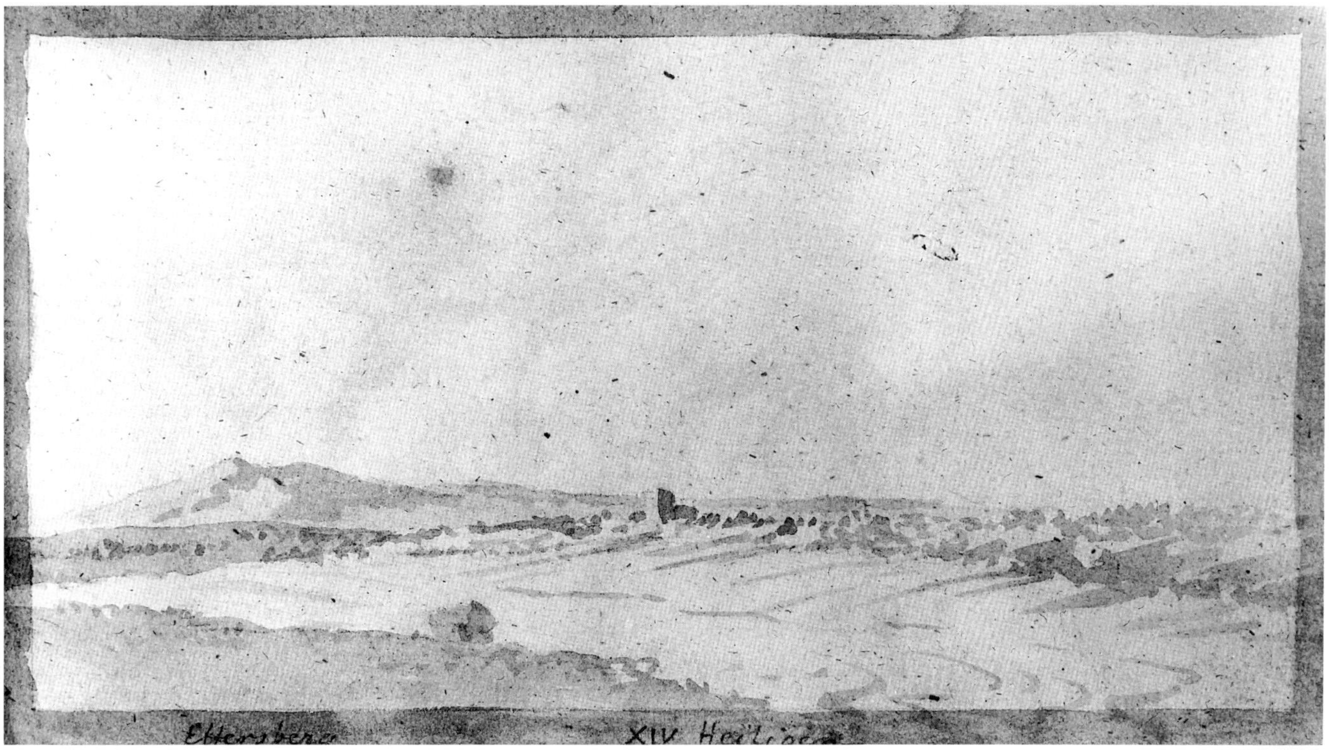

»Ich habe«, sagte Goethe, »niemals die Natur poetischer Zwecke wegen betrachtet. Aber weil mein früheres Landschaftszeichnen und dann mein späteres Naturforschen mich zu einem beständigen genauen Ansehen der natürlichen Gegenstände trieb, so habe ich die Natur bis in ihre kleinsten Details nach und nach auswendig gelernt, der gestalt, daß, wenn ich als Poet etwas brauche, es mir zu Gebote steht und ich nicht leicht gegen die Wahrheit fehle.«

als Goethe mit dem Maler Carl Ludwig Kaaz zusammen in Karlsbad zeichnete. Ursprünglich war das Album ebenfalls einem jungen Mädchen zugedacht: Wilhelmine Herzlieb, der Pflegetochter seines Jenaer Buchhändler-Freundes Karl Friedrich Frommann.

Zwischen 1807 und 1810 hat Goethe kontinuierlich, vor allem während seiner Badeaufenthalte und trotz intensivster Beschäftigung mit der »Farbenlehre«, gezeichnet. Daß naturwissenschaftliche und künstlerische Arbeiten oft ineinander übergingen oder direkt aufeinander folgten, geht aus vielen Notaten hervor. An Christiane schreibt er am 7. August 1808: »Bis eilf Uhr wird an dem Farbenwesen dicktirt, nachher kommt Kaas, der Landschaftmahler und da geht es an ein Zeichnen und Pinseln, das nach Tische wieder von vorne anfängt, woran ich mich denn sehr ergötze.«[12]

Einen großen Anteil an Goethes begeisterten Landschafts-Versuchen hatte ohne Zweifel dieser junge Dresdner Maler Kaaz, der ihn erstmals im Oktober 1807 in Weimar besuchte. Goethe begriff sofort: da war jemand, von dem er lernen konnte und der ihm sein »Know-how« bereitwillig vermitteln würde. Als sich beide im Jahr darauf in Karlsbad wiedertrafen, wurde Kaaz regelrecht engagiert, jedenfalls war er ununterbrochen mit Goethe beim Zeichnen, brachte ihm neue Techniken bei, verbesserte wohl auch gelegentlich dessen Blätter. Goethe war außerordentlich angetan von der »Mittelgouache, einer gar hübschen und heitern Manier, worin man auf eine bequeme Weise gerade soviel leisten kann, als man versteht, indem man durch Überlasiren und Aufhöhen den Effect nach Belieben verstärken, verändern und das Bedeutende zuletzt geistreich aufsetzen kann, da zum Aussparen eine sichre Anlage von vorn herein, viel Abstraction und eine vollendete Technik gehört«[13].

Warum sollte er, da ihm die »sichre Anlage« seiner festen Überzeugung nach fehlte, nicht zu einem solchen kleinen Kunsttrick greifen? Denn mit dem Zeichnen aufhören kann und will er gerade jetzt nicht. Auch wenn er intensiv an der »Farbenlehre« und an den »Wahlverwandtschaften« arbeitet, findet Goethe also immer noch Zeit, seiner Zeichenleidenschaft nachzugehen.

Was hat die »Farbenlehre« dem Landschaftszeichner Goethe eigentlich gebracht? In der »Konfession des Verfassers«, im Anschluß an den historischen Teil der »Farbenlehre«, erzählt er, wie es überhaupt zum Studium der Farben kam. In Italien, wo er zum »richtigen« Maler werden wollte, suchte er von den Künstlern und Kunstkennern etwas über die Verwendung des Kolorits zu erfahren: »Aber ich konnte nur bemerken, daß die lebenden Künstler bloß aus schwankenden Überlieferungen und einem gewissen Impuls

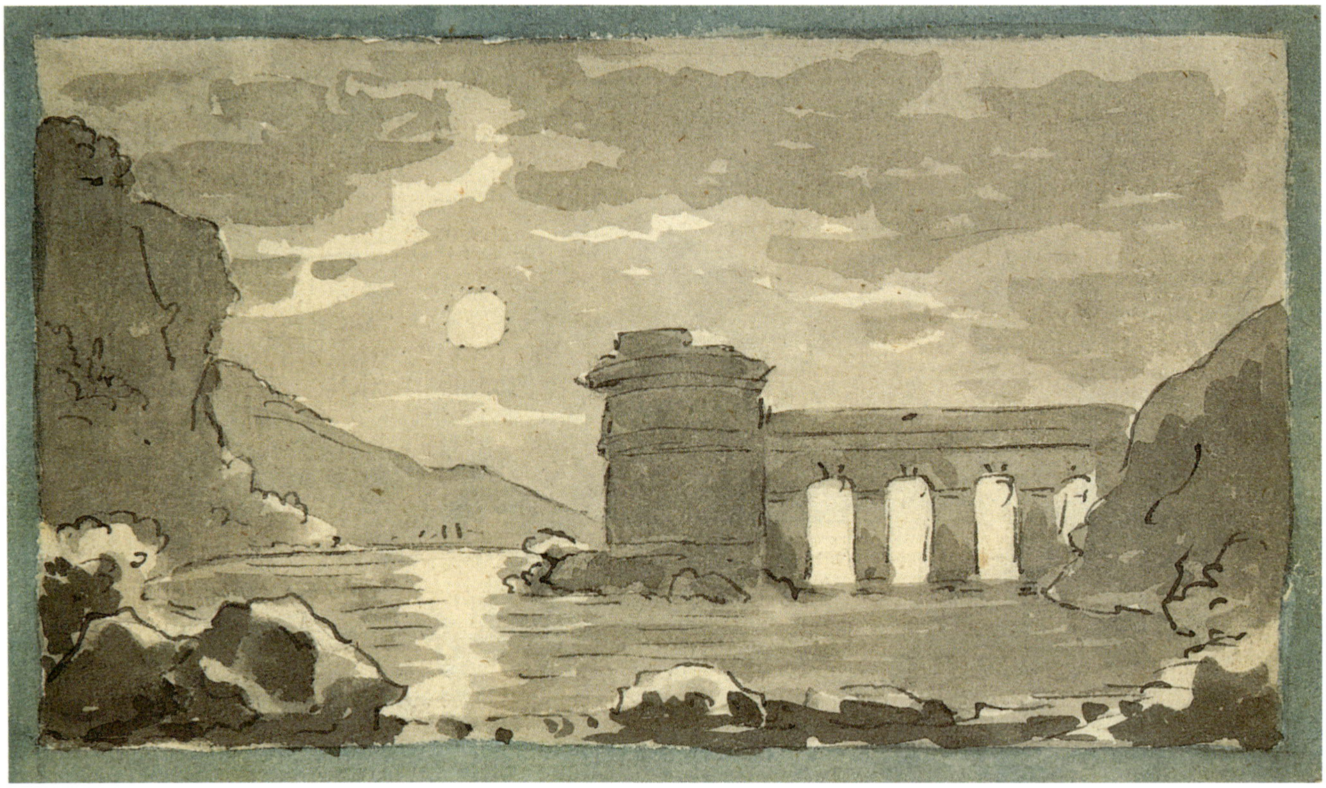

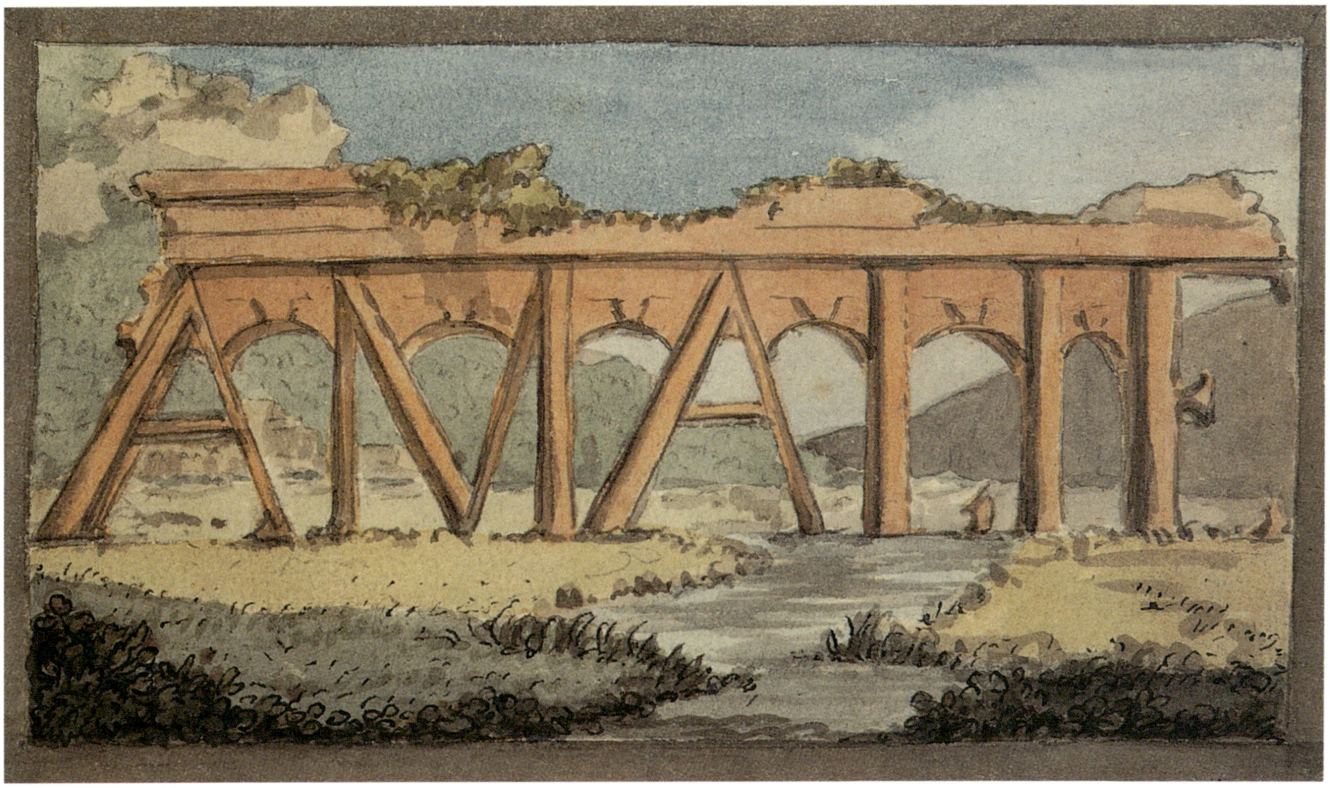

◁ ***Goethe: Turm in einer Meeresbucht, 1806***
Eine südliche Ideallandschaft im Mondschein, entstanden am 29. November 1806. An diesem Tag war Goethe abends bei der Herzogin-Mutter, wie er im Tagebuch vermerkt. In ihrem Salon hat er gerade im Kriegswinter 1806 gerne gezeichnet, um die Wirklichkeit für eine Weile zu vergessen. Mit keinem Maler hat sich Goethe so kontinuierlich beschäftigt wie mit Claude Lorrain, dem dieses Blatt deutlich nachempfunden ist.

handelten, daß Helldunkel, Colorit, Harmonie der Farben immer in einem wunderlichen Kreise sich durcheinander drehten … Was man ausübte, sprach man als technischen Kunstgriff, nicht als Grundsatz aus.«[14] Goethe, der damals davon überzeugt war, Kunst sei lehr- und lernbar, fühlte sich verunsichert und suchte nun Antworten in der Systematik der Naturwissenschaft. Sein Forscherdrang wurde bald stärker als das Vertrauen in die künstlerische Intuition. Nicht so sehr ein Mangel an Begabung, den Goethe gerne bei sich selbst diagnostizierte, als vielmehr der Glaube, durch naturwissenschaftliches Forschen mehr zu erreichen, hat ihn im Laufe seines langen Lebens von seinem Malertraum entfernt. Letztlich war ihm seine Überzeugung, Isaac Newtons Lehre von den Farben widerlegt zu haben, sogar wichtiger als sein großes literarisches Werk und seine Leistungen als Landschaftszeichner. Obwohl schon viele Zeitgenossen wußten, daß nicht Newton, sondern Goethe irrte, hielt er bis zu seinem Tod an seiner Theorie fest.

Goethe: Aquädukt, 1806
Ein römischer Aquädukt im Ilmtal, gemalt als Huldigung an die Herzogin-Mutter Anna Amalia, die kurz nach Goethe in Italien gewesen war. Das Spiel mit den Namenszügen war vor allem im Biedermeier-Stammbuch Mode. Vielleicht hat Goethe das Blatt auf Anna Amalias Abendgesellschaften entworfen. Das fertige Büchlein allerdings hat sie nicht mehr gesehen. Sie starb im April 1807.

Goethe: Italienisches Bauernhaus, 1806
Eine Skizze von 1787 aus der »Villeggiatura« in den Albaner Bergen diente Goethe als Vorlage für diese kolorierte italienische Erinnerungslandschaft.

Einsicht, daß den Farben eine sinnlich-sittliche Wirkung innewohne, sollte ihnen ganz unmittelbar bei der Bildgestaltung helfen. »Aus der sinnlichen und sittlichen Wirkung der Farben, sowohl einzeln als in Zusammenstellung ... wird nun für den Künstler die ästhetische Wirkung abgeleitet.«[15] Und dann spricht er in den folgenden, für jeden Maler noch immer interessanten Paragraphen über das »Helldunkel«, das »Colorit«, über den »echten« und »falschen« Ton und auch über das »Bunte«. Dabei wendet er sich gegen jene, die, seiner Meinung nach, einer harmonischen Farbgebung zuwider handeln.

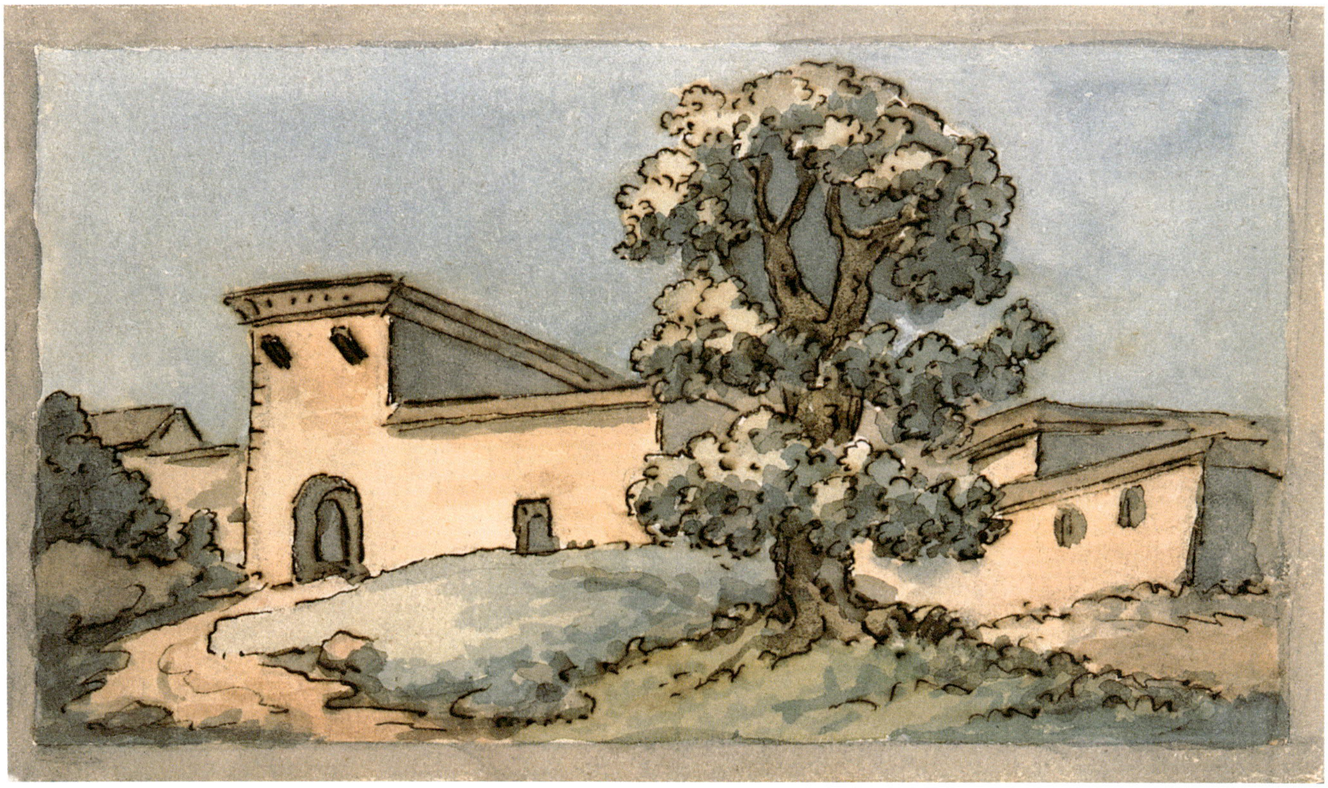

Was den Farbenlehrer Goethe mit dem Landschaftszeichner Goethe immerhin verband, war die Grundeinsicht, daß die Natur die alleinige Basis allen Erkennens und Erfassens sei. Auch in der »Farbenlehre« blieb die Natur seine große Lehrmeisterin, und viele Erkenntnisse, die er hier gewann, sollten auch den bildenden Künstlern nützen. Denn der große Didaktiker Goethe fühlte sich sehr wohl berufen, nicht nur den Wissenschaftlern Bescheid zu geben, sondern auch den jungen Malern den Weg zu weisen. Seine

Für den »Wissenschafts-Künstler« Goethe war es nur konsequent, daß er die Räume seines Hauses gemäß seiner »Farbenlehre« ausmalen ließ. Vielleicht wollte er auch die Wirkung der Farben auf Augen und Psyche der vielen Besucher testen, die jahraus, jahrein zum Frauenplan gepilgert kamen.

Der »Nachsommer« eines Zeichners

Das Aufziehen, Umranden, Ordnen eigener und fremder Zeichnungen, ihre anschließende Aufbewahrung in sogenannten Portefeuilles, gehörte schon früh zu Goethes Lieblingsbeschäftigungen. Der Plan, die Blätter aus Italien geschlossen herauszugeben

1821 stellte Goethe zweiundzwanzig Handzeichnungen zu einem Album zusammen. Vermutlich wollte er sie radieren und drucken lassen. So ist der beiliegende Text »Über die Entstehung der zweiundzwanzig Blätter meiner Handzeichnungen« nicht nur als Erinnerungsstütze und Rechenschaftsbericht zu verstehen, sondern ganz offensichtlich auch für den späteren Betrachter bestimmt. Er habe »keine fremde

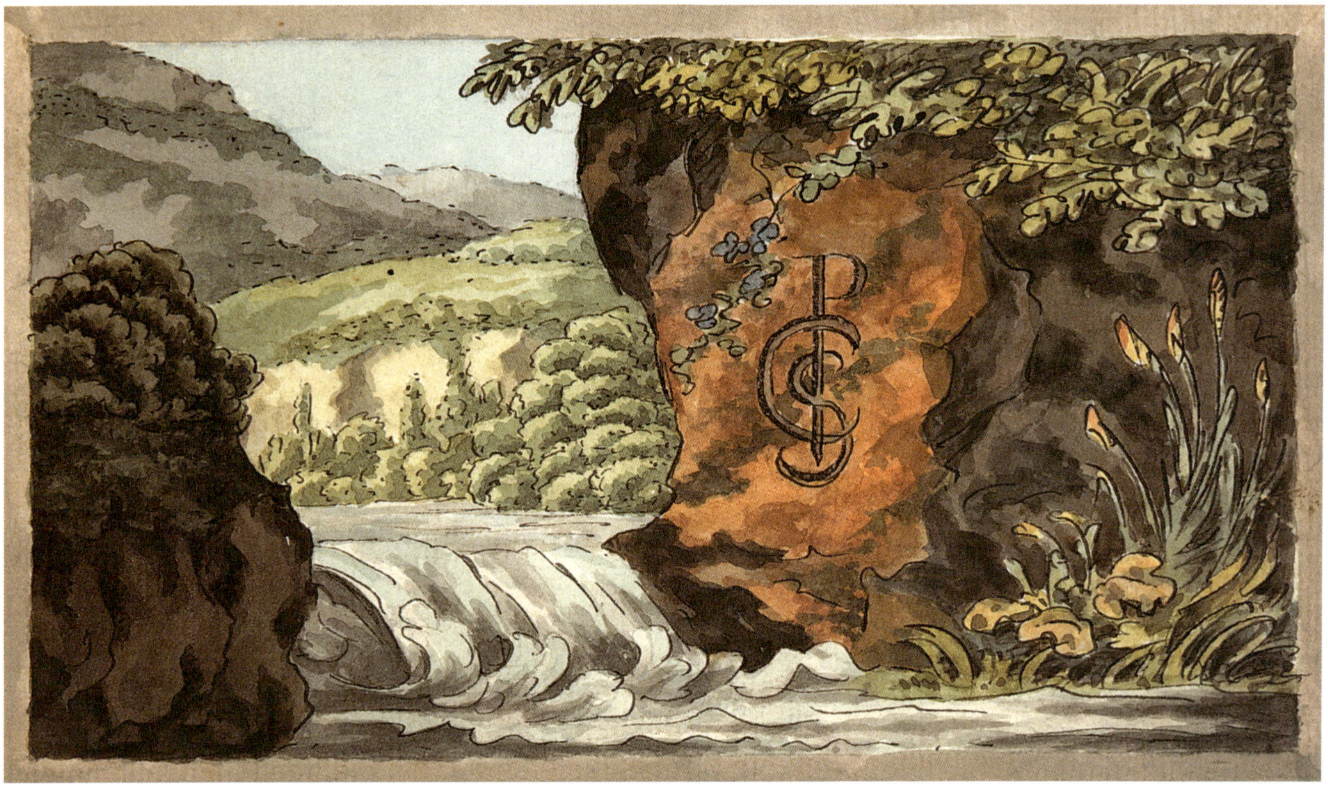

oder sie zur Illustrierung der »Italienischen Reise« zu verwenden, wird in großen Abständen immer mal wieder mit befreundeten Malern und Kupferstechern besprochen. Sich auch als Zeichner einem größeren Publikum zu präsentieren, war, trotz aller notorischen Selbstzweifel, Goethes leidenschaftlicher Wunsch. Er, der sich zunehmend historisch sah, mußte Interesse daran haben, daß das ganze Spektrum seines Schaffens, seines Könnens der Nachwelt überliefert wurde.

Goethe: Berglandschaft mit Stromschnelle, 1807
Letztes Blatt des Stammbüchleins für C(aroline) P(rinzessin) von S(achsen). Ein hoffnungsvoller Ausblick in eine heile Welt.

Es ist das farbenkräftigste Aquarell des ganzen Buches und unterstreicht noch einmal die pädagogisch-väterliche Absicht, zu trösten und zu zerstreuen.

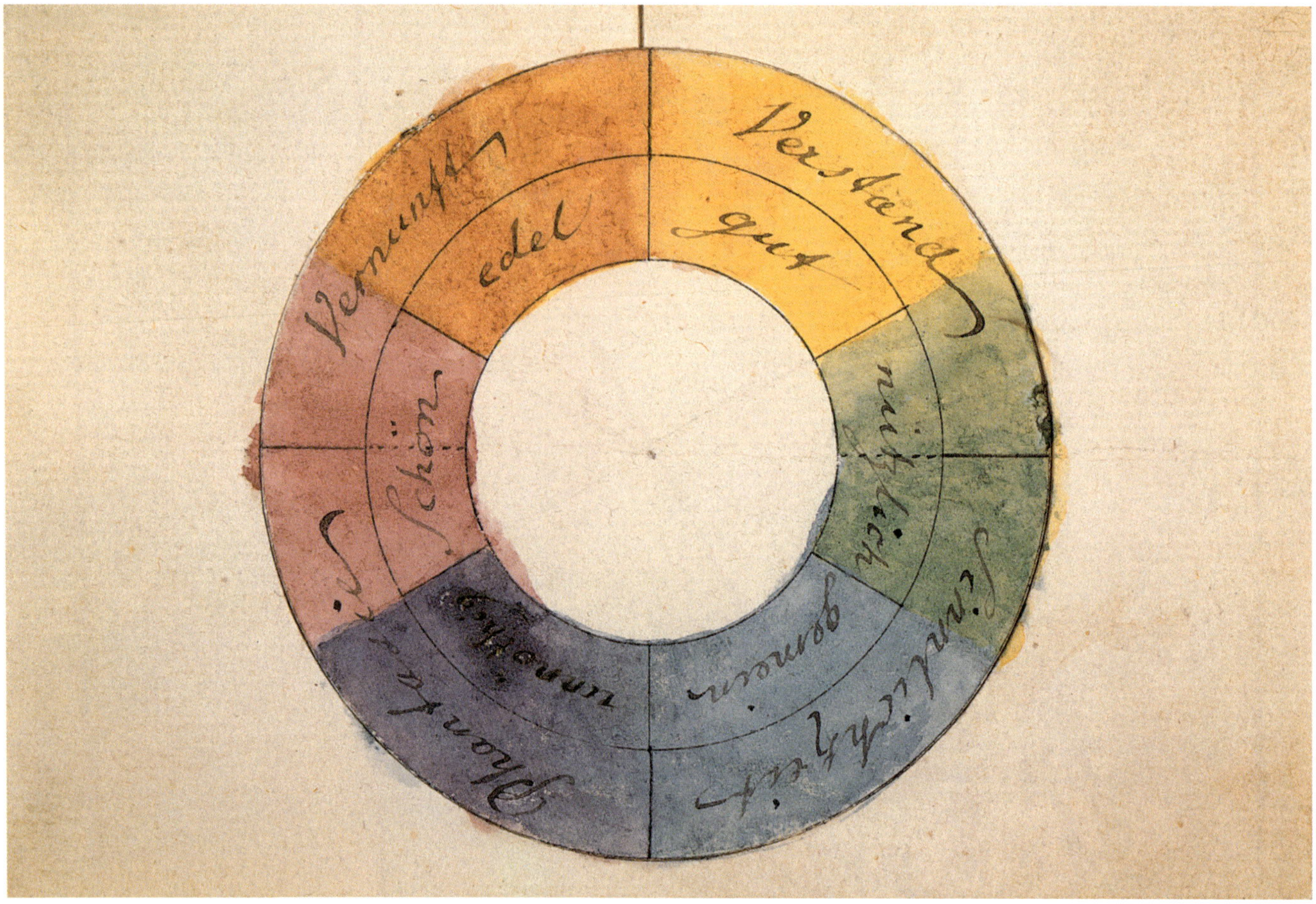

Hand … darin walten lassen«, schreibt er, »und so dieser eigenen Lebens- und Kunstepoche ein Denkmal zu erhalten gesucht«[16]. Aus der Rückschau des Dreiundsiebzigjährigen bedeutet das Jahr 1810 ein letztes Mal Zeichenleidenschaft: »Als ich im April 1810 nach Jena ging, um meine zwei Bände Zur Farbenlehre abzuschließen und den Druck zu beendigen, sah ich der Erledigung von einer Last, die so viele Jahre auf mich gedruckt, mit Wohlbehagen entgegen, ich hatte mich so lange Zeit mit der Farbe, aber ohne Bezug auf Gestalt und lebendige Natur beschäftigt, daß dieser abstracte, ja abstruse Zustand mir höchst widerwärtig erschien und mich ein wunderliches Verlangen überfiel, das was in mir läge von Zeichnungsfähigkeit der Landschaft, noch einmal zu versuchen …«[17]

Dieses Bedürfnis setzt sich auch in seinen ausgedehnten Badeaufenthalten in Karlsbad und Teplitz durch. Er spricht davon, wie ihn »der Trieb die Natur nach meiner Art auszusprechen Monate lang belebte«[18]. Aber nicht vor der Natur wird gezeichnet, sondern »auf diese Weise, daß ich bei einsamen Spaziergängen mir gewisse Gegenstände so fest als möglich einprägte und nachher zu Hause mit der Feder auf's Papier fixierte, auch wohl der Natur selbst Umriß versuchte oder nach Erzählungen mir Gegenden vorbildete und theils die Umrisse stehen ließ, theils durch Licht und Schatten die Gegenstände zu sondern suchte«[19]. Nun, elf Jahre später, kommentiert er jedes ausgewählte Bild genau, weil er glaubt, »den einzelnen Blättern mehr Interesse«[20] geben zu müssen. Diese Erläuterungen (sie werden hier jeweils direkt unter die abgebildeten Zeichnungen gesetzt) sind also unverzichtbarer Bestandteil des Ganzen. Sie teilen uns etwas mit über Entstehung, Kompositionstechnik,

◁ ***Goethe: Farbenkreis zur Symbolisierung des »menschlichen Geistes- und Seelenlebens«, 1809***
In seinen Landschaftszeichnungen ist Goethe eher vorsichtig mit Farbe umgegangen. Um so kräftiger und durchaus mit Lust hat er einige Tafeln seiner »Farbenlehre« selbst koloriert. Als Demonstrations- und Anschauungsmaterial für seine wissenschaftlichen Erkenntnisse unterlagen sie keinen selbstauferlegten Kunstnormen.

Benjamin Zix: Goethe, 1806
Erst 1990 wurde dieses Profilporträt wiederentdeckt. Es unterscheidet sich durch seine unprätentiöse, beinahe intime Darstellung von der geheimrätlichen Attitüde vieler anderer Goethe-Bildnisse, es wirkt authentischer und lebensnäher: so könnte der Siebenundfünfzigjährige ausgesehen haben. Die Bleistiftstudie stammt von dem elsässischen Maler Benjamin Zix, der mit der französischen Armee nach Weimar gekommen war.

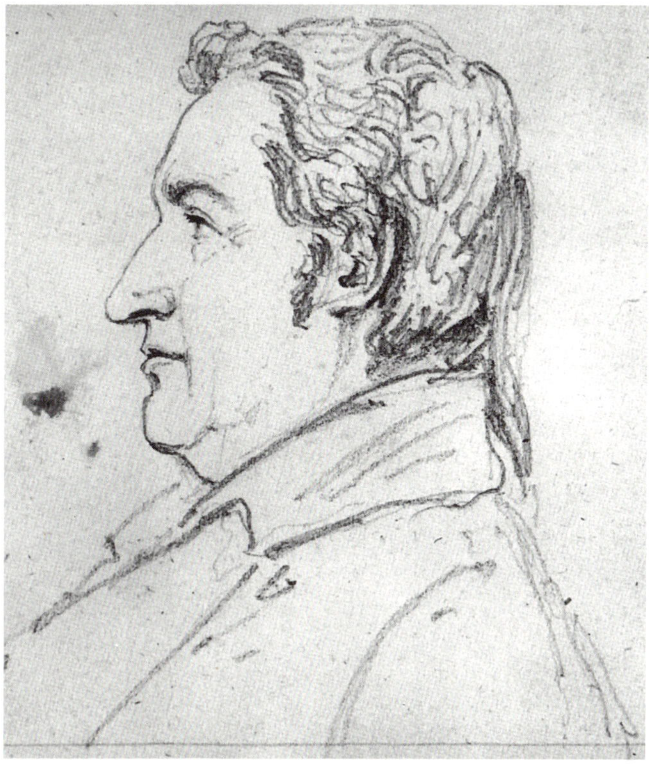

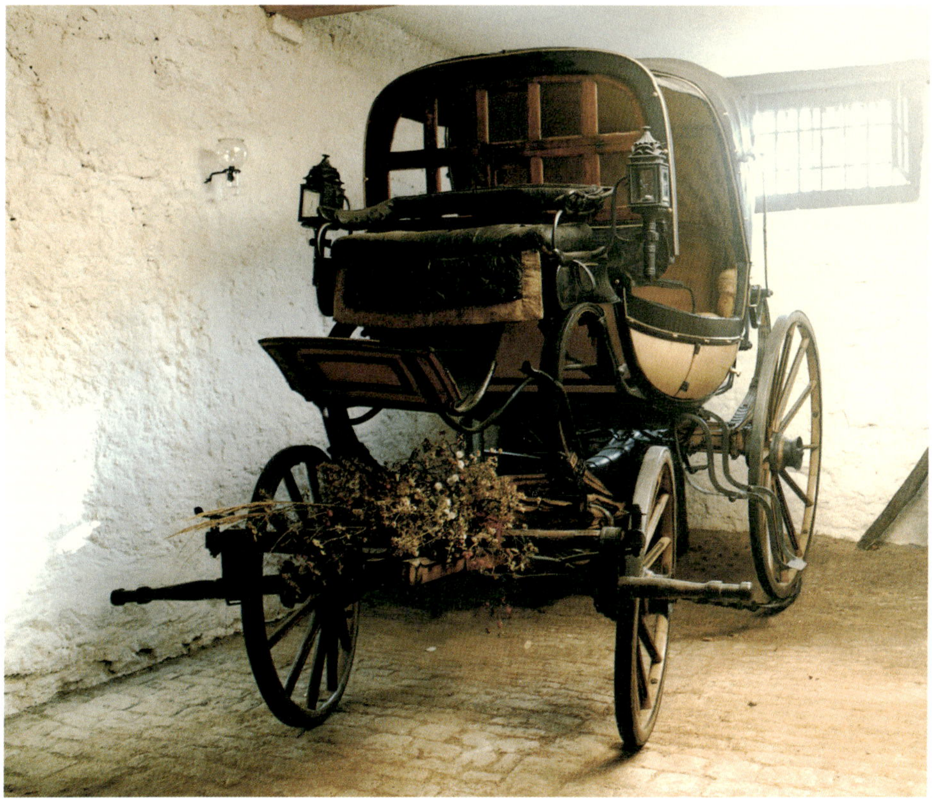

Goethes Reisekutsche
Da Goethe bis ins hohe Alter ein großer Reisender blieb, war eine eigene Kutsche beinahe eine Notwendigkeit. Die erste bekam er vom Herzog geschenkt. Diese hier kaufte er 1810 in Karlsbad.

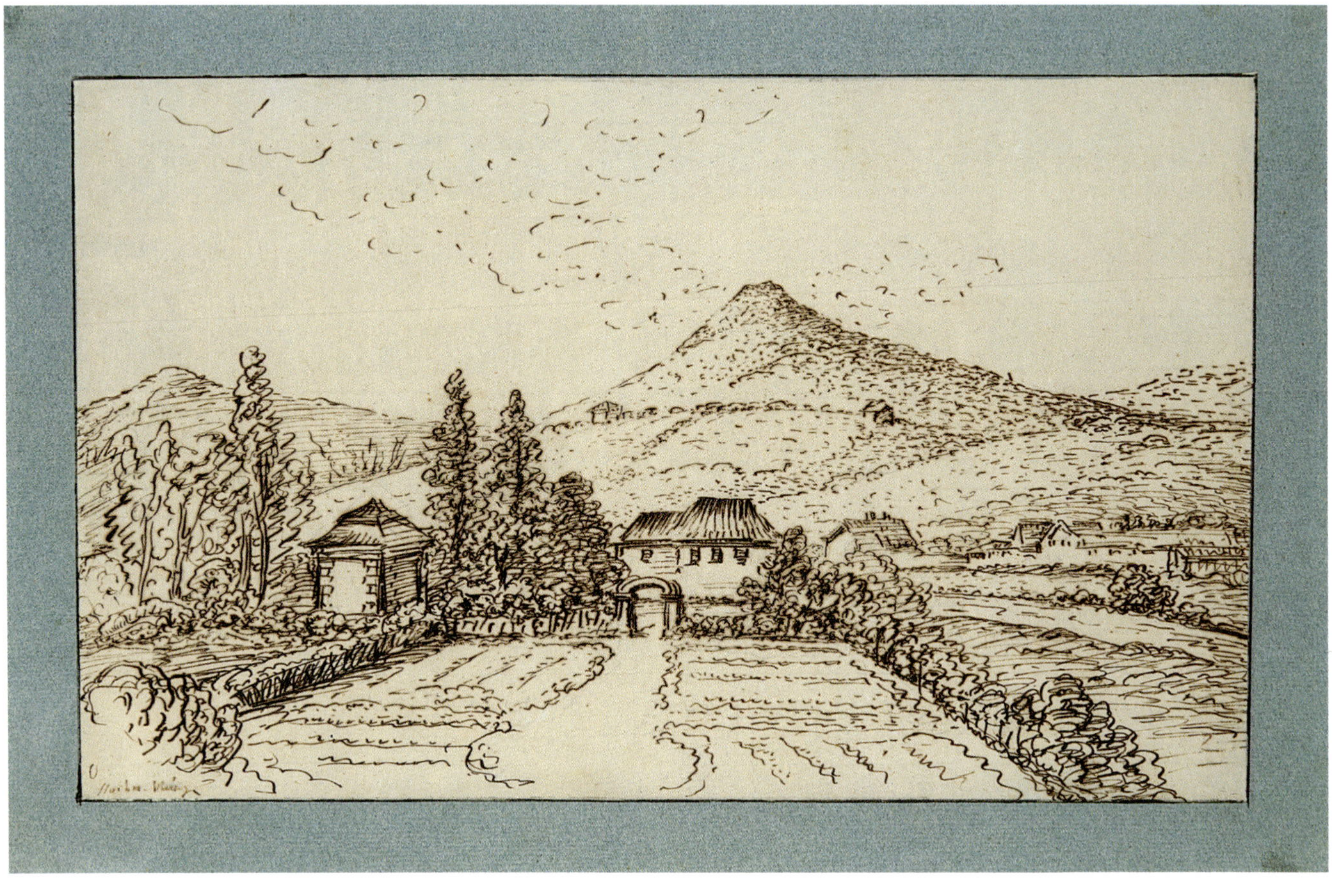

Goethe: Jena, 1810.
Aus »22 Handzeichnungen«, No. 5
»Jena, aus Major von Knebels Fenster hinab in den Klippsteinschen Garten, das Häuschen links Besitzung von Schnaubert.«

subjektives Sehen, aber auch über die Vergänglichkeit der topographischen Motive, denn vieles, was 1810 noch zu sehen war, ist 1821 bereits verschwunden.

Die »Zweiundzwanzig Handzeichnungen«, von keiner Hand korrigiert, zeigen Goethes sicheres Stilgefühl. Und sie bezeugen, daß er auch im Alter noch neugierig genug war, sich von jüngeren Künstlern anregen zu lassen. Das Mal-Training mit Kaaz in den vorangegangenen Jahren ist den Bildern deutlich anzumerken.

In seinen Gesprächen mit Riemer, Eckermann oder dem Kanzler Friedrich von Müller hat Goethe immer wieder das allmähliche Versiegen seiner künstlerischen Kreativität als großen Verlust an Vitalität beschrieben. Am 2. Oktober 1823 notiert Müller nach einem Besuch bei Goethe: »Dann zeigte er mir ein Cahier Landschafts-Zeichnungen von 1810 … vor und klagte, daß er seitdem nichts mehr zu zeichnen vermocht und dadurch unendlich an Selbstbefriedigung verloren habe.«[21] Es stimmt zwar, daß Goethe nach 1810 weniger Landschaften gezeichnet hat, daß er damit aber ganz aufgehört habe, wie er vorgibt, ist eine seiner häufigen Übertreibungen. Denn zumindest bis 1815 verraten uns seine Tagebucheintragungen, daß er immer wieder – vor allem auf Reisen und während seiner Badeaufenthalte – zu Zeichenstift und Pinsel griff. Und auch nach diesem Zeitpunkt hat er das Landschaftszeichnen nicht völlig aufgegeben, allerdings überwiegt jetzt ganz erheblich das zweckgebundene Skizzieren des Naturwissenschaftlers, Architekten und Bühnenbildners.

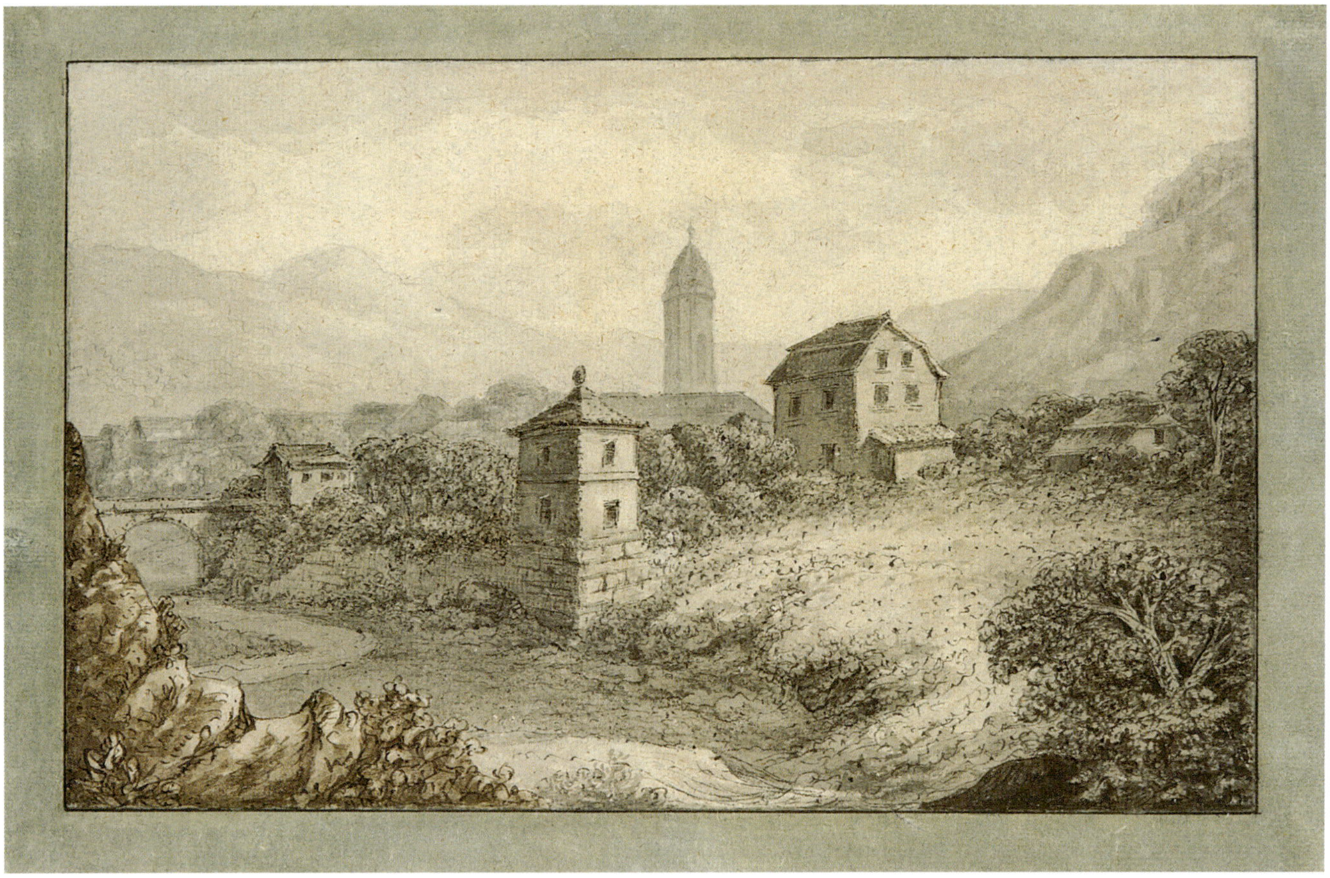

Auf dem Weg zum Publikum

1821 erschienen sechs »Radirte Blätter nach Handzeichnungen von Goethe«. Die Weimarer Maler Carl Wilhelm Lieber und Carl Wilhelm Holdermann hatten sie auf Wunsch Goethes überarbeitet und gestochen. Als Herausgeber fungierte der Zeichner und Kupferstecher Karl August Schwerdgeburth. Das fertige Ergebnis noch nicht vor Augen, drängte Goethe seinen Malerfreund Meyer heftig, »Schwerdgeburthen und Consorten mit freundlichem Rath beyzustehen«[22] und verriet auch genau seine Veröffentlichungs-Strategie: »… ich will in dem nächsten Stück Kunst und Alterthum[23] eine unverfänglich-heitere Anzeige einrücken, jeder Nummer eine Überschrift geben und die Verse abdrucken lassen.«[24] Dies tut er dann auch im Jahr darauf in der geplanten Form. Für den uneingeweihten Leser erklärt er das ebenso umständlich wie

Goethe: Schillers Garten in Jena, 1810. Aus »22 Handzeichnungen«, No. 13
»Schillers Garten, angesehen von der Höhe über dem rechten Ufer der Leutra; der Brückenbogen führt zum Engelgatter … Das Häuschen, daran eine Gartenlaube, welche Schiller zur Küche verwandeln ließ; das gerade entgegenstehende Eckgebäude errichtete Schiller als ein einsames Arbeitszimmer, und hat darin die köstlichsten Werke zu Stande gebracht. Als das Grundstück nach seinem Ableben in andere Hände kam, verfiel das Gebäude nach und nach und ward im Jahr … abgetragen. An dem höher stehenden Wohnhaus sind die zwei oberen Fenster des Giebels merkwürdig. Hier hatte man die schönste Aussicht das Thal hinabwärts, und Schiller bewohnte diese Dachzimmer. Jetzt ist auf flacher Erde das Observatorium angebaut, und das Ganze hat überhaupt ein völlig anderes Ansehen.«

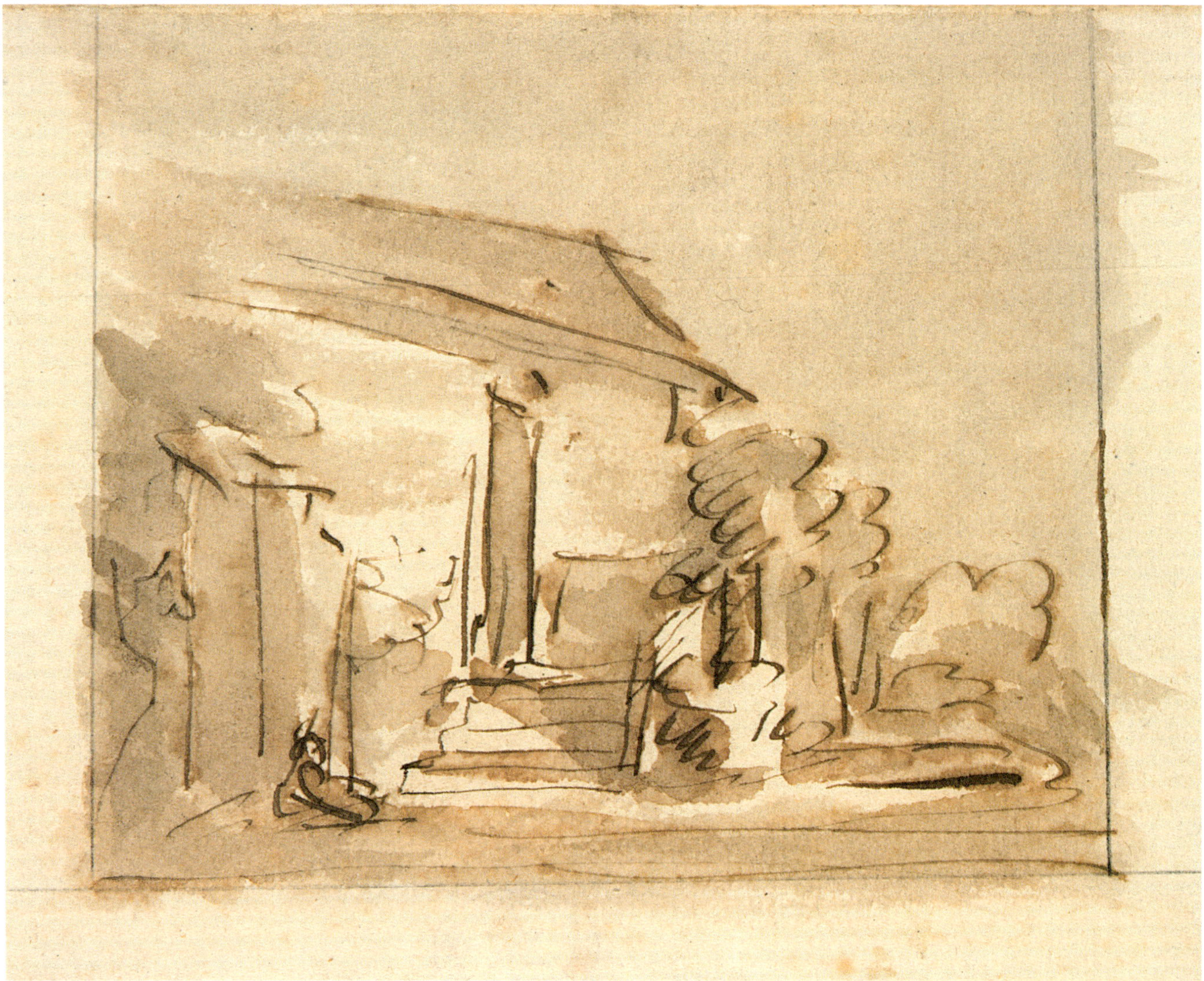

Goethe: Skizze zu »Goethes Hausgarten«, 1792
Diese lockere, in Strich und Lavierung modern wirkende Skizze ist in der ausgeführten Radierung von C. W. Lieber kaum noch wiederzufinden.

listenreich: »Das Unternehmen einiger verdienten Künstler, nach meinen Entwürfen radirte Blätter herauszugeben, muß mir in mehr als einem Sinne erwünscht sein; denn wie dem Dichter die Melodie willkommen ist, wodurch der Tonkünstler sein Lied für ihn und andere belebt, so freut es auch hier ältere, längst verklungene Bilder aus dem Letheischen Strome wieder hervorgehoben zu sehen. Anderntheils aber hab' ich längst bedacht, daß in den Bekenntnissen, in den Nachrichten, die ich von meinem Lebensgange gegeben, des Zeichnens öfters erwähnt wird, wobei man wohl nicht mit Unrecht fragen könnte, warum denn, aus wiederholter Bemühung und fortdauernder Liebhaberei, nicht auch etwas künstlerisch Befriedigendes habe hervortreten können.«[25] Für Goethe war diese Veröffentlichung ein sensationeller Schritt: er hatte sich bisher mit seinen Zeichnungen nie an ein größeres Publikum gewandt, sondern war immer in einer Schutzzone der privaten Zirkel seiner Freunde und Bekannten geblieben, denen er die Blätter gezeigt oder auch geschenkt hatte. Daß er sich nun einer breiteren Öffentlichkeit ausgerechnet mit Radierungen vorstellen wollte, die

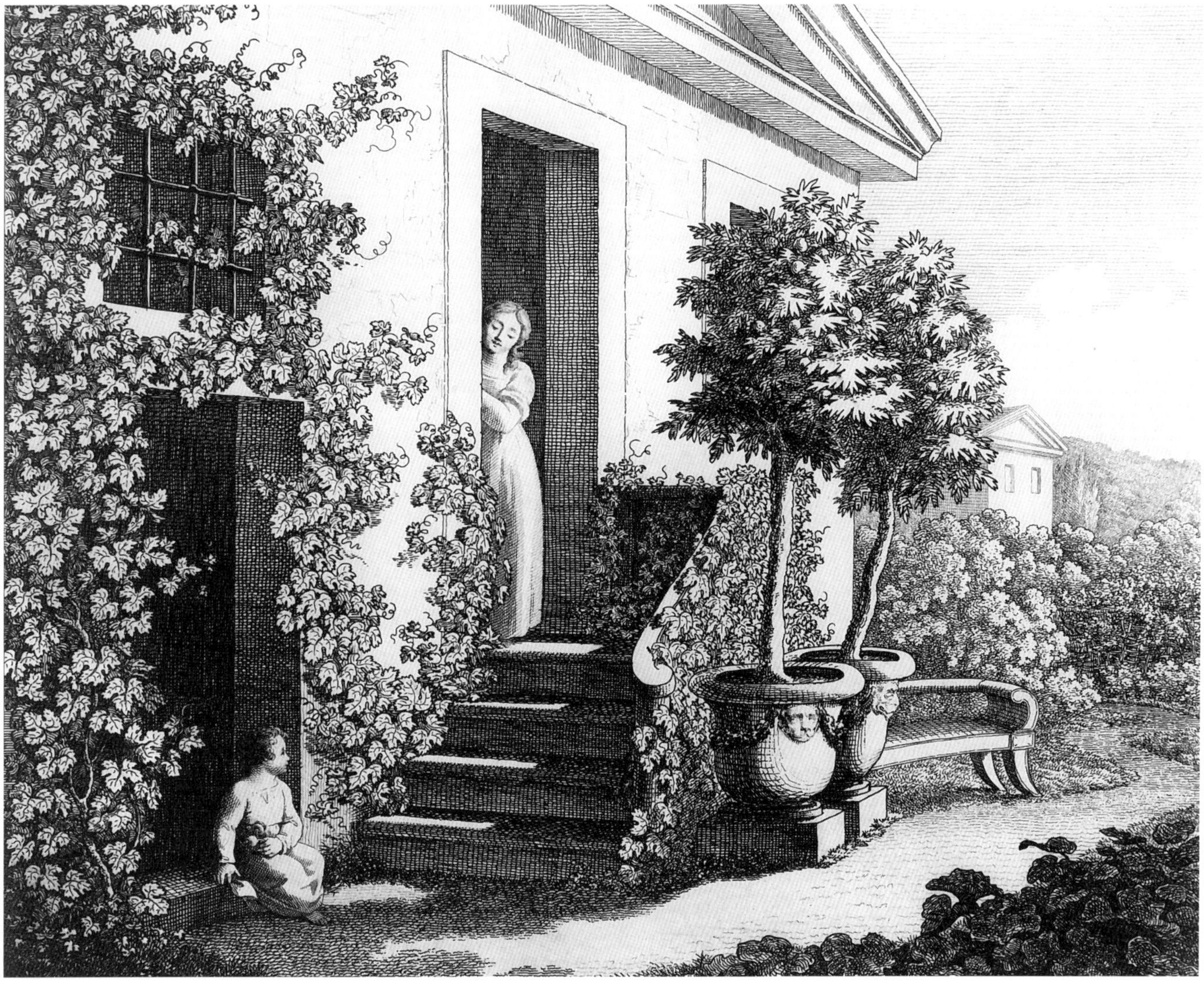

seine zeichnerische Originalität nur unvollkommen widerspiegeln, ist nur scheinbar kurios, denn Zeichnungen oder Gemälde konnten damals ja nur in Form von Radierungen oder Lithographien reproduziert werden. Die Gedichte, die er den Radierungen zuordnete, und die – ähnlich wie seine Kommentare zu den »Zweiundzwanzig Handzeichnungen« – die Blätter aufwerten sollten, verstärken den Symbolgehalt der Bilder. Daß es um Lebensstationen – wirkliche oder imaginierte – geht, suggerieren bereits die Titel: »Einsamste Wildnis«, »Hausgarten«, »Freie Welt«, »Geheimster Wohnsitz«, »Bequemes Wandern« und »Gehinderter Verkehr«. Die Gedichte ließ er, noch ohne Überschriften,

»Hausgarten«, 1821, radiert von Carl Wilhelm Lieber nach zwei Goethe-Skizzen

»Hausgarten

Hier sind wir denn vorerst ganz still zu Haus,
Von Thür zu Thüre sieht es lieblich aus;
Der Künstler froh die stillen Blicke hegt,
Wo Leben sich zum Leben freundlich regt
Und wie wir auch durch ferne Lande ziehn,
Da kommt es her, da kehrt es wieder hin;
Wir wenden uns, wie auch die Welt entzücke,
Der Enge zu, die uns allein beglücke.«

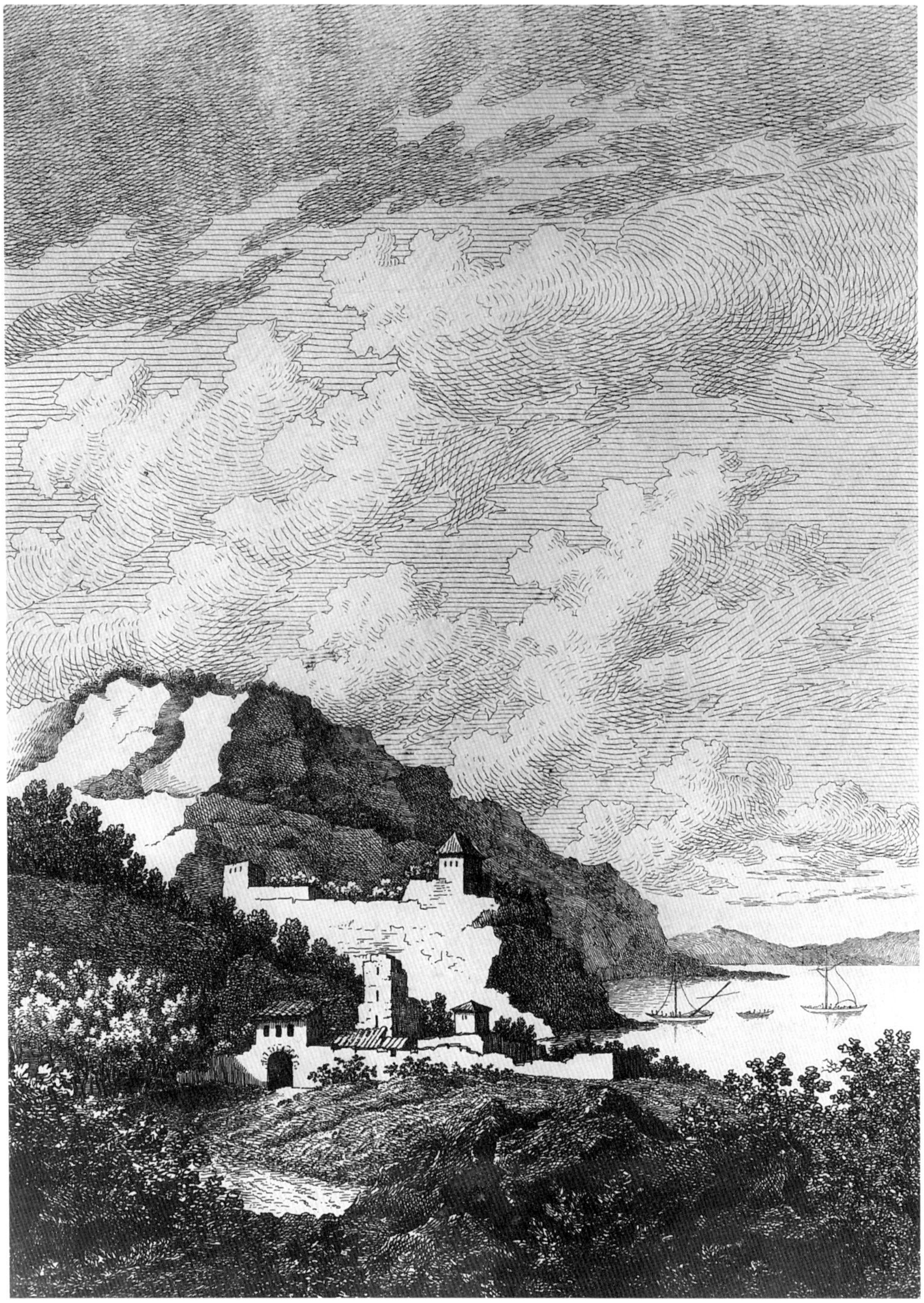

Goethe: »Gehinderter Verkehr«, 1821 ▷
Die südliche Steilküste mit dem Kastell auf hohem Felsplateau gibt eine Landschaftssituation wieder, die jeder Italien-Reisende kennt: der Weg endet an der Pforte einer Mauer, man kommt nicht weiter, rechts ist das Meer, links das Gebirge. In seinen Versen zur Radierung hat Goethe diese Weglosigkeit symbolisch überhöht.
Die Vorlage für das letzte Blatt der »Radierungen« ist bereits von C. W. Lieber überarbeitet worden. Von Goethe sollen aber die schönen Wolkengebilde stammen. Ihre flüchtigen Formen wirken atmosphärisch viel dichter als die übergenau gestrichelten Wolken der Radierung.

»Gehinderter Verkehr«, 1821, radiert von C. W. Lieber nach einer Goethe-Handzeichnung

»Wie sich am Meere Mann um Mann befestigt
Und am Gestade Schiffer überlästigt,
Die engen Pfade völlig weglos macht,
Auf Sicherheit, mehr auf Gewalt bedacht;
Bald Recht, Bald Plackerei, sein selbst gewiß,
Sei's wie es sei, und immer Hinderniß,
So Tag und Nacht den Reisenden zur Last;
Es ist vielleicht zu düster aufgefaßt.«

auf dem braunen Heft-Umschlag der »Radierten Blätter« abdrucken. Erst wenn wir heute den Gedichttext direkt unter das Bild plazieren, kommt der Charakter des »Gesamtkunstwerks«, das Goethe vorschwebte, klar zum Ausdruck.

1821 war für ihn das Jahr der kommentierten Bild-Zyklen. Denn Goethe hat nicht nur seine beiden eigenen Projekte verfolgt und zu Ende

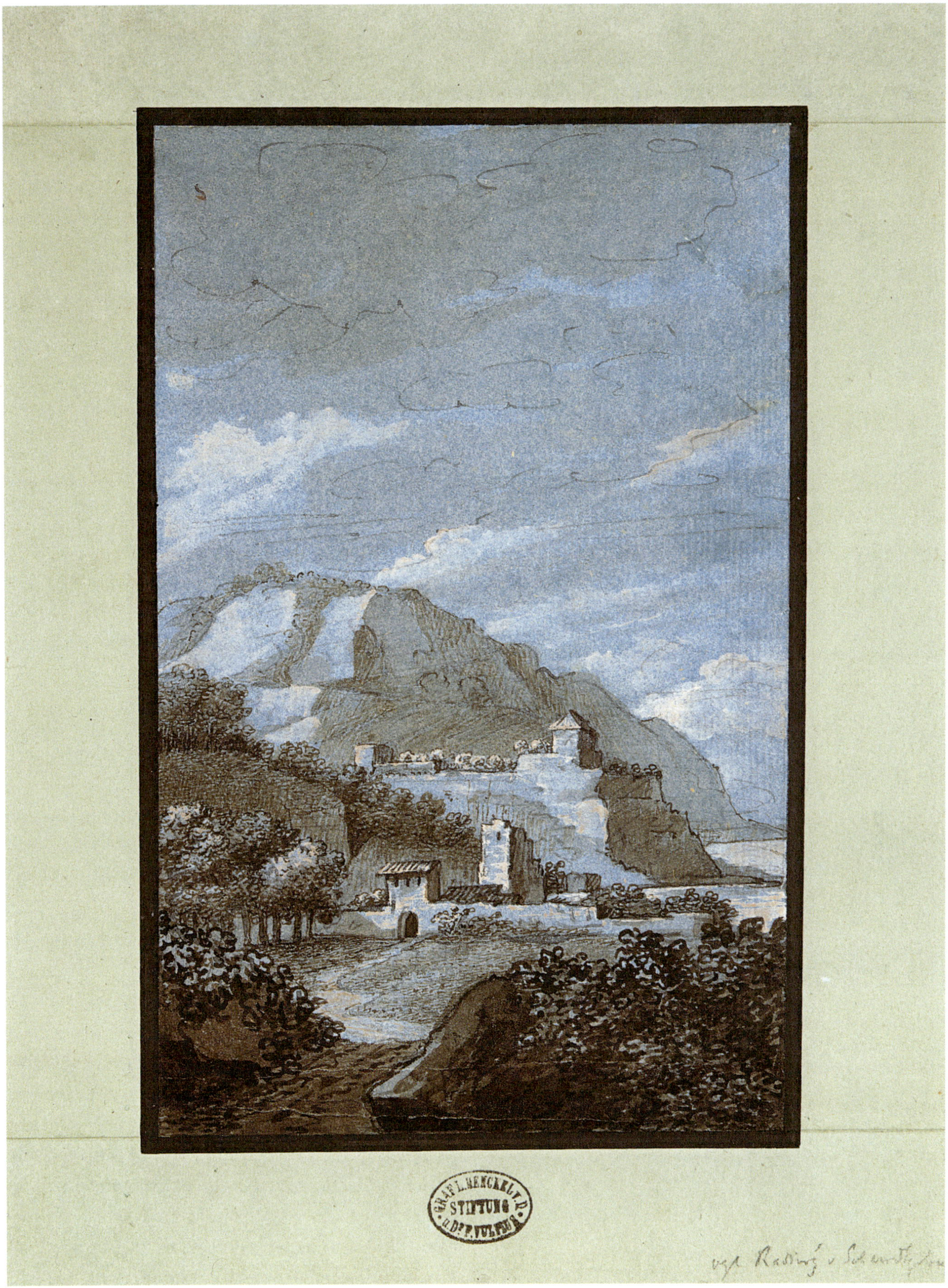
GRAF L. HENCKEL V. D.
STIFTUNG
u. DR F. VULPIUS

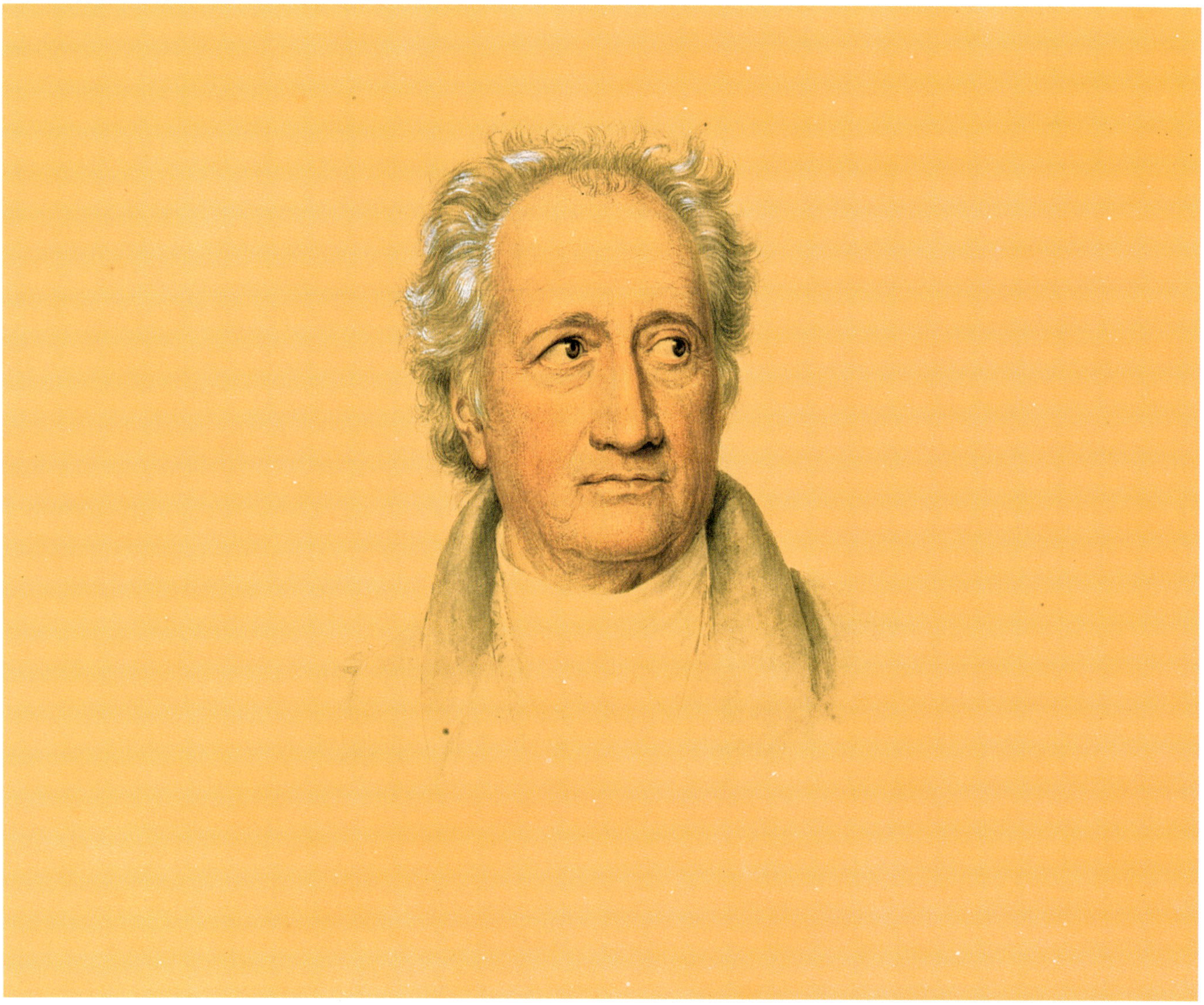

Josef Karl Stieler:
Bildnis Johann Wolfgang von Goethes, 1828
»Herr Staatsminister, ein wohlgetroffenes Bildnis des Königs der Teutschen Dichter zu besitzen ist ein von mir lange gehegter Wunsch«, hatte Ludwig I. am 16. Mai 1828 an Goethe geschrieben. Hofmaler Stieler durfte nach Weimar kommen und den Neunundsiebzigjährigen porträtieren.

gebracht, er hat auch noch für den Idyllen-Zyklus seines alten Freundes Tischbein Kommentare und Verse verfaßt. Die Texte zu allen drei Bild-Zyklen wurden 1822 unmittelbar hintereinander in seiner Kunstzeitschrift »Über Kunst und Altertum« abgedruckt. Für Goethe gehörten sie eng zusammen. Sie zeigen nachdrücklich, welche Bedeutung der Zusammenklang von Bild und Wort für ihn hatte. Als Tischbein den Freund um Texte zu seinen »Oldenburger Idyllen« bat, konnte er an ein gemeinsames, allerdings nie verwirklichtes Projekt erinnern, das sich beide in ihrer römischen Zeit ausgedacht hatten; in einer Epoche also, in der Goethe sich ein einziges Mal wie im »Paradies« gefühlt hatte.

Epilog

»Ganz ohne Talent war ich jedoch nicht, besonders zu Landschaften«

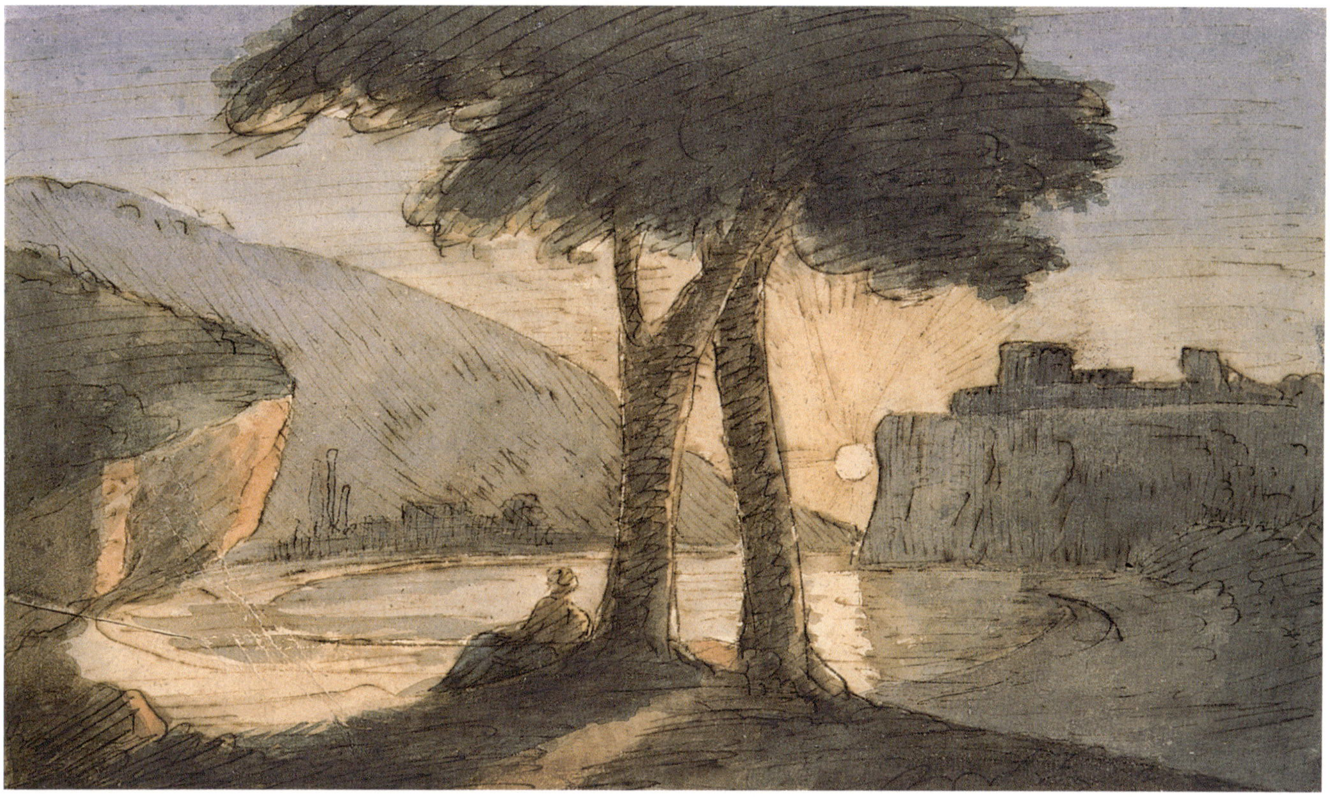

Goethe: Neapolitanische Küste, um 1810
Eine elegische Abschiedsstimmung liegt über dieser italienischen Landschaft. Goethe hat sie wenige Jahre nach der Italien-Reise aus der Erinnerung gezeichnet und vermutlich erst während seiner Zusammenarbeit mit Carl Ludwig Kaaz koloriert. Der Sonnenuntergang und die ruhig in die Ferne schauende Staffage-Figur sind klassische Sehnsuchtsmotive der Landschaftsmalerei seit dem 17. Jahrhundert.

Nach 1810 hat Goethe nur noch selten Landschaften gezeichnet. Um so intensiver aber kümmerte er sich um seine gut geordneten Zeichenmappen, sah sich häufig allein oder mit Freunden die eigenen Reise-Skizzen an und versuchte sogar, Zeichnungen, die er einst Charlotte von Stein geschenkt hatte, wieder zurückzubekommen. Bis kurz vor seinem Tod beschäftigte er sich mit den Entwürfen für einen lange geplanten Aufsatz über Landschaftsmalerei[1]. Die erhaltenen Übersichten und Notizen zeigen nicht nur, wie genau Goethe die Entwicklungsgeschichte dieser Kunstgattung kannte und was für ein präzises Bildgedächtnis er hatte, sondern auch, wie sehr er seine oft hellsichtigen Beobachtungen, besonders zu Claude Lorrain, der eigenen Seh- und Zeichen-Erfahrung verdankte.

Immer spürt man seine Vorliebe für weiträumige Landschaftsbilder, für das Grenzenlose, die weiten Horizonte und die Darstellung der Ferne.

Je älter er wurde, desto mehr beunruhigte ihn die Frage nach Rang und Umfang seines eigenen Zeichentalents, nach dem Anteil angeborener Begabung und nachträglicher Ausbildung. Hatte er noch in Italien von seinem »eingebohrnen Talent« gesprochen, so erschien ihm nun sein Zeichnen manchmal als »falsche Tendenz«.

Letztlich aber akzeptierte Goethe sein Zeichnen als existentiellen Ausdruck seiner Kreativät, die für ihn zu den »Geheimnissen«[2] des menschlichen Lebens gehörte: »Goethe sagte«, heißt es in Riemers Bericht, »daß ihm die Lust, zu zeichnen, oft gekommen sei, und zuweilen mit der größten Gewalt. Er habe darüber reflektiert, da es doch eigentlich nicht sein Talent sei, und wenn es Talent wäre, es sich völlig entschieden und zur Beruhigung gekommen sein würde, – was es denn eigentlich sei? Nun habe er gefunden, daß bei ihm sich die Sehnsucht, die jeder Mensch habe, darin auflöse.«[3]

Vielleicht erklärt sich so auch der sehnsüchtige Zug, der durch sein Landschaftszeichnen geht, ein Drang nach dem Unendlichen, Unerreichbaren, die Suche nach der ursprünglichen Bildersprache der Natur: »Wir sollten weniger sprechen und mehr zeichnen. Ich meinerseits möchte mir das Reden ganz abgewöhnen und wie die bildende Natur in lauter Zeichnungen fortsprechen.«[4]

Anhang

Daten zu Goethes Zeichner-Biographie

Der biographische Abriß beschränkt sich vor allem auf Lebensdaten und Werke, die für den Landschaftszeichner Goethe von Bedeutung sind oder im Text genannt werden.

1749 28. August: Geburt Johann Wolfgang Goethes in Frankfurt a.M. im Elternhaus am Großen Hirschgraben. Mutter: Catharina Elisabeth, geb. Textor, Vater: Kaiserlicher Rat Dr. Jur. Caspar Goethe.

1750 7. Dezember: Geburt der Schwester Cornelia.

1756 Einrichtung eines Kunst-Kabinetts zeitgenössischer Frankfurter Maler für die Sammlung des Vaters.

1758 Regelmäßiger privater Zeichen-Unterricht bei dem Kupferstecher Johann Michael Eben.

1756–1763 Siebenjähriger Krieg. 1759: Die Franzosen besetzen Frankfurt.

1759–1761 Einquartierung Thorancs im Haus am Hirschgraben. Einrichtung eines Mal-Ateliers im Dachgeschoß.

1765–1768 Studium der Rechtswissenschaft an der Universität Leipzig. Privater Zeichenunterricht bei Adam Friedrich Oeser. Liebe zu Käthchen Schönkopf. Unterricht im Radieren bei Johann Michael Stock. Besuch der Dresdner Gemäldegalerie. Krankheit, Rückkehr ins Elternhaus.

1768–1770 Aufenthalt in Frankfurt, langwierige Genesung.

1770–1771 Fortsetzung des Jura-Studiums in Straßburg. Promotion zum »Licentiatus Juris«. Freundschaft mit Herder. Liebe zu Friederike Brion in Sesenheim.

1771–1775 Advokat in Frankfurt. 1. Fassung des *Götz.*

1772 Mai – September am Reichskammergericht in Wetzlar. Liebe zu Charlotte Buff.

1773 Briefwechsel mit Johann Caspar Lavater. Mitarbeit an der Literatur- und Kunstzeitschrift »Frankfurter Gelehrten Anzeigen«.

1774 Lavater besucht Goethe in Frankfurt. Gemeinsame Rhein / Lahn-Reise. Bekanntschaft mit dem Maler Georg Melchior Kraus. Mitarbeit an Lavaters »Physiognomischen Fragmenten«. Erste Begegnung mit dem Prinzen Carl August von Sachsen-Weimar und Karl-Ludwig von Knebel. *Die Leiden des jungen Werthers, Clavigo.*

1775 Liebe zu Lili Schönemann. Verlobung. Bekanntschaft mit Friedrich Müller, dem »Maler Müller«, und dem Kupferstecher und Zeichner Johann Heinrich Lips.
Mitte Mai: erste Schweizer Reise, Wanderung zum Sankt Gotthard, zahlreiche Zeichnungen. *Nach Falconet und über Falconet.*

1775 7. November: Ankunft in Weimar. Beginn der Beziehung zu Charlotte von Stein. *Egmont* begonnen

1776 11. Juni: Eintritt in den Weimarer Staatsdienst. Wohnsitz im Gartenhaus (bis 1782).
Juli / August mit dem Herzog nach Ilmenau. Zeichnungen. G. M. Kraus wird Direktor der Freien Zeichenschule in Weimar. Wiedersehen mit Oeser in Leipzig.

1777 Tod der Schwester Cornelia. Reisen nach Ilmenau, Eisenach, zur Wartburg, in den Harz. Besteigung des Brockens. Zahlreiche Zeichnungen. *Harzreise im Winter. An den Mond.*

1778 Schaffung eines Landschaftsparks in Weimar nach Goethes Plänen.

1779 September: 2. Schweizer Reise. Besuch bei Lavater in Zürich.

1780 Ankauf einiger Dürer-Blätter für den Herzog. *Briefe aus der Schweiz.*

1781 Beschäftigung mit Radierungen von Allaert v. Everdingen.

1782 10. April: in den Adelsstand erhoben.
25. Mai: Tod des Vaters in Frankfurt.
2. Juni: als Mieter ins Haus am Frauenplan.

1783 September / Oktober: 2. Harzreise.

1784 September: 3. Harzreise. Geologische Studien. Zeichnungen.

1785 Reise ins Fichtelgebirge. 1. Badeaufenthalt in Karlsbad.

1786 2. Badeaufenthalt in Karlsbad. Von dort am 3. September: heimlicher Aufbruch nach Italien.

1786 29. Oktober: Ankunft in Rom. Wohnung am Corso bei Johann Wilhelm Heinrich Tischbein. November: Frascati. *Reisetagebuch* für Charlotte von Stein. *Iphigenie.*

1787 Erwerb von Gipsabgüssen nach Antiken. Intensives Zeichnen. Mit Tischbein Reise nach Neapel. Besteigung des Vesuv. Bekanntschaft mit dem Maler Jacob Philipp Hackert. April / Mai: mit dem Zeichner Chr. H. Kniep nach Sizilien.
6. Juni: zurück in Rom. Im Juni: mit Hackert nach Tivoli. In Rom: Besichtigung der Galleria Colonna (Gemälde von Claude Lorrain, Nicolas Poussin u. a.). Sommer und Herbst nach Castel Gandolfo, Albano, Frascati. Zeichenstudien u. a. bei Hackert und Johann Heinrich Meyer. *Amor als Landschaftsmahler. Nausikaa. Fragment.*

1788 April: Abschied von Rom. Rückreise u. a. über Siena, Florenz, Mailand, Augsburg, Nürnberg.
18. Juni: Ankunft in Weimar.
Juli: Verbindung mit Christiane Vulpius.
September: erstes Zusammentreffen mit Schiller in Rudolstadt. *Römische Elegien. Einfache Nachahmung der Natur, Manier, Stil.*

1789 14. Juli: Sturm auf die Bastille. Beginn der Französischen Revolution. Lips als Lehrer an die Freie Zeichenschule. Umzug ins »Jägerhaus«.
25. Dezember: Geburt des Sohnes August (überlebt als Einziger von fünf Kindern). *Torquato Tasso.*

1790 März – Juni: Reise nach Venedig.

1791 J. H. Meyer an die Zeichenschule berufen.

1792–1807 Krieg Frankreichs gegen Preußen und Österreich.

1792 August – Oktober. Kampagne in Frankreich.

1794 Beginn der Freundschaft mit Schiller. Reisen mit dem Herzog.

1796 Häufige Jena-Aufenthalte. *Wilhelm Meisters Lehrjahre.*

1797 Jena als Arbeits-Ort. Reise nach Frankfurt, in die Schweiz. November: Rückkehr nach Weimar.

1798 Zusammen mit Schiller und Meyer Herausgabe der Kunstzeitschrift »*Propyläen*« (bis 1800).

1799 Beginn der Weimarer Preisaufgaben zur Förderung der jungen Künstler und Kunstausstellung mit Werken der Wettbewerbs-Teilnehmer (beides bis 1805). November: Bury in Weimar. Dezember: Umzug Schillers nach Weimar.

1803 Engagement Riemers als Lehrer für August und Sekretär bei Goethe.

1804 13. September: Ernennung zum Wirklichen Geheimen Rat. *Zwei Landschaften von Philipp Hackert.*

1805 Schwere Erkrankung von Goethe und Schiller. 9. Mai: Tod Schillers. Juli: Kur in Bad Lauchstädt.

1806 Juni: Badereise nach Karlsbad. Rege Zeichentätigkeit. 14. Oktober: Schlacht bei Jena und Auerstedt, Niederlage Preußens. Besetzung und Plünderung von Weimar durch französische Truppen. 19. Oktober: Heirat mit Christiane Vulpius. Teeabende bei Johanna Schopenhauer, Zeichnungen.

1807 10. April: Tod Anna Amalias. 28. April: Tod Hackerts in Italien. Sein schriftlicher Nachlaß fällt an Goethe. Oktober: Landschaftsmaler Carl Ludwig Kaaz erstmalig bei Goethe. *Reise-, Zerstreuungs- und Trostbüchlein.*

1808 Reisen nach Karlsbad und Franzensbad. Zeichnen mit Kaaz. 13. September: Tod der Mutter in Frankfurt.

1809 Juni/Juli: Kaaz in Weimar, gemeinsame Zeichentätigkeit. Goethe und Voigt: Oberaufsicht über die Anstalten für Wissenschaft und Kunst. *Konfession des Verfassers (Farbenlehre). Die Wahlverwandtschaften.*

1810 Zeichnen in Jena, Karlsbad und Teplitz, Entstehung der *Zweiundzwanzig Handzeichnungen* September: Dresden-Besuch, in Caspar David Friedrichs Atelier. *Zur Farbenlehre.*

1811–1813 Regelmäßige Badeaufenthalte in Karlsbad und Teplitz. Juli in Jena. *Aus meinem Leben. Dichtung und Wahrheit* (1.–3. Teil bis 1814) *Philipp Hackert. Biographische Skizze, meist nach dessen eigenen Aufsätzen entworfen von Goethe.*

1816 6. Juni: Tod Christianes. Gründung der Zeitschrift *Über Kunst und Altertum.*

1817 Der zweite Teil der *Italienischen Reise* erscheint.

1820 April – Mai: in Karlsbad.

1821 Juli – September in Böhmen. *Über die Entstehung der zweiundzwanzig Blätter meiner Handzeichnungen. Radierte Blätter, nach Handzeichnungen von Goethe. Wilhelm Tischbeins Idyllen.*

1823 Schwere Erkrankung. Bekanntschaft mit Eckermann. Juni – September: Kuraufenthalte in Marienbad und Karlsbad.

1827 6. Januar: Tod Charlotte v. Steins. 27./29. August: König Ludwig I. von Bayern bei Goethe in Weimar

1828 14. Juni: Tod des Großherzogs Carl August.

1829 *Italienische Reise* (vollständige Ausgabe).

1830 10. November: Nachricht vom Tode seines Sohnes August (26. Oktober in Rom gestorben). Ende November Blutsturz.

1831 28. August: letzter Geburtstag Goethes (in Ilmenau). *Faust II* abgeschlossen.

1832 Seit 16. März: schwere Erkrankung. 22. März: Goethe stirbt in seinem Haus am Frauenplan. *Landschaftliche Malerei. Künstlerische Behandlung landschaftlicher Gegenstände. Zu malende Gegenstände.*

Goethe-Ausgaben

FA Johann Wolfgang Goethe: Sämtliche Werke. Briefe, Tagebücher und Gespräche. Frankfurter Ausgabe. 40 in 45 Bdn. Frankfurt a. Main 1985 ff.

HA Johann Wolfgang Goethe: Werke. Hamburger Ausgabe in 14 Bdn, bearb. u. herausg. v. Erich Trunz. Hamburg 1948–1964

MA Johann Wolfgang Goethe: Sämtliche Werke nach Epochen seines Schaffens. Münchner Ausgabe. Hrsg. von Karl Richter. 21 in 31 Bdn. München 1985 ff.

WA Goethes Werke, hrsg. im Auftrage der Großherzogin Sophie von Sachsen. Weimarer Ausgabe. 133 in 143 Bdn. Weimar 1887–1919

GA Goethe, Gedenkausgabe der Werke, Briefe und Gespräche, hrsg. von Ernst Beutler, 24 Bde, Zürich 1948–1954

Corpus Corpus der Goethezeichnungen, bearb. v. Gerhard Femmel, 8 Bde, Leipzig 1958–1978

DjG Der junge Goethe, herausg. v. Hanna Fischer-Lamberg, 5 Bde. Berlin / New York 1963–1974

GG Goethes Gespräche. Eine Sammlung zeitgenössischer Berichte aus seinem Umgang auf Grund der Ausgabe und des Nachlasses von Flodoard Freiherr von Biedermann, erg. und hrsg. von Wolfgang Herwig. 4 Bde. Zürich / Stuttgart 1965–1972

Vertrauliche Briefe zusammengestellt von Wilhelm Bode. Neu hrsg. von Regine Otto und Paul-Gerhard Wenzlaff. 3 Bde, München 1982

J. W. Goethe, Briefe an Auguste Gräfin zu Stolberg, hrsg. von Jürgen Behrens, Frankfurt a. M. und Leipzig, 1993

Goethe. Tagebuch der ersten Schweizer Reise, 1775. Mit den Zeichnungen des Autors und einem vollständigen Faksimile der Handschrift. Hrsg. von Hans-Georg Dewitz. Frankfurt a. M. 1980

Johann Wolfgang Goethe. Reise-Tagebuch 1786 (Italienische Reise) Herausgegeben von Konrad Scheurmann und Jochen Golz mit Transkription von Wolfgang Albrecht. Mainz 1997

Johann Wolfgang Goethe: Italienische Reise. Mit Illustrationen von Goethe und seinen Zeitgenossen. Hrsg. von Jochen Golz, 2 Bde. Berlin 1996

Anmerkungen

Einleitung (S. 9–10)

1 WA IV, 49, S. 269
2 MA, Bd. 19, S. 139
3 WA I, 49.1, S. 337
4 WA IV, 8, S. 150

I. Anfänge eines Zeichners (S. 11–16)

1 WA I, 26, S. 186
2 ebd., S. 182 f.
3 ebd., S. 40
4 WA I, 27, S. 16
5 Johann Conrad Seekatz (1719–1768), Darmstädter Maler, der sich häufig in Frankfurt aufhielt und u. a. für Goethes Vater und den Grafen Thoranc arbeitete.
6 WA I, 27, S. 18 f.

II. Student und Kupferstecher (S. 17–24)

1 WA I, 27, S. 88
2 WA IV, 1, S. 125
3 WA I, 27, S. 157f.
4 WA IV, 1, S. 178
5 WA I, 27, S. 188
6 Goethe wird sie später noch viermal besuchen.
7 WA I, 27, S. 174 f.
8 ebd., S. 171
9 ebd., S. 171f.

III. Der Zeichner des Sturm und Drang (S. 25–40)

1 WA IV, 1, S. 171
2 ebd., S. 199
3 WA I, 27, S. 212
4 WA IV, 1, S. 224
5 Vertrauliche Briefe, Bd. I, München 1982, S. 20
6 WA IV, 2, S. 17
7 WA I, 28, S. 116
8 WA IV, 2, S. 43
9 Vertrauliche Briefe, Bd. I, S. 41
10 Ein ganz ähnliches Motiv hat Goethe in seiner Rötelzeichnung des Mainufers dargestellt. Petra Maisak hat das Blatt als »Frankfurter Mainufer in der Gegend des Weinmarkts« identifiziert. – *P. Maisak*, Johann Wolfgang Goethe, Zeichnungen, Stuttgart 1996, S. 45
11 WA IV, 2, S. 49
12 ebd., S. 205
13 *Gert Mattenklott*, Die Leiden des jungen Werthers, in: Goethe-Handbuch, Stuttgart 1997, Bd. III, S. 51
14 *Achim Aurnhammer*, Maler Werther. Zur Bedeutung der bildenden Kunst in Goethes Roman, in: Literaturwissenschaftliches Jahrbuch, N.F. 36 (1995), S. 83–104
15 DjG IV, S. 106 f.
16 *Johann Heinrich Merck*, Werke, ausgewählt und hrsg. von Arthur Henkel, Frankfurt a. M. 1968, S. 383
17 DjG IV, S. 107
18 ebd., S. 111 f.
19 ebd., S. 156
20 DjG V, S. 352
21 GG I, S. 138
22 *Ilsebill Barta Fliedl*, Lavater, Goethe und der Versuch einer Physiognomik als Wissenschaft, in: Goethe und die Kunst, Frankfurt a. M. 1994, S. 201
23 *J. W. Goethe*, Briefe an Auguste Gräfin zu Stolberg, hrsg. von Jürgen Behrens, Frankfurt a. M. u. Leipzig 1993, S. 9
24 DjG V, S. 239
25 *Hans-Georg Dewitz*, Nachwort zu: Goethe, Tagebuch der ersten Schweizer Reise 1775, Frankfurt a. M. 1980, S. 175

[26] WA I, 29, S. 128
[27] ebd., S. 128
[28] WA IV, 2, S. 296

IV. »Zeichenfieber«: Das erste Weimarer Jahrzehnt (S. 41–70)

[1] WA IV, 4, S. 282
[2] DjG V, S. 354
[3] WA IV, 7, S. 36
[4] WA IV, 6, S. 288
[5] WA IV, 5, S. 137
[6] WA IV, 6, S. 171. Goethe lernte Hackert später in Neapel kennen und wurde für kurze Zeit sein Schüler.
[7] WA IV, 3, S. 64 f.
[8] ebd., S. 66 f.
[9] Nach Falconet und über Falconet, 1775, in: DjG V, S. 356
[10] ebd., S. 232
[11] HA Briefe, Bd. I, S. 186
[12] HA Briefe, Bd. I, S. 101
[13] WA IV, 3, S. 51 f.
[14] ebd., S. 107 f.
[15] ebd., S. 83
[16] Corpus I, S. 145
[17] *Birgit Verwiebe*, Transparentmalerei und Romantik, in: Ernste Spiele. Der Geist der Romantik in der deutschen Kunst 1790–1990, München 1995, S. 532
[18] WA IV, 3, S. 84
[19] WA I, 32, S. 336
[20] HA Briefe, Bd. I, S. 128
[21] WA IV, 3, S. 126
[22] ebd., S. 192
[23] ebd., S. 200
[24] ebd., S. 192
[25] ebd., S. 38
[26] ebd., S. 90
[27] ebd., S. 89
[28] ebd., S. 176
[29] ebd., S. 178
[30] ebd., S. 88
[31] DjG V, S. 392
[32] WA IV, 3, S. 192 f.
[33] ebd., S. 89
[34] s. dazu *K. R. Eissler*, Goethe. Eine psychoanalytische Studie, 1775–1786, München 1987, Bd. 1, S. 521
[35] WA I, 32, S. 10
[36] WA IV, 4, S. 12
[37] WA IV, 3, S. 181
[38] ebd., S. 89
[39] WA IV, 3, S. 21
[40] WA III, 1, S. 50
[41] WA IV, 3, S. 176
[42] WA III, 1, S. 125
[43] WA IV, 5, S. 127
[44] WA IV, 6, S. 54
[45] WA III, 1, S. 116

V. Salto Mortale: Die Flucht nach Italien (S. 71–80)

[1] WA IV, 8, S. 53
[2] Der Schriftsteller Karl Philipp Moritz erläutert in seinen »Reisen eines Deutschen in Italien in den Jahren 1786 bis 1788«, daß man nur als Kavalier oder als Kaufmann reisen könne, denn Kaufleute galten als kluge Rechner, die sich nicht so leicht übers Ohr hauen ließen. In: *Karl Philipp Moritz*, Werke in zwei Bänden, Frankfurt a. M. 1997, Bd. 2, S. 445
[3] WA III, 1, S. 162
[4] ebd., S. 172
[5] ebd., S. 173
[6] In der »Italienischen Reise« entwirft Goethe später eine kleine Theorie seines »Sehens in Bildern«. In Venedig schreibt er am 8. Oktober 1786: »Meine alte Gabe, die Welt mit den Augen desjenigen Malers zu sehen, dessen Bilder ich mir eben eingedrückt, brachte mich auf einen eignen Gedanken. Es ist offenbar, daß sich das Auge nach den Gegenständen bildet, die es von Jugend auf erblickt, und so muß der venetianische Maler alles klärer und heiterer sehn als andere Menschen.« (WA I, 30, S. 132 f.)
[7] WA III, 1, S. 150
[8] ebd., S. 175
[9] Der Text in der WA nur teilweise wiedergegeben, deshalb nach FA II, Bd. 3, S. 65
[10] ebd., S. 72
[11] WA IV, 8, S. 157
[12] WA III, 1, S. 180
[13] ebd., S. 177
[14] ebd., S. 177
[15] WA III, 1, S. 180
[16] WA I, 30, S. 44
[17] WA I, 46, S. 166 f.
[18] WA III, 1, S. 241
[19] ebd., S. 290
[20] WA IV, 8, S. 102
[21] s. dazu Kapitel VIII, Das sizilianische Abenteuer, Exkurs: Von englischen Bleistiften, Tintenfischen und Tusch-Muscheln, S. 135
[22] WA III, 1, S. 328

VI. Als Maler-Lehrling in Rom (S. 81–102)

[1] WA IV, 8, S. 37 f.
[2] GG I, S. 404
[3] WA III, 1, S. 331
[4] Zum Inkognito im 18. Jahrhundert s. a. *Lea Ritter Santini*, Freiheiten des Inkognito, in: Eine Reise der Aufklärung. Lessing in Italien 1775, Berlin 1993, S. 89
[5] s. dazu *Gunter E. Grimm, Ursula Breymayer, Walter Erhart*, Ein Gefühl von freierem Leben. Deutsche Dichter in Italien, Stuttgart 1990
[6] WA IV, 8, S. 135
[7] ebd., S. 78
[8] ebd., S. 80
[9] WA I, 30, S. 211
[10] ebd., S. 211
[11] Solche Spitznamen sind bereits aus den deutsch-römischen Künstler-Cliquen des 17. Jahrhunderts überliefert.
[12] WA IV, 8, S. 353
[13] FA II, Bd. 3, S. 853
[14] GG I, S. 434
[15] s. auch *Carl Wilhelm Heinrich Freiherr von Lyncker*, Ich diente am Weimarer Hof. Aufzeichnungen aus der Goethezeit, Köln 1997, S. 41
[16] WA I, 30, S. 241
[17] *Barbara Eschenburg*, Landschaft in der deutschen Malerei vom späten Mittelalter bis heute, München 1987, S. 80 f. Zu Tischbeins Campagna-Bild ausführlich: *Christian Lenz*, Tischbein. Goethe in der Campagna di Roma, Frankfurt a. M. 1979
[18] WA I, 32, S. 8
[19] WA IV, 8, S. 67
[20] ebd., S. 4
[21] ebd., S. 49
[22] ebd., S. 53 f.
[23] WA I, 30, S. 273
[24] Zehn »Stückgen« schickt er schließlich nach Weimar, nur fünf davon sind heute noch nachweisbar, s. *Gerhard Femmel*, Corpus II, 55, Inv. Nr. 567
[25] *Johann Friedrich Kranz*, Weimarer Violinist, von 1781–1787 zur Ausbildung in Italien; später Kapellmeister in Weimar
[26] WA IV, 8, S. 180
[27] In seinem kurz nach der Rückkehr aus Italien entstandenen Aufsatz »Einfache Nachahmung der Natur, Manier, Stil« (1789) beschreibt und bewertet Goethe

die verschiedenen Vollkommenheitsgrade der Malerei; s. WA I, 47, S. 78 f.
28 WA I, 30, S. 272
29 WA IV, 8, S. 183 f.
30 WA I, 31, S. 61
31 WA IV, 8, S. 187

VII. Neapel (S. 103–116)

1 *Jürgen Klauß*, Goethe unterwegs, S. 42
2 Die Reise nach Neapel ist merkwürdigerweise die einzige Episode aus seinem Zusammensein mit Goethe, die Tischbein überhaupt erwähnt.
3 *Wilhelm Tischbein*, Aus meinem Leben, hrsg. von Lothar Brieger, Berlin 1922, S. 232. – Tischbein hat erst als 61jähriger mit der Niederschrift seiner Lebenserinnerungen begonnen. Sie wurden 1861 zum ersten Mal aus dem Nachlaß publiziert.
4 WA III, 1, S. 181
5 WA I, 31, S. 17
6 ebd., S. 23
7 WA IV, 6, S. 171
8 WA I, 31, S. 50 f.
9 WA I, 48, S. 127
10 WA IV, 48, S. 159
11 WA I, 31, S. 55
12 ebd., S. 51
13 Zwei Jahre später bekam Tischbein die Stelle in Neapel, die er dann zehn Jahre lang innehatte.
14 WA I, 31, S. 69 f. Das Wort »Contur« verwendet Goethe hier zum ersten Mal ganz im Sinn der klassizistischen Zeichenkunst, mit ihrer Vorliebe für die reine Umrißlinie mit Bleistift oder Feder.
15 ebd., S. 70
16 ebd., S. 53
17 s. dazu *K. R. Eissler*, Goethe. Eine psychoanalytische Studie, 1775–1786, München 1987, Bd. 2, S. 1135 ff.
18 WA IV, 8, S. 212

VIII. Das sizilianische Abenteuer (S. 117–136)

1 WA I, 31, S. 90
2 ebd., S. 90
3 s. dazu *Albrecht Koschorke*, Die Geschichte des Horizonts. Grenze und Grenzüberschreitung in literarischen Landschaftsbildern, Frankfurt a. M. 1990, S. 144 ff., und *Stephan Oettermann*, Das Panorama. Die Geschichte eines Massenmediums, Frankfurt a. M. u. Wien 1981, S. 10 ff.
4 WA I, 31, S. 82
5 ebd., S. 91
6 *H. Lehmann*, Goethe und Gregorovius vor der Italienischen Landschaft, Wiesbaden 1967
7 WA IV, 8, S. 203
8 s. dazu Goethes späte Notizen zur Landschaftsmalerei in WA I, 49.2, S. 240 ff.
9 WA I, 31, S. 91
10 WA I, 31, S. 149
11 *Hanno-Walter Kruft*, Goethe und Kniep in Sizilien, in: Jahrbuch der Sammlung Kippenberg, N.F. 2, (1970), S. 253
12 WA I, 10, S. 423
13 S. dazu *Georg Striehl,* in: Das Tocco Album. 60 Blatt Zeichnungen von Christoph Heinrich Kniep (1755–1825). Auktionskatalog Dietrich Schneider-Henn, München 1997, S. 8, Anm. 10
14 WA I, 31, S. 181
15 WA IV, 8, S. 217
16 WA IV, 8, S. 221
17 WA I, 31, S. 277
18 *Ludwig Richter*, Lebenserinnerungen eines deutschen Malers, Frankfurt a. M. 1980, S. 206
19 WA III, 1, S. 271 f.
20 WA IV, 8, S. 53 f.

IX. »Der einzige Ort in der Welt für den Künstler« (S. 137–162)

1 WA I, 32, S. 4
2 WA IV, 8, S. 239
3 WA I, 32, S. 27
4 ebd., S. 9 f.
5 ebd., S. 77 f.
6 WA I, 49.2, S. 246
7 WA I, 32, S. 34
8 ebd., S. 34
9 Vertrauliche Briefe, Bd. I, S. 341
10 ebd., S. 339
11 ebd., S. 344. Voigt und Schmidt waren Goethes Kollegen in der Weimarer Verwaltung.
12 WA I, 32, S. 103
13 ebd., S. 82
14 ebd., S. 126
15 ebd., S. 160
16 WA IV, 8, S. 311
17 WA I, 32, S. 140
18 WA IV, 8, S. 311
19 ebd., S. 357
20 ebd., S. 357
21 ebd., S. 324
22 WA IV, 4, S. 299
23 WA IV, 8, S. 352
24 GA, Bd. 22, S. 166
25 WA I, 1, S. 242
26 WA I, 32, S. 336
27 ebd., S. 336
28 WA IV, 8, S. 374

X. Zurück in Weimar (S. 163–188)

1 Zur Nachgeschichte der italienischen Reise. Goethes Briefwechsel mit Freunden und Kunstgenossen in Italien 1788–1790, hrsg. von Otto Harnack, in: Schriften der Goethe-Gesellschaft, Weimar 1890, 5. Bd., S. 20
2 WA II, 6, S. 131
3 GG I, S. 435
4 GG II, S. 360
5 ebd., S. 160
6 MA, Bd. 19, S. 194
7 ebd., S. 321
8 s. dazu *Petra Maisak,* Johann Wolfgang Goethe, Zeichnungen, Stuttgart 1996, S. 221
9 WA III, 3, S. 139 ff.
10 WA IV, 19, S. 348
11 WA I, 4, S. 235
12 WA IV, 20, S. 131
13 WA IV, 20, S. 149
14 WA II, 4, S. 289 f.
15 WA II, 1, S. 335 f.
16 WA I, 49.1, S. 338
17 ebd., S. 337
18 Tag- und Jahreshefte, WA I, 36, S. 202
19 ebd., S. 337
20 ebd., S. 338
21 *Kanzler Friedrich v. Müller*, Unterhaltungen mit Goethe, München 1982, S. 93
22 WA IV, 35, S. 151
23 Goethes Zeitschrift erschien von 1816–1828.
24 WA IV, 35, S. 152
25 WA I, 49.1, S. 331

Epilog (S. 189–190)

1 WA I, 49.2, S. 239 ff.
2 Goethes letzter Brief vom 17. März 1832, WA IV, 49, S. 284
3 GG II, S. 173
4 ebd., S. 459

Zitatnachweise für Bildlegenden und zusätzliche Goethe-Texte

S. 4 »... nun habe ich ...« WA I, 30, S. 272 f.
S. 12 »Mein Vater ...« WA I, 26, S. 39
S. 13 »den Rembrandt ...« ebd., S. 40
S. 16 »Ich war in einsamen ...« WA II,4, S. 286
S. 17 »Da hast du ...« WA IV,1, S. 159
S. 18 »Konnte man ...« WA I, 27, S. 157
S. 20 »Alles war ...« ebd. S. 154
– »Da er seine ...« ebd., S. 155
S. 21 »Nach unserer ...« WA I, 48, S. 188
S. 22 »Meine frühe Neigung ...« WA I,27, S. 110
S. 26 »Wir traten in ...« WA I,27, S. 349
S. 29 »Wohl ich bin ...« WA IV, 2, S. 50
S. 31 »Hier schick ...« DjG IV, S. 266
S. 33 »Was ihr Gesicht ...« WA I, 27, S. 24
S. 35 »Diese sanftabgehende ...« DjG IV, S. 275
S. 38 »Geseegnet der gute ...« J. W. Goethe: Briefe an Auguste Gräfin zu Stolberg, Frankfurt a. M./Leipzig 1993, S. 16
S. 51 »man übersieht von ...« WA IV,3, S. 207
S. 56 »An den Mond« Handschrift, SWK/GSA
S. 57 »Nun Liebste tret ...« WA IV,3, S. 200
S. 59 »Die verrückte Frau ...« Paul Raabe: Spaziergänge durch Goethes Weimar, Zürich 1993, S. 69 f.
S. 62 »Ich hab heute ...« WA IV,3, S. 14 f.
S. 66 » Seh ich eine gezeichnete ...« WA I, 19, S. 200 f.
S. 71 »Heute Abend war ...« WA III,1, S. 254
S. 73 »Die Weiber tragen ...« ebd., S. 225
– »Das Auge war ...« WA I, 27, S. 16
S. 75 » Hier oben in ...« WA III,1, S. 162
S. 76 »Mit dem, was ...« WA I,30, S. 191
S. 79 »Heute im Vorbeyfahren ...« WA III,1, S. 185
S. 90 »Die Hausleute sind ...« WA IV,8, S. 39
S. 92 »... sein Gesicht will ...« GG XVI, Weimar 1901, S. 364
S. 93 »Tischbein mahlt mich ...« WA IV,8, S. 105
S. 97 »Alles Detail ...«, WA IV,8, S. 161
S. 102 »Hier kann ich ...« ebd., S. 97 f.
S. 104 »Mit den Vetturinen ...« WA I, 30, S. 187
S. 105 »...wir haben die ...«WA IV, 8, S. 203
S. 107 »Wir erblickten eine ...« WA I,31, S. 13
S. 108 »Häufig, wenn diese ...« Lehrreiche Nähe. Goethe und Hackert, hsg. v. N. Miller, C. Nordhoff, München 1997, S. 7
S. 110 »WA I,31, S. 23 f.
S. 114 »... endlich bestiegen wir ...« ebd., S. 81
S. 116 »Ich verzeih es ...« ebd., S. 17 f.
S. 119 »Der Widerschein der ...« FA II, Bd. 3, S. 283
S. 123 »Es ist ein Glanz ...« WA I, 32, S. 139
S. 125 »Bei trüblichem Himmel ...« WA I,31, S. 85 f.
S. 132 »An den Pflanzen ...« WA I, 31, S. 106
S. 142 »Gewiß ist sie ...«WA I, 32, S. 80
S. 146 »Sie ist eine ...« WA IV, 8, S. 204
S. 151 »Es ist immer ...« WA I, 32, S. 8
S. 154 »Amor als Landschaftsmahler« WA I,2, S. 182 ff.
S. 161 » ...in der Einsamkeit ...« WA I,32, S. 336
S. 164 » ... ein bräunliches Mädchen ...« WA I,1, S.237 f.
S. 166 »Sein Haus frappiert ...« GG I, S. 643
S. 170 »Nur einen Begriff ...« WA I, 32, S. 39
S. 173 »Die Gesellschaft ...« WA III, 3, S. 183
S. 175 »ich habe, sagte ...« zu Eckermann, MA, Bd. 19, S. 194
S. 182 »Jena aus Major ...«, WA I,49.1, S. 339
S. 183 »Schillers Garten ...« ebd., S. 341
S. 185 »Hausgarten« ebd., S. 334
S. 186 »Gehinderter Verkehr« ebd., S. 336
S. 188 »Herr Staatsminister ...« HA, Briefe an Goethe, Bd. IV 1809–1832, S. 478

Literaturhinweise

Aurnhammer, Achim: Maler Werther. Zur Bedeutung der bildenden Kunst in Goethes Roman. In: Literaturwissenschaftliches Jahrbuch N. F. 36 (1995), S. 83–104

Biedrzynski, Effi: Goethes Weimar. Das Lexikon der Personen und Schauplätze. Zürich 1992

Boyle, Nicholas: Goethe 1749–1790. München 1995

Busch, Werner: Die ›große simple Linie‹ und die ›allgemeine Harmonie der Farben‹. In: Goethe-Jahrbuch 105 (1988), S. 144–164

Busch, Werner: Das sentimentalische Bild: Die Krise der Kunst im 18. Jahrhundert und die Geburt der Moderne. München 1993

Claussen, Horst: »Gegen Rondanini über …«. Goethes römische Wohnung. In: Goethe-Jahrbuch 107, 1990, S. 200–216

Drost, Willi: Goethe als Zeichner. Potsdam o. J.

Eckermann, Johann Peter: Gespräche mit Goethe in den letzten Jahren seines Lebens, München 1984

Eissler, K. R.: Goethe. Eine psychoanalytische Studie 1775–1786. 2 Bde. München 1987

Eschenburg, Barbara: Landschaft in der deutschen Malerei vom späten Mittelalter bis heute. München 1987

Federmann, Arnold: Goethe als bildender Künstler. Stuttgart und Berlin 1932

Femmel, Gerhard: Die Goethezeichnungen aus Schloß Hirschhügel bei Rudolstadt. Leipzig 1955

Femmel, Gerhard: Goethe. Zwölf Aquarelle. Weimar 1958

Fliedl, Ilsebill Barta: Lavater, Goethe und der Versuch einer Physiognomik als Wissenschaft. In: Goethe und die Kunst, Frankfurt a. M. 1994

Geiger, Ludwig: Goethes Plan einer illustrierten Ausgabe der italienischen Reise. In: Goethe-Jahrbuch 18 (1897), S. 279 ff.

Göres, Jörn: Goethes Leben in Bilddokumenten. München 1981

Goethe Handbuch, 4 Bde (Bd 4 in 2 Teilbänden) Hrsg. v. B. Witte, Th. Buck, H.-D. Dahnke, R. Otto, P. Schmidt. Stuttgart/Weimar 1996–1998

Goethe – seine äußere Erscheinung, zusammengetragen von E. Schaeffer, überprüft und ergänzt von Jörn Göres, Frankfurt a. M. 1980

Goethe und seine Zeit. Unter Mitwirkung von Ernst Beutler. Hrsg. von Hans Wahl und Anton Kippenberg. Leipzig 1932

Grimm, Gunter E., Breymayer, Ursula, Erhart, Walter: Ein Gefühl von freierem Leben. Deutsche Dichter in Italien. Stuttgart 1990

Harnack, Otto: Zur Nachgeschichte der italienischen Reise. Goethes Briefwechsel mit Freunden und Kunstgenossen in Italien 1788–1790. Schriften der Goethe-Gesellschaft. 5. Bd. Weimar 1890

Hecht, Wolfgang: Goethe als Zeichner. Zweihundertzwei Goethezeichnungen. München 1982

Kanzler Friedrich von Müller: Unterhaltungen mit Goethe, München 1982

Klauss, Jochen: Goethe als Zeichner in Italien. Weimar 1988

Klauss, Jochen: Der Zeichner Goethe 1788–1832. Weimar 1990.

Klauss, Jochen: Zeichnungen von Goethes Hand.Leipzig 1992

Klauss, Jochen: Goethes Wohnhaus. Weimar o. J.

Klauss, Jochen: Goethe unterwegs. Eine kulturgeschichtliche Betrachtung. Weimar 1989

Walter Koschatzky: Die Kunst der Zeichnung. Technik, Geschichte, Meisterwerke. München 1981

Koschorke, Albrecht: Die Geschichte des Horizonts. Grenze und Grenzüberschreitung in literarischen Landschaftsbildern. Frankfurt a. M., 1990

Krätz, Otto: Goethe und die Naturwissenschaften. München 1992

Kroker, Ernst: Die Ayrersche Silhouetten-Sammlung, Leipzig 1899

Krönig, Wolfgang, Wegner, Reinhard: Jakob Philipp Hackert. Der Landschaftsmaler der Goethezeit. Mit einem Beitrag von Verena Krieger. Köln/Weimar/Wien 1994

Kruft, Hanno-Walter: Goethe und Kniep in Sizilien. In: Jahrbuch der Sammlung Kippenberg, N.F. 2, Köln 1970, S. 201–327

Lenz, Christian: Tischbein. Goethe in der Campagna di Roma. Städelsches Kunstinstitut und Städtische Galerie. Frankfurt a. M. 1979

Lyncker Freiherr von, Carl Wilhelm Heinrich: Ich diente am Weimarer Hof. Aufzeichnungen aus der Goethezeit. Köln 1997

Maierhofer, Waltraud: Angelika Kauffmann. Reinbek bei Hamburg, 1997

Maisak, Petra: Johann Wolfgang Goethe. Zeichnungen. Stuttgart 1996

Maisak, Petra: Ein wiederentdecktes Goethe-Portrait.In: Kulturberichte, hrsg. vom Arbeitskreis selbständiger Kulturinstitute 1/90

Mattenklott, Gert: Die Leiden des jungen Werthers. In: Goethe Handbuch, Stuttgart 1997, Bd. 3, S. 51–101

Maul, Gisela, Oppel, Margarete: Goethes Wohnhaus. München/Wien 1996

Meder, Joseph: Die Handzeichnung. Ihre Technik und Entwicklung. 2. verb. Auflage. Wien 1923

Merck, Johann Heinrich: Werke, ausgew. u. hrsg. von Arthur Henkel. Frankfurt a. M., 1968

Meyer, Heinrich: Goethe. Das Leben im Werk. Hrsg. und mit einem Nachwort von Jörg Drews. Zürich 1994

Michel, Christoph (Hrsg.): Goethe. Sein Leben in Bildern und Texten. Frankfurt a. M. 1982

Michel, Christoph (Hrsg.): Johann Wolfgang Goethe. Reise-, Zerstreuungs- und Trostbüchlein 1806–1807, Faksimile-Ausg. Frankfurt a. M. 1978

Miller, Norbert: Der Dichter als Landschaftsmaler. Zu Goethes Umgang mit der Wahrnehmung. In: Michael Ruetz: Goethes Italienische Reise. Auch ich in Arkadien. München/Wien 1985

Moritz, Karl Philipp: Werke in 2 Bänden. Frankfurt a. M. 1997

Münz, Ludwig: Goethes Zeichnungen und Radierungen. Wien 1949

Noack, Friedrich: Das deutsche Rom. Rom 1912

Nohl, Johannes: Goethe als Maler Möller in Rom. Weimar 1962
Oettermann, Stephan: Das Panorama. Die Geschichte eines Massenmediums. Frankfurt a. M.1980
Oppel, Margarete: J. H. W. Tischbein. Zeichnungen aus Goethes Kunstsammlung. Weimar 1991
Peterich, Eckart: Fragmente aus Italien. München 1969
Richter, Ludwig: Lebenserinnerungen. Frankfurt a. M. 1980
Riemer, Friedrich Wilhelm: Mitteilungen über Goethe. Leipzig 1921
Ritter, Joachim: Landschaft. Zur Funktion des Ästhetischen in der modernen Gesellschaft. In: Subjektivität. Frankfurt a. M. 1974, S.141–163
Ritter Santini, Lea: Freiheiten des Incognito. In: Eine Reise der Aufklärung. Lessing in Italien 1775, 2 Bde. Berlin 1993, Bd.1, S. 89–94
Schwedt, Georg: Goethe: Museen, Orte, Reiserouten, München 1996
Sieveking, Hinrich (Hrsg.): Von Füssli bis Menzel. Aquarelle und Zeichnungen der Goethezeit aus einer Münchner Privatsammlung. München/New York 1997
Smuda, Manfred (Hrsg.): Landschaft. Frankfurt a. M. 1986
Steiger, Robert: Goethes Leben von Tag zu Tag. Eine dokumentarische Chronik. 8 Bde. Zürich/München 1982–95
Stöcklein, Paul: Wege zum späten Goethe. Hamburg 1949
Tischbein, Wilhelm: Aus meinem Leben. Hrsg. von Lothar Brieger. Berlin 1922
Verwiebe, Birgit: Transparentmalerei und Romantik. In: Ernste Spiele. Der Geist der Romantik in der deutschen Kunst 1790–1990. München 1995, S. 532–537
Wahl, Hans: Goethe als Zeichner der deutschen Landschaft 1776–1786. Erfurt 1949
Wunder, Heide: »Er ist die Sonn', sie ist der Mond«: Frauen in der frühen Neuzeit. München 1992

Kataloge

Auch ich in Arkadien. Kunstreisen nach Italien 1600 – 1900.
Schiller-Nationalmuseum. Marbach 1966.
Es ist nur ein Rom in der Welt. Zeichnungen und Bildnisse deutscher Künstler in Rom um 1800. Staatliche Kunstsammlungen Kassel. Neue Galerie. Kassel 1977
Frankfurter Malerei zur Zeit des jungen Goethe. Städtische Galerie im Städelschen Kunstinstitut, Frankfurt a. M. 1982.
Werther-Illustrationen. Stadtmuseum Ratingen. Köln 1982
Johann Heinrich Wilhelm Tischbein. Goethes Malerfreund. Neumünster 1986.
» ... auf classischem Boden begeistert«. Goethe in Italien. Hrsg. von Jörn Göres. Goethe-Museum Düsseldorf. Mainz 1986
Sturm und Drang. Freies Deutsches Hochstift – Frankfurter Goethe-Museum, Frankfurt a. M. 1988.
Goethe a Roma (1786/1788). Disegni e acquerelli da Weimar. A Cura di Paolo Chiarini. Roma 1988
» ... und hat als Weib unglaubliches Talent« (Goethe). Angelika Kauffmann (1741–1807), Marie Ellenrieder (1791–1863). Malerei und Graphik. Konstanz 1992
Goethe in Sicilia. Disegni e acquerelli da Weimar. A Cura di Paolo Chiarini. Roma 1992
Christoph Heinrich Kniep – Zeichner an Goethes Seite. Zwischen Klassizismus, Realismus und Romantik. Bearb. v. Georg Striehl, hrsg. v. Manfred Boetzkes. Roemer-Museum, Hildesheim 1992
Der »Protestantische Friedhof« in Rom. Friedhof der Dichter, Denker und Künstler. Von Johan Beck-Friis. Rom 1993
Goethe in seiner Zeit. Katalog der ständigen Ausstellung. Goethe-Museum Düsseldorf. Anton-und-Katharina-Kippenberg-Stiftung, Düsseldorf 1993
Goethe und die Kunst. Schirn-Kunsthalle Frankfurt a. M./Ostfildern 1994
Das Frankfurter Goethe-Museum zu Gast im Städel. Katalog: Petra Maisak, Hrsg. Christoph Perels. Frankfurt a. M. 1994
Goethe-Museum, Anton-und-Katharina-Kippenberg-Stiftung. Der Restnachlaß Philipp Hackert. Hrsg. von der KulturStiftung der Länder in Verbindung mit dem Goethe-Museum Düsseldorf. Düsseldorf 1995
»... endlich in dieser Hauptstadt der Welt angelangt!« Goethe in Rom. Publikation zur Eröffnung der Casa di Goethe in Rom, hrsg. von Konrad Scheurmann und Ursula Bongaerts-Schomer. Bd. 1: Essays, Bd. 2: Katalog. Mainz 1997
Lehrreiche Nähe. Goethe und Hackert, hrsg. v. Nobert Miller, Claudia Nordhoff. Stiftung Weimarer Klassik, München, Wien 1997
Das Tocco-Album. 60 Blatt Zeichnungen von Christoph Heinrich Kniep (1755–1825) Auktions-Katalog Dietrich Schneider-Henn, München 1997

Bildnachweis

Alle Goethe-Zeichnungen aus der Stiftung Weimarer Klassik wurden, soweit nicht anders angegeben, von Sigrid Geske, Weimar, aufgenommen. Das Kürzel »C.« steht für »Corpus der Goethe-Zeichnungen« (s. S. 195)

GNM Goethe-Nationalmuseum, Weimar
GSA Goethe und Schillerarchiv, Weimar
SWK Stiftung Weimarer Klassik

S. 9: SWK, C. II, 304, Inv. Nr. 1297
S. 11: SWK, Bleistift, 190 × 231 mm, C. I, 2, Inv. Nr. 1915
S. 12 oben: Bildarchiv Preußischer Kulturbesitz, Berlin
S. 12 Mitte: Archiv für Kunst und Geschichte, Berlin
S. 12 unten: Staatl. Kunstsammlungen Kassel, Öl auf Eichenholz, bez. Juncker fe., 1752, 44 × 37 cm, Inv. Nr. 1875/657
S. 13: Freies Dt. Hochstift, Frankfurter Goethe-Museum (Foto: Ursula Edelmann), Inv. Nr. IV-1980-9
S. 14 oben: Goethe-Museum, Düsseldorf (Foto: Walter Klein), Aquarell, 1851
S. 14 Mitte: Freies Deutsches Hochstift, Frankfurt (Foto: U. Edelmann), C. I, 7, Inv. Nr. 74
S. 15: Goethe-Museum, Düsseldorf (Foto: Walter Klein)
S. 17: Freies Deutsches Hochstift, Frankfurt (Foto: U. Edelmann), Radierung auf weißem Papier, 207 × 179 mm, 171 × 137 mm (Platte), C. I, 48, Inv. Nr. 4321
S. 18 oben: Stadtgeschichtliches Museum Leipzig (Foto: Helga Schulze)
S. 18 unten: SWK, Kohle, Weißhöhung mit Kreide, 171 × 254 mm, C. I, 38, Inv. Nr. 1056
S. 19: SWK, Schwarze Kreide, Weißhöhung, 192 × 265 mm, C. I, 42, Inv. Nr. 1922
S. 20: Stadtgeschichtliches Museum, Leipzig, kolorierter Kupferstich nach Balthasar Friedrich Leizel, um 1780, 305 × 405 mm
S. 21: Goethe-Museum, Düsseldorf, Zeichnung mit Bleistift und Tusche, o. J.
S. 22: Goethe-Museum, Düsseldorf
S. 23: Freies Deutsches Hochstift, Frankfurt (Foto: U. Edelmann), Radierung auf weißem Papier, 4,7 × 4,7 cm, C. I, 44, Inv. Nr. 7303,
S. 25: SWK, Rötelzeichnung, 190 × 213 mm, C. I, 98, Inv. Nr. 37
S. 26 oben: Stadtgeschichtliches Museum, Leipzig, Zeichnung aus der Ayrerschen Silhouettensammlung, um 1768
S. 26 unten: Herzog-August-Bibliothek, Wolfenbüttel, Bleistift auf weißem Papier, Cod. Guelf. 276.3, Extrav. fol 26r des Stammbuchs von Ernst Theodor Langer, C. VI B, 10
S. 27: SWK, Rötelzeichnung, 270 × 413 mm, C. I, 84, Inv. Nr. 2165
S. 28: Hessisches Landesmuseum, Darmstadt, Öl auf Leinwand, 1775, Inv. Nr. Gk 587
S. 29: SWK (Foto: Angelika Kittel, Weimar), Getuschte und aquarellierte Bleistiftzeichnung, 170 × 114 mm, C. I, 93, Inv. Nr. 6
S. 31: Hessisches Landesmuseum, Darmstadt, Pappe mit Lederrücken, um 1774, Inv. Nr. AE 2264
S. 32: Goethe-Museum, Düsseldorf (Foto: Walter Klein), Titelvignette in: J. W. Goethes Schriften, 1. Bd., 2. Aufl., Berlin 1777 bei Christian Friedrich Himburg.
S. 33: Staatliche Graphische Sammlung, München, Zeichnung, Bleistift auf braunem Untersatzpapier, 137 × 67 mm, Unterlage 191 × 98 mm, C. VIB, 229
S. 34 links: Goethe-Museum, Düsseldorf
S. 34 rechts: SWK, GNM, Bleistift auf weißem Papier, 167 × 120 mm, C. I, 94, Inv. Nr. 2252
S. 35: Goethe-Museum, Düsseldorf (Foto: Walter Klein)
S. 36: SWK, Bleistift, Tuschlavierung, Goethes Kunstsammlung, 203 × 305 mm, C. I, 130, Inv. Nr. 2290
S. 37: SWK, Bleistift, Feder, Tusche, Tuschlavierung, 215 × 345 mm, C. I, 118, Inv. Nr. 93
S. 38: SWK, Bleistift, Tuschlavierung, 343 × 432 mm, C. I, 120, Inv. Nr. 94
S. 39 und S. 2: Freies Deutsches Hochstift, Frankfurt (Foto: U. Edelmann), Federzeichnung in Braun, in Brief an Auguste Gräfin zu Stolberg, 115 × 180 mm, C. VI B, 174, Inv. Nr. Hs-25744.
S. 41: SWK, Bleistift, Tusche, 170 × 320 mm, C. I, 145, Inv. Nr. 115
S. 42: SWK, Goethehaus, Öl auf Leinwand, 1775/76
S. 43: SWK, GNM, Bleistift, Feder mit Bister, Tuschlavierung, 181 × 257 mm, C. I, 240, Inv. Nr. 1142
S. 44: SWK, GNM, Bleistift, Tuschlavierung, 237 × 388 mm, C. I, 221, Inv. Nr. 1933
S. 45: SWK (Foto Angelika Kittel), Bleistift, Feder mit Tusche und Bister, Bister- und Tuschlavierung, blaue Wasserfarbe, 218 × 298 mm, C. I, 220, Inv. Nr. 1942
S. 46: Goethe-Museum, Düsseldorf, Tuschfeder-Zeichnung, Aquarell mit Deckweiß
S. 47: Kunstsammlungen zu Weimar (Foto: Eberhard Renno, Weimar), Öl auf Leinwand, 1774/75
S. 48: SWK (Foto: Sigrid Geske)
S. 49: SWK, Schwarze Kreide, 250 × 287 mm, C. I, 194, Inv. Nr. 1099
S. 50: SWK (Foto: Sigrid Geske)
S. 51: SWK, Bleistift, Tuschlavierung, 249 × 348 cm, C. I, 178, Inv. Nr. 1923
S. 52: SWK (Foto: Sigrid Geske)
S. 53: SWK, Schwarze Kreide, 484 × 372 mm, C. I, 291, Inv. Nr. 1945
S. 54: SWK, Kohle, Weißhöhung mit Kreide, 320 × 530 mm, C. I, 195, Inv. Nr. 965
S. 55: SWK, Goethes Kunstsammlung, Bleistift, Kohle, Kreide, weiß gehöht, 112 × 201 mm, C. I, 156, Inv. Nr. 1164
S. 56: SWK/GSA 29/468
S. 57: SWK, Kohle, 310 × 530 mm, C. I, 190, Inv. Nr. 964
S. 58 oben: SWK, Goethes Kunstsammlung, Kohle, gewischt, Kreide, weiß gehöht, 265 × 312 mm, C. I, 185, Inv. Nr. 1057
S. 58 unten: SWK, Kohle, Weißhöhung mit Kreide, 238 × 268 mm, C. I, 193, Inv. Nr. 1934
S. 59: SWK, Goethes Kunstsammlung, Braune Kreide, weiß gehöht, 147 × 226 mm, C. I, 159, Inv. Nr. 1535
S. 61: Archiv Werner Neumeister, München
S. 62: SWK, Goethes Kunstsammlung, Bleistift, Tuschlavierung, 442 × 595 mm, C. I, 147, Inv. Nr. 1930

S. 63: SWK, Bleistift, Bister, Tusche, 255 × 171 mm, C. I, 143, Inv. Nr. 110
S. 65: SWK, Bleistift, Feder mit Tusche, Tuschlavierung, 469 × 347 mm, C. I, 167, Inv. Nr. 957
S. 67: SWK, Schwarze Kreide, Tuschlavierung, 393 × 334 mm, C. I, 179, Inv. Nr. 1157
S. 69: SWK, GNM, Öl auf Leinwand
S. 71: SWK, Bleistift, schwarze Kreide, 187 × 314 mm, C. II, 22, Inv. Nr. 155
S. 72: SWK, GSA, Bleistift, Feder in Braun, C. VI A, 118, Sign. 27/9, Bl. 33
S. 73: SWK, Holzschnitt, 166 × 128 mm, C. V a, 7, Taf. IV
S. 74: SWK, Bleistift, Kohle, 186 × 305 mm, C. II, 11, Inv. Nr. 150
S. 75: SWK, Bleistift, Feder mit Tusche, Tuschlavierung, 186 × 315 mm, C. II, 13, Inv. Nr. 151
S. 77: SWK, Kohle, 372 × 313 mm (Detail), C. II, 17, Inv. Nr. 559
S. 78: Jessica Berndt, München
S. 79: SWK, Bleistift, 186 × 309 mm, C. II, 16, Inv. Nr. 154
S. 81: SWK, Graphit, Aquarellfarben, Feder mit Tusche, 108 × 187 mm, C. II, 54, Inv. Nr. 2210
S. 82: Historisches Museum, Frankfurt (Foto: Seitz-Gray), Inv. Nr. C. 5921
S. 83: Kunstsammlungen zu Weimar (Foto: Klaus G. Beyer Afiap), Öl auf Holz, Inv. Nr. G 106
S. 84 oben: Casa di Goethe, Rom
S. 84 unten: Casa di Goethe, Rom, Inv. Nr. 13
S. 85: Privatbesitz (Foto: Bildarchiv Foto Marburg, Marburg), Öl auf Leinwand, 1782, 620 × 500 mm, Arch.Nr. 70.453
S. 86: SWK, GNM, Federzeichnung, Ak 3246
S. 87: Casa di Goethe, Rom (Foto: Giancarlo Luly, Rom)
S. 88: SWK, GNM, Zeichnung, Ak 3245
S. 89: Freies Deutsches Hochstift, Frankfurt (Foto: U. Edelmann), Aquarell, Kreide und Feder über Bleistift, 415 × 266 mm, o. Inv. Nr.
S. 90: Freies Deutsches Hochstift, Frankfurt (Foto: U. Edelmann), Bleistift und Feder, Inv. Nr. I a–kl, 15003
S. 91: SWK, GSA, Tuschzeichnung, Sign. 28/917
S. 92: SWK, GNM (Foto: Sigrid Geske), Inv. Nr. Gr 225, 1984
S. 93: Städelsches Kunstinstitut, Frankfurt (Foto: ARTOTHEK, Peißenberg; U. Edelmann, Frankfurt)
S. 94: SWK, Kohle, Weißhöhung mit Kreide, 187 × 306 mm, C. II, 26, Inv. Nr. 240
S. 95: SWK, Bleistift, gelöscht. Schwarze Kreide, Weißhöhung mit Kreide, 144 × 215 mm, C. III, 8, Inv. Nr. 622
S. 96: SWK, Bleistift, Feder mit Tusche, Tuschlavierung, 110 × 185 mm, C. III, 10, Inv. Nr. 1958
S. 97: Historisches Museum Frankfurt (Foto: Seitz-Gray), Feder, Tusche laviert, Inv. Nr. C 9313
S. 98: Kunstsammlungen zu Weimar, Schloßmuseum (Foto: F. Dreßler), Bleistift, Aquarell auf weißem Papier, 110 × 185 mm, C VI B, 186, Inv. Nr. KK 1278
S. 99 oben: SWK, Bleistift, Feder mit Tusche, 122 × 175 mm, C. III, 21, Inv. Nr. 197
S. 99 unten: Jessica Berndt, München
S. 100 oben: SWK, Bleistift, Aquarellfarben, Feder mit Tusche, 108 × 189 mm, C. II, 57, Inv. Nr. 1955
S. 100 unten: Jessica Berndt, München
S. 101 und S. 4: SWK, Bleistift, Aquarellfarben, Feder mit Tusche, 108 × 188 mm, C II, 58, Inv. Nr. 2271
S. 103 und Umschlag: Städelsches Kunstinstitut, Frankfurt (Foto: U. Edelmann), Feder mit Sepia, Aquarellfarben, 181 × 229 mm, C. VI B, 85, Inv. Nr. 288
S. 104: SWK, Feder und Pinsel mit Sepia, 228 × 175 mm, C. VI b, A 53, Inv. Nr. 320
S. 105: SWK, Graphit, Feder mit Tusche, Tuschlavierung, 174 × 230 mm, C. II, 61, Inv. Nr. 324
S. 106: Goethe-Museum, Düsseldorf (Foto: Walter Klein), Sepia-Aquarell über Bleistift und Federzeichnung, Inv. 2206/9/1995, Rest-Nachlaß Ph. Hackert
S. 107: SWK, Bleistift, Feder mit Tusche, 152 × 211 mm, C. II, 78, Inv. Nr. 346
S. 108: Staatl. Museen Preuß. Kulturbesitz, Nationalgalerie, Berlin (Foto: Bernd Kuhnert), Öl auf Holz, 1797, Inv. Nr. A I 991
S. 109: SWK, Goethes Kunstsammlung, Aquarellzeichnung, 345 × 453 mm, C II, 264, Inv. Nr. 924 B
S. 110: Goethe-Museum, Düsseldorf (Foto: Walter Klein), Bleistift, Inv. Nr. NW 441/1960
S. 111: Privatbesitz. Aus Goethe-Handbuch, 2. Aufl., Metzler-Verlag, Federzeichnung, 225 × 175 mm
S. 112: Museo di San Martino, Neapel (Foto: Mit freundl. Genehmigung von electa, Neapel)
S. 113: Niedersächsisches Landesmuseum, Hannover, Bleistift, Feder mit Tusche, Sepia-Lavierung, 129 × 186 mm, C.VI b
S. 114: Niedersächsisches Landesmuseum, Landesgalerie, Hannover, Feder und Kreide, laviert, Inv. Nr. PHz 710 Kniep 25
S. 117: SWK, Bleistift, Sepia und blaue Wasserfarbe, 79 × 208 mm, C. II, 126, Inv. Nr. 1114
S. 118: SWK, GSA, Zeichnung, Sign. 27/57, CVIA, 225
S. 119: SWK, Goethes Kunstsammlung, Schuch I, S. 271, Nr. 386, XXXVII, Bleistift, Feder mit Tusche, 157 × 622 mm
S. 120 oben: SWK, Graphit, Sepialavierung, 59 × 213 mm, C II, 134, Inv. Nr. 365
S. 120 unten: Germano Lo Re, Palermo
S. 121: SWK, GSA, Zeichnung, Sign. 25/XXVI,B,M,1a
S. 122 oben: SWK, Goethes Kunstsammlung, Bleistift, Sepialavierung, 187 × 537 mm, C II, 146, Inv. Nr. 934 B
S. 122 unten: SWK, Graphit, Aquarellfarben, 90 × 322 mm, C. II, 317, Inv. Nr. 694
S. 123: SWK, Graphit, Aquarellfarben, 213 × 277 mm, C. II, 149, Inv. Nr. 691
S. 124: Graphische Sammlung Albertina, Wien, Leihgabe des Wiener Goethe-Vereins, Bleistift, Pinsel mit Sepia, 195 × 310 mm
S. 126: SWK, Bleistift, Tuschfeder, Aquarellierung, 240 × 340 mm, C. II, 170, Inv. Nr. 574
S. 127 oben: SWK, Bleistift, Sepialavierung, 93 × 230 mm, C. II, 176, Inv. Nr. 321
S. 127 unten: Graphische Sammlung Albertina, Wien, Inv. Nr. 5620
S. 129: SWK, GSA, Sign. 25/XXVII, Q
S. 130: Kupferstich, 1761, in Henri Gautier, »Die Kunst zu tuschen«
S. 131: SWK, Bleistift, Feder, laviert, 230 × 297 mm, Schuch I, S. 271, Nr. 386, XVII

S. 133: SWK, GSA, Handschriftl. Octavblättchen gı WA I, 31, S. 315, Sign. 25/XXVI,E,3
S. 134: Foto: Deutsches Museum, München, Fotothek
S. 137: SWK, Goethes Kunstsammlung, aquarellierte Zeichnung, 138 × 227 mm, C. II, 263, Inv. Nr. 1283
S. 138: SWK, Bleistift, im Vordergrund mit Sepiafeder übergangen, 485 × 388 mm, C. II, 206, Inv. Nr. 941
S. 139: Deutsches Archäologisches Institut, Berlin, Öl auf Leinwand, 1788
S. 140: Casa di Goethe, Rom
S. 141: SWK, Goethes Kunstsammlung, Bleistift, Tuschlavierung, 193 × 274 mm, C.III, 55, Inv. Nr. 2272
S. 142: SWK, Herzogin-Anna-Amalia-Bibliothek (Foto: Sigrid Geske, Weimar)
S. 143: Goethe-Museum, Düsseldorf (Foto: Walter Klein), Tuschfeder-Zeichnung
S. 144 oben: SWK, Goethes Kunstsammlung, Bleistiftzeichnung, Sepialavierung, 155 × 275mm, C. II, 197, Inv. Nr. 2277
S. 144 unten: Jessica Berndt, München
S. 145 oben: SWK, Graphit, Pinsel mit Sepia, 138 × 228 mm, C. III, 38, Inv. Nr. 160
S. 145 unten: Jessica Berndt, München
S. 146: Bayerische Staatsgemäldesammlungen, Neue Pinakothek, München, Öl auf Leinwand, 64,8 × 50,7 cm, Inv. Nr. 1056
S. 147 und Einband: SWK, Feder mit Sepia, Schraffiertechnik, 137 × 188 mm, C. II, 251, Inv. Nr. 304
S. 148 oben: SWK, Bleistift, Feder mit Sepia, Tuschlavierung, 188 × 230 mm, C. II, 285, Inv. Nr. 213
S. 148 unten: Jessica Berndt, München
S. 149 oben: SWK, Graphit, Bisterlavierung einiger Mittelgrundpartien, 127 × 215 mm, C. II, 296, Inv. Nr. 307
S. 149 unten: Jessica Berndt, München
S. 150:, Zentralbibliothek, Zürich, getuschte Bleistiftzeichnung, entstanden in Zürich, 1780er Jahre
S. 151: SWK, GNM, Öl auf Leinwand, 1787, in Goethes Wohnhaus, Christianenzimmer, Große Stube
S. 152 oben: SWK, Graphit, Feder mit Sepia, Sepialavierung, 139 × 468 mm, C. II, 228, Inv. Nr. 1298
S. 152 unten: Jessica Berndt, München
S. 153: SWK, Goethes Kunstsammlung, aquarellierte Zeichnung, 155 × 204 mm, C. II, 289, Inv. Nr. 1963
S. 155: Freies Deutsches Hochstift, Frankfurt (Foto: U. Edelmann), Öl auf Leinwand, 1795, Inv. Nr. IV 1953–34
S. 157: SWK, Graphit, Sepialavierung, 139 × 228 mm, C. III, 49, Inv. Nr. 162
S. 158: SWK, Graphit, Pinsel mit Tusche, 62 × 218 mm, C. II, 331, Inv. Nr. 718
S. 159 oben: SWK, Graphit, Feder mit Tusche und Sepia, Tuschlavierung, 136 × 380 mm, C. II, 332, Inv. Nr. 717
S. 159 unten: Jessica Berndt, München
S. 160: Freies Deutsches Hochstift, Frankfurt (Foto: U. Edelmann), Feder und Pinsel, Sepia, grau und blau laviert, 102 × 123 mm, Inv. Nr. 12999 CVIB, 210
S. 161: Bilderberg, Archiv der Fotografen (Foto: Thomas Ernsting), Hamburg
S. 163: SWK, Goethes Kunstsammlung, Federzeichnung, Sepialavierung, Blatt 20 der »Zweiundzwanzig Handzeichnungen«, 208 × 343 mm, C. IV a, 224, Inv. Nr. 2011
S. 164: SWK, Bleistift, schwarze Kreide, 191 × 149 mm, C. IV b, 38, Inv. Nr. 864
S. 165: SWK, Graphit, Sepialavierung, 157 × 197 mm, C. IV a, 6, Inv. Nr. 714
S. 166: SWK (Foto: Sigrid Geske)
S. 167: SWK (Foto: S. Geske)
S. 168: Freies Deutsches Hochstift, Frankfurt, Kreidelithographie, 1791 (Foto: U. Edelmann)
S. 169: SWK, Herzogin Anna Amalia Bibliothek, Aquarell, 1795
S. 170: SWK, Goethehaus
S. 171: Staatliche Museen Preuß. Kulturbesitz, Kupferstichkabinett, Berlin (Foto: Jörg P. Anders), Feder in Schwarz-Grau, 183 × 284 mm, C.VI B, 164, Kat./Inv. Nr.: KdZ 3977
S. 172: SWK, Format aller Blätter 101 × 180 mm
S. 173: SWK, Graphit, Feder mit Tusche, Blatt 9 des RZTB, 101 × 180 mm, C. IV a, 296, Inv. Nr. 2023
S. 174: SWK, Wittumspalais, Ölgemälde, 1810 (Foto: S. Geske)
S. 175: SWK, Bleistift, Tuschlavierung, Blatt 65 RS des RZTB, 101 × 180 mm, C. IV a, 287, Inv. Nr. 2079
S. 176: SWK, Graphit, Feder mit Tusche, Tuschlavierung, Blatt 29 des RZTB, 101 × 180 mm, C. I a, 56, Inv. Nr. 2043
S. 177: SWK, Graphit, Feder mit Tusche, Aquarellfarben, Blatt 32 des RZTB, 101 × 180 mm, C. IV a, 75, Inv. Nr. 2046
S. 178: SWK, Feder mit Tusche, Aquarellfarben, Blatt 36 des RZTB, 101 × 180 mm, C. IV a, 57, Inv. Nr. 2050
S. 179: SWK, Graphit, gelöscht, Feder mit Tusche, Aquarellfarben, Blatt 88 des RZTB, 101 × 180 mm, C. IV a, 78, Inv. Nr. 2101
S. 180: Freies Deutsches Hochstift, Frankfurt (Foto: U. Edelmann), Zeichnung, Feder in Schwarz, aquarelliert, Durchmesser 69 mm, C VI B, N27, Inv. Nr. 14047
S. 181 oben: Freies Deutsches Hochstift, Frankfurt, Zeichnung, Graphitstift, Inv. Nr. III, 5
S. 181 unten: SWK (Foto: Sigrid Geske)
S. 182: SWK, Graphit, Feder mit Sepia, 206 × 345 mm, C. IV a, 281, Inv. Nr. 1996
S. 183: SWK, Bleistift, Feder mit Tusche und Sepia, Tusch- und Sepialavierung, 210 × 343 mm, C. IV a, 284, Inv. Nr. 2004
S. 184: SWK, Graphit, 184 × 258 mm, C. IV a, 267, Inv. Nr. 1082
S. 185: SWK, GNM, 191 × 239 mm
S. 186: SWK, GNM
S. 187: SWK, Feder mit Tusche und Sepia, Sepialavierung, Deckweißhöhung, oxidiert, 200 × 128 mm, C. IV a, 46, Inv. Nr. 1265
S. 188: Bayerische Staatsgemäldesammlungen, Neue Pinakothek, München (Foto: ARTOTHEK, Peißenberg), Aquarell über farbiger Kreide/Blei, 279 × 363 mm, Inv. Nr. 14786
S. 189: SWK, Goethes Kunstsammlung, aquarellierte Zeichnung, 185 × 311 mm, C. IV a, 21, Inv. Nr. 1304

Personenregister

Ortsregister

Die Deutsche Bibliothek – CIP-Einheitsaufnahme
Bergmann, Günther:
Goethe - der Zeichner und Maler : ein Porträt /
Günther Bergmann. Mitarb. Jessica Berndt. -
München : Callwey, 1999
ISBN 3-7667-1352-3

Streitfeldstraße 35, D – 81673 München
e-mail: buch@callwey.de
http://www.callwey.de

Umschlaggestaltung: Fotolito Longo, Frangart bei Bozen, unter Verwendung der Abbildungen von Seite 89, 92, 103, und 158
Einbandgestaltung unter Verwendung der Abbildung von Seite 147

Litho, Druck und Bindung: Kösel, Kempten
Layout: Meike Harms, München
ISBN 3–7667–1352–3

Abbildung auf dem Umschlag:
Siehe Abb. S. 103
Abbildung Seite 2: Siehe Abb. S. 39
Abbildung Seite 4: Siehe Abb. S. 101